医患无争

赖 良 著

云南出版集团公司
云南科技出版社
·昆明·

图书在版编目(CIP)数据

医患无争/赖良著.—昆明:云南科技出版社,
2017.12(2021.7重印)

ISBN 978-7-5416-9741-8

Ⅰ.①医… Ⅱ.①赖… Ⅲ.①医院—人际关系学
Ⅳ.①R197.322

中国版本图书馆 CIP 数据核字(2017)第 322686 号

医患无争

赖良　著

责任编辑：王建明　蒋朋美
责任校对：张舒园
责任印制：蒋丽芬
封面设计：张明亮

书　　号：978-7-5416-9741-8
印　　刷：长春市墨尊文化传媒有限公司
开　　本：889mm×1194mm　　1 / 16
印　　张：14.5
字　　数：180千字
版　　次：2020年8月第1版　2021年7月第2次印刷
定　　价：78.00元

出版发行：云南出版集团公司云南科技出版社
地址：昆明市环城西路609号
网址：http://www.ynkjph.com/
电话：0871-64190889

谨以此书，献给我所有的病人

从 1995 年 5 月 28 日成为一个医生，到 2015 年 5 月 28 日，已经过去了整整 20 年。做为一名医生，回首这 20 年的从医之路，思绪翻涌，感慨万千。唐代医药学家孙思邈有一句名言："人命至重，有贵千金。"病人的生命和健康，是贵重如千金的，医者仁心，就像上善若水，利万物而不争，这也许就是做医生的最高境界吧。但是，医生，目前形象并不好，各种媒体上，网络跟帖里，医生是"披着羊皮的狼"，"吸血天使"，"没有良心的罪魁祸首"，"没有一个好东西"……有个网贴因为涉及抗生素滥用问题，有网友跟帖："是不是所有医生护士都该被枪毙？"。网络上有关医疗报道的，很多网友在骂医生护士，各种难听的话都有，医生护士被打被骂事件层出不穷，人民日报曾经报道袭医事件《呈井喷式爆发》，这真是一种悲哀。说实话，医生，就是个费力不讨好的活，医院，哪个想进去？医生，这辈子不打交道都好。虽然 20 年来，我的病人绝大部分都是通情达理的，但当我看到新闻里那些备受非议甚至被打被杀的同行们，当我穿上白大褂，有时心里不由生起一种尴尬与难过，有时也想换一个与健康人打交道的行业了。当有一天我退休了，脱下白大褂的时候，我可能会如释重负，可能会真正从容平和。这 20 年，带给我那么多的快乐，艰辛，委屈，感动，悲伤，痛苦，喜悦……同行们付出的努力，坚持，隐忍，无奈，非议，不公，遇到的辱骂，打杀，如果你不是身处这个行业，永远无从知晓。我知道有很多人，只要一看到医生护士方面的内容就会朝我扔板砖，不管医生护士说什么做什么都嗤之以鼻，就象钟南山院士说得："只要说话，就会挨骂，但是总还是要说的。"在骂我之前，骂医生护士之前，请有点耐心，请扪心自问，是不是所有的医生护士都是你想象的那样不堪？是不是接待过你的医生护

1

士就基本没有好的？是不是医生护士们都没有一点职业道德？你看到的，往往只是表面，有那么多辛苦工作在一线的医生护士们，他们付出的，远比你们想象的多得多，而他们得到的，有时候连最起码的尊重都没有。

要想知道医疗行业，医生那些不为人知的内情，要想知道医生如何一步步历尽艰辛才可以坐在你面前给你诊断，要想知道我们在日常工作所面临的种种有趣，甚至是奇葩的事情，各位看官，别急，听我慢慢道来。在这里我还要提醒未来的医生护士们，如果你不是特别喜欢这个职业，如果你只是觉得医生穿着白大褂就象批着风衣一样潇洒，如果你只是觉得"白衣天使"名字很好听，或者说你的孩子要选择以后的职业，如果孩子不是特别喜欢干这个，还是慎重为好，微信上有个帖子《劝人学医，天打雷劈》，历数学医的艰辛与工作的无奈，还有一个说法：一人学医，全家破产，由此可见，医生难当。

目　　录

一 漫长学医路

我是在1991年7月考进成都的一家医学院。在90年代初期,"吃皇粮"是农村孩子一个远在天边的梦想。当我坐在与乡村中学有天壤之别的教室里时,体会着只有农村来的娃才有的成就感。我记得第一节课是《中医基础理论》,一节课下来,我飘在了云端。中医的阴阳五行,木火土金水,这不是迷信吗? 木克土,金生水,土生金,金克木,绕来绕去,我问我的同桌感觉怎么样,他说:"有点难懂,就象迷信,神叨叨的,好玄哦",我就在这一句"好玄哦"中,开始我的医学之路。

学医,真的不是一件快乐的事情。先不说那些厚如砖头晦涩难懂的医学书籍,还有那些完全靠死记硬背的基础知识,还有那些数不清楚的各种考试……我们徜徉在浩瀚的医学海洋里,差点被淹死。

第一年我们学《人体解剖》,和尸体打了差不多一年交道。解剖室在学院的底楼,那时候的教学楼灯光很暗,过道长长的,阴森森的,还有说话的回声,完全是一种恐怖片的气氛,楼道里就能闻到福尔马林刺鼻的气味。走进解剖室,教室后面就放着两具没有皮肤的尸体,还有大量的瓶子,罐子装满了各种人体器官,一个8岁小孩的遗体,装在一个很大的玻璃罐子里,没有四肢,也没有头盖骨……教室的讲台下,就是一个很大的尸体池,教授就踩在"咯吱咯吱"响的木板上给我们上课,真担心哪天木板被她踩塌了,"扑通"一声掉进尸体池里,那酸爽……

整个教室,弥漫着福尔马林刺激的味道,熏的人眼泪长流,我们一边流泪一边听课,给我们上课的女教授姓熊,精神抖擞,真佩服她居然讲了大半辈子解剖,每天面对如此壮观的场面,如此刺鼻的味道,她依然能泰然处之。熊教授不仅课讲得好,还非常幽默,经常给我们开一些小玩笑,有时候我们正听讲呢,突然冒了一句:"盖尸体的塑料布动了一下,旁边的同学去看看什么回事。"把尸体旁边的同学吓个半死。解剖室里的遗体是没有皮肤的,条索状的肉和我们吃的肉外观上并无多大差别,因此我们班有几个女同学整整一周都没敢吃肉。第一节课下来,我和几个同学几乎是逃到了花园里,大口呼吸新鲜空气,感觉就象在地狱里走了一遭又回到人间一样,还有些女同学脸色苍白,看着就像要晕倒一样。正在纠结中,同寝室的哥们冲我喊"过来,抬骨箱",我一看,一具完整的人体骨骼放在一个红色的木头箱子里,每个寝室一具。那具骨头就放在我的床底下,晚上我就拿着头骨,研究颅底有几个孔,哪个是神经穿过的地方,有时候睡觉,就放在我的枕头上,如果你有医学院的同学,床上放着人体头骨,别惊讶,这个头骨和各种骨头陪了我整整一年。考解剖的时候我们三个同学一组,排着队走在尸骨中间,教授随便挑一个部位,一个小孔,一根血管,问是什么组织,功能,在人体的作用,考得人汗如雨下,我考了 65 分,冒险过关,还有一些补考的,在解剖室里叫天天不应,叫地地不灵。解剖我学得一般,导致的结果是工作了买了很多解剖方面的书恶补,有时候想想,那时候真应该认真仔细一点,把那些神经血管肌肉肌腱器官等等搞清楚,因为那是实实在在的很直观的人体,而不是坐在你面前活生生的病人。解刨学是必须要认认真真学习的基础课程,学弟学妹们切记。

我们的课程完全可以用繁重形容,有时候一学期要学差不多 10 多门功课。教授们在台上讲,我们在底下"哗啦哗啦"得翻书,有时候翻书的速度还赶不上教授讲的速度。碰到好点的教授还好,给我们指指考试重点,碰到傲娇的,从眼镜片后面翻着眼斜视我们一下:"我讲的都是重点",真是"教授虐我千百遍,我待教授如初恋"啊。一大开的书两三百页呢,考得人晕头转向,先人板板。

医学基础课程没有一点捷径可走,大部分都是死记硬背,我的其他同学都忙着泡妞呢,有次一个同学带着他的女朋友到我的学校玩,看着我面如菜色得背书,充满同情地对我说"还好没学医,那么恼火。"我们几乎大部分时间都在看书,不看不行啊,考试没过,得交钱补考,要不毕业证都拿不到,哥曾经也是学校文学社,外语社的头,混到要补考肯定面子上过不去。

我们学的虽然是中医,但学基础是中西医一起学的,中医凭揣摩想象,西医凭眼见为实,我们就在这纠结的课程中忽左忽右,忽明忽暗,上天入地。比如中医的"三焦",西医根本就没这个部位,那就是老祖宗的一个理念,要靠我们想象它确实存在。刚开始的那年,我几乎是在云里雾里就度过了,中医有太多哲学外加一点玄妙的东西,晦涩难懂。还有那些各种医学古籍,厚如砖头没有标点符号,繁体字,竖排版,我去图书馆借了几本回来,拿着尺子比着看,看不了几页就头昏眼花,感觉不会再爱了。但是老祖宗留给我们的东西,现在看来依然实用并且有价值。学到第二年,才算摸到了一点门道。现在网络上抨击中医的帖子很多,有些确实是中医的弊端,目前我们是"取其精华,去其糟粕"。现代中医早就不是鲁迅先生笔下的那种:药引子需要"经霜3年的甘蔗。""蟋蟀一对,要原配,即本在一窠中者,似乎昆虫也要贞洁,续弦或再婚,连做药的资格也没有了。"鲁迅先生爱父心切,他的父亲病重多处求医,遇到庸医骗吃骗喝骗钱,让先生很生气,迁怒到中医上。现代中医很多已经告别汤汤水水,瓶瓶罐罐,已经可以提取药物的有效成分了,并且中医的治疗办法相当多,除了中药以外,还有针灸,正骨,刮痧,灸疗等等,都是有效价廉的治疗方法。现在也有人把中医说成是骗子的,把中医说得一无是处的,应该了解下目前很多医院包括全国大型三甲医院都在开展中医,并且是有效果的。我看到那些跟帖肯定中医的要占多数,事实胜于雄辩。我妈妈79岁高龄因为急性胰腺炎住在华西的ICU,也是中西医结合才治疗好的。华西的教授告诉我说:"目前中西医结合治疗胰腺炎是我们的一个科研课题,因为中西医结合我们科室的胰腺炎死亡率比完全用西医治疗少很多,在全世界范围内死亡率都是比较低的。"我印象最深的就是我们家属带菜叶把黑乎乎的中药敷在我妈妈的肚子上,对一个79岁,昏迷30多天,浑身肿胀的老婆婆来说,能康复就是个奇迹。

第二年我们开始做各种实验,在兔子血管里推空气,等它死去后解剖了看心脏里泡沫状的血液;解剖青蛙,解剖小狗,摧残小白鼠等等。我实在是受不了实验动物凄楚的目光与哀鸣,把一只活蹦乱跳的小动物折磨致死,真是一件很让我头痛的事。我妈妈信佛,如果给她说我和同学经常用残忍的手段弄死小动物她会受不了,肯定会去庙里烧香拜佛。最常用的实验动物是小白鼠,养在笼子里,我们一边提防着被它们误伤,一边手忙脚乱得在它们身上做各种实验。做生物实验的时候。实验室里的器皿里培养着各种细菌,老师说操作时要小心,别被细菌感染了。一定不能碰到或者打翻器皿里的东西,有些细菌是可以致命的。我们每天穿着白大褂,像幽灵一样在学校里东游西荡,穿梭在教学楼,图书馆,实验室,运动场,食堂,学医久了枯燥而乏味,那时候总觉得这苦逼的日子长得没有尽头。多年以后路过学校的时候我又回到曾经的教学楼,站在窗外,看着里面坐满了认真读书的同学,大学晚自习能有那么认真的,估计只有医学院的学生。有想进入医学圈子的同学,请做好寒窗苦读的准备。

二　欢乐专业课与实习生活

　　第二年的专业课开始了,我学得是针灸,好家伙,老师每人发几根银针,先练练手,给个棉球,练手指的灵活,给个纸垫,练手指的力度。因此,我们每天走路,吃饭随身带一小针,我还好,只是苦了班上那些膀大腰圆的同学,每天拿着和绣花针差不多的针灸针,苦不堪言。不管怎样,还是得练啊,因为要考试。练了几个月,老师说:自己往足三里上扎吧,自己把针往自己身上扎? 那是要体验针感,怎样进针才不痛,针灸"得气"是什么样的感觉。说真的,刚开始那叫一个痛,老师就在旁边看,自己一狠心一针下去,还得忍着,再过了一段时间,开始考手法,主要看进针力度够不够,手法灵不灵活,我的搭档是我的好朋友,配合很默契,一次过关。有个同学本来身体就虚弱,又怕针,一针下去脸色煞白,大汗淋漓,老师说这是"晕针",立马把她抬到桌子上,又是掐人中,又是头高脚底的,缓过劲来之后对搭档很不好意思,搭档说"没想到你反映那么大,好吓人哦",老师说,这个在以后的临床上是很常见的,懂得及时处理就行。

　　有次学习"火针",就是在酒精灯上把比较粗的针烧红,往身上招呼,一般人受不了,老师想了一招,怂恿班上的十来个女同学,这个火针穿耳洞那是相当好了,不痛,并且不容易感染,有几个女同学以为这可是天上掉馅饼的事,决定去尝试。实验那天,老师准备好针,烧红了,捏着耳垂一针下去,只听得"磁——"的一声响,整个教室都能闻到皮肉烧焦的味道,看着女生们痛苦的表情,完全是被老师"忽悠"的感觉,差不多一半的女同学上当,以后老师有什么需要"人体实验",再也没人参和了。但老师可不会放过我们,摆着一副弄死你们就当睡着的"阴险"表情,那就点名吧,每次我们都看着她心惊肉跳,没被点中的长舒一口气,点中的硬着头皮也只有上了,我不幸被点中过几次,最尴尬的是实验灸神阙(肚脐),把盐放在肚脐上,然后点上一个灸,又痒又烫又痛,还不敢笑不敢动,一动火就烧到肚子上,并且全班同学围着我看,尴尬的要命。老师还用各种方法在我身上忽悠,我的心当时已经碎成渣渣了。

针灸课老师是凌教授,也是我们的班主任,他对我们要求严格,只要班里出现不好好学习,或者有什么风吹草动,他就会坐在教室里看着我们,挺负责的。我们定穴位也很有趣,先上课,讲某条经络,然后就是实践课。我们两三个人一组,用红色的记号笔在身上做记号,各种穴位,学一条经络就点一条,我们的身上常常都是红笔做的小斑点,脸上也有,像不像武林大侠研习武功?幻想着某一天一袭青衫一把长剑,凭借点穴秘笈走天涯,路见不平拔刀相助,欧耶。

体育课我们除了常规的篮球排球跑步以外,我们还要学习太极拳,太极剑,气功,长拳等等。我们学的是来自印度的气功,依稀记得叫蓝字功?老师要求我们晚上要练了再睡觉,有时候在床上练着练着就睡着了。练太极剑的时候我们拿着一把木剑,比划着,体育老师要求严格,考试必须要及格不说,还要我们打得像模像样,现在想想老师教我们各种拳脚功夫,原来是为了在以后的工作中防身?

学医当然也并非苦不勘言,当我们发现那么多的人体奥秘,发现那么多曾经完全陌生的领域,人体,真的是相当复杂,原本以为极其简单的器官,里面的组织结构也让人叹为观止。人体的精细复杂程度完全超过你的想象,一句话:"你,就是一个奇迹。"教授在给我们上课的时候,曾经说过一句意味深长的话"医生,一只脚在病房,一只脚在班房",意思是当面对病人的时候,必须提起十二分的精力,因为在你面前是一个极其复杂的人,来不得半点疏忽与闪失,学医,就是一个艰苦卓绝的过程,医生,是一个神圣的职业,必须有高度的责任感和为病人解决病痛的爱心。如果工作不认真细致,病人是可以把你们送进班房的,做医生,必须时刻小心谨慎,容不得半点疏忽大意。听着这些话,我们心里五味杂成,不由的想象以后的工作,我们是不是能够适应。我当时的梦想就是要当一个好医生,认真,负责,对得起信任自己的病人,对得起自己的良心。

经过繁重的理论学习,在毕业前一年,我们开始实习。实习科目包括:内科,外科,妇科,儿科,骨科,针灸科,神经内科等。热播电视剧《青年医生》,三个风华正茂的实习生,每天还有时间谈恋爱,八卦,各种秀美丽秀时尚,而对我们来说,这是噩梦的开始。我的第一个实习地点在中医附院(现在的四川省中医院)内三科,也是当时的肿瘤科,全部是癌症病人,几乎都是判死刑的,只是因恶化程度不同,预后的时间长短而已。每天我跟在吴雪梅老师背后查房，写病程记录，写查房记录，还要和老师值夜班，有时候半夜起来抢救病人，当时正是冬天，如果起床抢救病人，抢救完后很久都无法睡觉。我记得有一天晚上一个肝癌病人休克，我和值班医生护士忙活了差不多3个小时，才把病人从死亡边缘拉了回来，我和老师都精疲力竭。

每天早上站在小教室里，背着手严肃认真地交接班，如果晚上病人收得多，就要熬通宵写病历，写首次病程记录。有天晚上一下收了4个病人，写的我手都软了，眼都没合一下，当我战战兢兢的在小教室里，面对一个科室的老师，进修生，实习生，紧张的汗下，还好，背得还算流畅。带我的吴雪梅老师严谨是出了名的，第一次写病历，想咱也是混文学社的，洋洋洒洒写了5页多，结果老师大笔一挥，这里要改，表诉不清，这里需要详细询问家属，这里诊断没明确，这里涂改了，重写……改了差不多4次，才勉强过关，好家伙，写得我两眼昏花。老师还有一个习惯，喜欢考试，她最看不惯我们没事情干，只要我们几个实习生一有空，她就随便扯个纸飞飞，就出几道题目，把她带的几个实习生喊到办公室，OH，MYGOD，我们几个实习生经常考得面红耳赤。最后的结果是，我象老鼠一样到处躲，她在医生办公室，我就去护士办公室，她在护士办公室，我就去询问患者的病情，或者去小教室看书，尽量不在她眼皮子底下晃。只要一听到她喊"你过来一下"，我的小心脏就"扑通，扑通"地跳，恨不得找条缝钻进去算了。

每周还有科主任查房，有时还有院长查房，我们跟在各自的代习老师背后，提心吊胆得看着主任和领导，他们会根据病情随时提问，大庭广众的，如果回答不上会觉得很没有面子。在老师们的严格要求下，我的病历，还有交接班记录等等，在当时写得都还不错。吴老师虽然严厉，但从来不骂我们，并且有什么问题问她的话，会非常细心得给我们解答。我们科室的主任当时是杨介宾教授，一个帅老头，永远的精神矍铄，衣冠楚楚，头发一丝不乱，他身上透露着一种发自内心的医生气质，让人肃然起敬。在给我们上课的时候他说：当你穿上白大褂的时候，就要记得自己是一个医生，病人把希望寄托在我们身上，一定要用心，用情去做好每一件事情，不要辜负这份期望。他的那种儒雅与修养，他的那种和蔼谦虚，直到现在依然影响着我。我跟的几个老师，全是对实习生要求最严的，尽管当时我每天如履薄冰，但现在想来，正是这份严厉，让我养成以后对工作的严格。

我在内三科实习了2个月，我们科室死了4个病人，有肝癌，肺癌，淋巴癌，骨癌……有个病人去世的时候才29岁。实习之前我对死亡一点概念也没有，那时我觉得时间可以很长,死亡可以离我们很远很远。有个病人是阿坝州的一个女干部,乳腺癌伴骨转移,全身没有一个地方不痛,有一天她平时吃的止痛药药房断货了,找遍整个医院没有那种药,其他药对她已经没有效果,她咬着牙眼泪汪汪的看着我,"医生我很痛,太痛了……"然后死死得咬住被子不让自己哭出来,我只能无可奈何得看着她,安慰她,那时候第一次体会到做医生的挫败感。病人很痛,但是我们没有办法解决。也不能老是用吗啡,副作用大,病人很容易上瘾。后来科室主任找关系从其他医院临时拿来那个药,吃了以后她才稳定下来。有报道说一个肝癌晚期患者因为疼痛用指甲扣墙壁上的砖,用手指的疼痛掩盖肝癌的疼痛,晚期癌症病人有些痛起来痛不欲生,身心都备受摧残,除了用药,我们能做的,有时候只能是安慰病人,给病人最后的一点希望。

有个再生障碍性贫血病人需要经常输血,她的血色素每天都在下降,我的老师想了很多办法也 HOLD 不住啊,取血的任务当时交给了我。记得那是一个阳光明媚的清晨,我端着一个盘子,托着血袋走过医院的长廊,有个 29 岁的肺癌病人被家属搀扶着下楼,他的脸色苍白枯槁,瘦得已经看不出人型,这是癌症病人晚期的恶病质。但他的眼睛里,分明写着那么多对生的渴望。他可能知道来日无多,他那么认真地看着阳光下的一切:花园,街道,高楼,熙熙攘攘的人群,玩耍的孩子……清晨温暖的阳光投射在他脸上,曾经那么年轻帅气的一张脸写满了绝望。那时候我才第一次觉得,生命,原本如此的脆弱,活着,原本是那么值得庆幸的事。你的每一个无聊的今天,都可能是一个癌症病人永远无法企及的将来。这个病人在不久后的一个夜晚,趁人不备,从住院部 12 楼跳了下去。家属哭得撕心裂肺,让人心碎……那时候最大的遗憾就是无法接受自己的病人死亡,他们对医生发自内心的期待,对那些无能为力的病人我常常心怀愧疚。真佩服在内三科长期工作的老师们,每天要面对如此严重的心理压力,如果是我,肯定无法承受,明知道是绝望却又徒劳无功得争取,明知道我们已无回天之力,却又要说着善意的谎言宽慰病人的心,当看着一个又一个无辜的生命在你眼前消失,那会让人产生很深的内疚感与挫败感,当你无法承担那份期望,无法挽救哪怕一个小孩,当你面对病人眼睛里深切的期许与希冀,看着他们一天天衰竭,一天天走向死亡,而你,却束手无策,医生,最大的悲哀莫过于此。

在内三科实习结束,我转到四川省人民医院实习针灸科。那时的省医院新住院大楼还没有修,针灸科在一个小花园里,门口还有一个小鱼塘,花香鸟语,这里大部分都是慢性病,没有肿瘤科那种紧张与压抑。带我的女老师叫李怡,我记得她有一条长长的辫子,面容美丽温柔,当她在花园里穿行,在病房里俯身询问病人,当她在办公室签字,阳光透过窗帘洒在她身上,让我想起了——白衣天使。在她手下实习很轻松,除了写病历,查房记录,管理住院病人以外,几乎没有其他事情,没事的时候我们就陪那些瘫痪的病人聊天,辅助他们走路,慢性病人最起码有生的希望,看着瘫痪病人在医生护士的精心治疗下,一天天康复,看着他们重新站起来,笑容浮现在他们脸上,心里会升起由衷的喜悦。

有时候我跟着李老师去会诊,边走边聊,她说话轻言细语,走在银杏叶铺满的小路上,看着那些来来往往的医生护士们,在阳光里穿行,我觉得医生就应该是这样的啊,有紧张也有身心舒畅的时候。实习骨科的时候我跟得是涂豫健主任,也是个很负责的老师,并且知识面很广,我记忆最深的就是用锅在煤气炉上熬中药膏,有个同学忘了取结果糊了,整个科室都弥漫着膏药的味道。推拿科有个男医生长得特别象韩国的一个名星张东健,一起实习的女同学经常发花痴。有时候还想哪天当他的病人,住到他的床位上,当一个明星级别的帅哥给你按摩,那是多么享受的事情。当时电视就在播一部韩国医生题材的电视连续剧,里面全是帅哥美女,穿着白大褂就象在走T台,飘逸潇洒。后来我有个学妹就是受了那部电视剧的影响误上贼船,毕业没多久就累坏了改行当公务员去了。所以那些不知道医院水深浅的朋友们,别图一时兴趣就学医,一入医门深似海,从此轻松成泡影。

三　外科实习，血腥

一个月后转到外科，第二天就看了一台乳腺癌伴腋窝淋巴节清扫手术。那个病人身体素质很差，严重失血，整个手术室弥漫着血腥味，两个红色塑料桶装满了血水，那台手术彻底颠覆了我对外科的认识，我们班一个185的大高个看着看着"扑通"一声晕到在地，老师说"赶紧把他弄出去，这边在抢救病人，那边还要管他唆?"整个手术从上午10点持续到下午4点，整整6个小时，我们水都没喝一口，站得腰酸背痛，还不能乱走，当老师们做完缝合的时候，我和同学面面相觑，外科，单单一站就是6个小时，一般人，也吃不消啊。老师说6个小时算少的，有些手术10多个小时，有次我从早上站到下午5点，差点虚脱了。

做腹部手术的时候，我们面对的是翻在肚子外面一大片白花花的肠子，老师就在那一堆肠子里割结石，切阑尾，削肿瘤什么的，上了手术台，真的是医生为刀俎，病人为鱼肉，真没把人当人啊。各位看官，您还是花点时间把自己的身体调养好才是正事，当有一天您上了手术台，先花言巧语把你麻醉了：

"亲，来嘛，真的不痛，你睡一觉就好了，我们会轻轻的哈"。

等你迷糊了以后，医生护士原形毕露，"哇哦，演出开始了"，在你肚子划一条大口子，把里面的肠子翻出来摆在外面。您以为医生会轻手轻脚? 错，那就象我在农村的时候过年杀猪一样（请原谅我措辞不当，但是当我看到那一幕首先想到的就是这个）。做骨科手术更吓人，全是老虎钳，电动锯子，大改钳什么一大堆摆在那里让人不寒而栗，即使夏天开了空调，医生也累得满头大汗，忽儿嘿呦，就差没跳上手术台用脚瞪了。有个笑话，一个病人被推进手术室，隔壁在做骨科手术，只听得"砰砰——"，

"吱——"各种声音,病人问了一句:"隔壁这是在装修么?"可见骨科手术的劲仗。外科医生,那心肠,真不是一般的"黑"啊。

外科医生,除了技术精湛以外,强健的体魄也是必不可少的,有次《成都商报》刊登的一篇介绍外科医生的文章,有些手术要做 10 几个小时,还有要做 20 多个小时的,医生护士轮流转。一般人觉得在无影灯下,外科医生很优雅头一偏——"剪子,止血钳",旁边还有个美女护士帮着搽汗,顺便还带点眉目传情,多敞亮的一件事?可是现实远远比想象辛苦的多,那些手术下来就累瘫在地上的,那些手术做完自己病倒的医生,还有病人下手术台医生马上又上手术台的,还有越来越多的手术医生,麻醉医生在手术中突发疾病,据报道还有一位猝死在手术台旁边的中年骨科医生,就我这身子骨,干外科肯定是撑不下去的。我始终觉得外科医生和急诊科医生是最幸苦的,他们面对很多的紧急情况,需要精力高度集中。《青年医生》里那些急诊科的医生们每天神经都崩的紧紧的,各种抢救各种来不及各种压力会让人崩溃的。在《丁香园》论坛看到一个刚去急诊的医生严重失眠,担心来了重病人抢救不过来,车祸现场惨不忍睹,看了以后几天恢复不了,太让他纠结了。要我去急诊?求放过求放过。如果他一直走不出来,要么转其他科室,要么转行。现在越来越多的医生不愿意干急诊了,国家卫计委不得不降低了急诊医生的准入门槛,想着救命的事都要降低门槛,医生护士的急救水平在下降,各位亲爱的朋友们,我们心里会踏实吗?这还不是日益紧张的医患关系造成的,医患关系恶化只能是两败俱伤。

我看过一部美剧《夜班医生》,剧中的医生们有些是从阿富汗战场上回来的部队军医,他们可以各科室积极联动,还可以紧急实施复杂手术,不得不佩服他们超赞的技术水平。最重要的是,他们配了一个心理医生,心理医生的作用就是在紧急情况时去安抚,调整病人情绪,对那些车祸或者意外突发死亡的家属给与心灵上的支持,对那些在事件面前手足无措,精神崩溃的家属给与情感上的抚慰。我觉得我国急诊医疗系统也可以配心理医生,我这是买萝卜的人操着卖白粉的心啊。不过这对目前日益紧张的医患关系可能会有些帮助,因为面对突发情况,心理素质再好的人,在当时也无法接受残酷的现实,就会有那么多因为病人死亡发生本不该发生的恶性袭医事件。2015 年春节就有一位法院的法官,因为妻子突发大面积脑梗塞,医生尽力抢救没有挽回妻子的生命,对其中参与抢救的女医生大打出手,就是同一天一个喝农药自杀的男子,送到医院就已经呼吸心跳停止了,没有抢救过来,医生护士还是被打了一顿,甚至还让医生给死者下跪。对于至亲的突然离世,家属情绪激动可以理解,但是医生护士不是神仙,他们无法保证到医院的每一个重病号都能抢救过来,这不是他们的错,为什么要承担被打被骂的结果? 在我实习的那段时间,省医院就出了一个事情,一个急诊科大夫接诊了一个病人,后来病人死了,那个病人是某军区一个重要人物的亲戚,据说是带了两车人把省医院的大门给堵了,省级三甲医院都可以闹成那样,医生护士只有在风中凌乱了。

妇科实习就只有两个星期。当我们男同学站在"男士止步"的牌子面前踌躇的时候,我们的带习老师一声招呼:医生,是没有性别观念的,我们就在"男士止步"后面,开始我们的妇科实习,内容有点少儿不宜,此处就省略了。有个说法是医生比女人更了解女人,这话不假。

儿科实习是最轻松的,成都市儿童医院离我们学校很远,中午我就不回学校。老师对我极好,有个老师还给我抱来棉被,让我在诊断室的检查床上午休,因为就两周时间,我居然现在想不起她的名字了,惭愧。我们在儿科逗小孩玩,诊断室里天天都是小孩子:"哇啦——哇啦——"的哭声。儿科因为不是我们的专业,我们就点到为止。在那里我有幸跟了当时成都知名的儿科专家——王静安,他也叫"王小儿",他当时就60多岁了,每天乐呵呵的,时不时开朗地大笑,他看小孩完全是自己的一套,把小孩往床上一扔,然后就象揉面团一样一通揉磨,然后就开处方完事,他极度乐天,对名、利看都很淡,尽管他身上有不少头衔之类的,但他说自己是"尖脑壳",戴不起官帽,有病人送他锦旗什么的,他给人来一句"十块钱一副,你看起那个了? 买给你,要不要嘛?"。他经常冲我挤眼睛,开玩笑,一副"老顽童"样,当医生当成这样,也是一种境界啊。我觉得王老师在名利上对我的影响是最大的。我独立上临床的时候也收到了很多锦旗,有一天卫生局来人说,挂那么多干嘛啊? 像个江湖游医,第二天我就全部取掉了,放在楼上的抽屉里。工作的时候年年都评先进,我们医院的同事,还有领导都挺爱护我的,领了各种奖,但我觉得那些都是浮云。在经过多年的临床工作后,看到了太多的生离死别,我已经淡定了。他和杨介宾教授对我的职业操守影响是最大的,杨教授教会我做医生的严谨,教会我注意自己的形象,教会我对病人的态度,王老师教给我乐天平和,王老师已于几年前离开人世了,他的门生遍布各地,直到现在四川省医学会都要组织各种活动纪念他,这个一辈子快乐的老顽童,祝他在天堂依然快乐。

实习时还有一些小插曲,最喜剧的一次是我们班的大帅哥不幸得了腮腺炎,更不幸的是并发了睾丸炎。带他实习的老师又是个女老师,住进科室的时候老师高兴惨了，招呼了其他科室的实习生一起观摩，因为这个可是可遇不可求的活病历啊。偏偏和他分在一组的又都是女同学，当一群实习生围在他的床边，帅哥脸都白了，更可怕的是，老师把他的被子一掀，赤条条暴露在光天化日之下，当时男同学估计想死的心都有了，一代帅哥贞洁不保，这个段子让我们班很快流传开来，这可真的是"为医学献身"。还有个同学是阿坝人，彝族，他的口音很重，在交接班的时候背病历总是听不清楚，偏偏带他的老师又是出了名的严格，我同学每天唉声叹气，一去科室就紧张的要命，背地里给老师取了个名字——"虐待狂"，到实习结束老师只给了他61分，还是算给情面了，要不然毕业证都拿不到。

在这实习期间，我们奔波在成都的很多家医院，每天早出晚归，风里来雨里去，写不完的病历，病程记录，查不完的房，做不完的事。《青年医生》里那些累得直叫苦的实习医生们，我们曾经也和他们一样，身心俱疲，累并快乐着。大型医院的很多事情，是实习生和进修生完成的。当您在住院的时候，看到那些忙碌的身影，请给予他们适当的理解和尊重，他们其实是你和主治医生的桥梁，他们每天的工作是最繁忙的。尽管他们刚开始没有经验，但哪个医生又没有走过这一步呢？哪怕是国内外知名的教授，一样是从实习生走过来的。从书本到临床，实习，是必不可少的过程。你完全不要觉得自己是实习生的小白鼠，把你当实验品在整，其实大部分实习生是没有处方权的，你的很多治疗项目，用的药品，都是要主管医生签字的。实习护士给你输液，就象我们在自己身上扎针一样，她们也是在同学身上，在自己身上实验过的。并且即使是当了几十年的护士也不敢保证次次一针见血，那些因为护士没有一针见血就拳脚相向大打出手的人太不应该了，护士也是人，她们要管很多病人，她们的工作强度也很大，请给她们尊重和理解。

当有一天我们终于可以独自面对病人，我们经历了那么多的辛勤努力，经过了那么多的各种考试，这份艰辛，除了内行，无人知晓。有个病人曾经说：你们医生好安逸哦，每天坐在那里，摸一下病人的脉，装模作样得检查哈，几笔就把处方开了，写的字认都认不到，好轻松哦，哭笑不得，无言以对，你看到的，只是冰山一角的表面而已，背后是我们已经累成了狗，精疲力尽了。

毕业以后开始找工作。我们那个年代国家是包分配的，就是说国家一定会为你安排工作。只是安排的大多不是理想的单位呗了。尽管是包分配，自然少不了走走关系什么的，国情如此，谁都不能免俗。联系工作真的不是一件令人高兴的事情，我曾经为了一个盖得不是很清楚的章，前后跑了很多地方，说实话，学校到社会，同样是一个很大的转折,学校里温情脉脉,踏上社会,会有一种失落感,但每个人总要面对这些,经历多了,受得委屈多了,人才能慢慢进步与成长。

四 穿上白大褂，开始做医生

1995 年 5 月 28 日，是我正式穿上白大褂，单独面对病人的日子，我自今依然清楚得记得那天的情景。以前都有老师传，帮，带，当自己独自面对病人的时候，心里有点莫名的忐忑。那天天气很好，我坐在自己的诊断室里，手里拿着一本书，不安得等着自己的第一个病人。我的对面，就是我们院长的诊断室，她是儿科医生，那边已经很多病人了，我这里依然门可罗雀，脸上真是挂不住。还有人把头伸进来瞧一眼，看到我是个年轻小伙，一想肯定没什么经验，又把头缩回去了。弄得我如坐针毡。正在惆怅中，痔瘘科的郭小英老师给我带来了一个病人，大概是腰扭了，我马上来了精神，一通望闻问切，针灸，火罐一起上，经过一个小时的治疗，病人从病床上下来，轻轻扭动了一下腰部，我有些紧张得看着他，"好点了，针灸效果是很好啊"，我松了一口气。

刚开始上班劲头才足哦，每天早上很早就去办公室坐着，守株待兔般等着我的每一个病人。上了临床才明白以前老师经常说的一句话："学医三年，世上无难医之病；从医三年，世上无可用之方"。确实如此，有很多看似简单之极的病，往往也有很多的并发症，哪怕是最简单的感冒，也不能掉以轻心。上班的第一年，才发现自己某些方面知识的欠缺，第一年的大部分工资，都送给了书店。买回来一大堆的各种书籍，做了大量的笔记，遇到特殊的病历会花很多的精力去咨询其他医生，哪怕是回家，也要带本书，有空就坐下来看。这其实是没有办法的事情，病人千奇百怪，有些病人会咨询很多莫名其妙的问题，其中有很多并不是我的专业范畴，那也不可能哑口无言，一问三不知。现在想来，还是觉得在读书的时候努力不够，很多课程虽然说考试过关了，但学得并不深入，带着问题学习是进步最大的。常常是白天接待一个病人，诊断有点模糊,或者有其他不理解的地方,晚上就去查资料,95年的时候电脑还没有普及,还不能象现在一样可以百度,可以谷歌,所以业余的大部分时间,都是在书店渡过的。

上班第一年,我只休息过半天。那时候工资很低,每个月就700左右,还要吃饭,所以经常捉襟见肘。回家老妈问,你工资够花不?我说,还行,工作了我就觉得就不应该再向家里要钱,每天就吃点连锅汤,或者煮点茄子,就点酱油就是一顿了。我的同事有天在我的寝室坐着,看我就着酱油吃肉片汤,说:"没盐没味的,你怎么吃得下去",我觉得倒是无所谓,但我知道我在一天天进步,当我坦然面对每一个病人,不管他(她)提什么样的问题,我都能脱口而出,我知道,这是我必须付出的努力与代价。现在想提醒一下还在医学院读书的莘莘学子,从课堂到临床还有一段很长的衔接之路要走,现在你学的每一门功课,以后都会有用,不要觉得有些科目不重要,现在的积累,可以让你面对病人的时候,不至于大脑空白,不至于无法回答一些"刁钻"的问题,珍惜现在在大学的日子,学好每一门功课,为以后上临床打好坚实的基础。

上班的前三年,我是最努力的,甚至超过在读书的时候。病人就在床上躺着呢,他们往往是其他朋友介绍,抱了很大希望找到我,如果我没有治疗好,不仅仅是面子受损,长久以来,名誉也会大打折扣。我对自己的要求是,来的每一个病人,都必须鼓起十二分的精力去对待,哪怕不是自己的专业范围,一定要给他们满意的回馈,介绍更适合他们的医院或者医生。

第一年,我病人都在一点点增加,半年以后,诊断室两个床位就不够用了。院长说换个诊断室吧,搬到了另外一个可以放4个床位。有病人治疗好了,送了一面锦旗,写的是"当代华佗",太夸张了,惹得其他科室的医生经常调侃我"当代华佗来了唉""你这个华佗胡子都没得呢?",善意的玩笑让我觉得即是揶揄,也是鼓励。有个病人来联系出诊,就在当时的华阳商城,那时候还在修路,连路灯都没有,下班匆匆吃完饭,骑着车就走。有一次不小心掉进一个没加盖的大窟窿里,身上擦掉一大块皮,下雨的时候就变成落汤鸡。之所以坚持,是因为我觉得每一个病人都值得我用心去珍惜与治疗,那份信任是不能辜负的。前期治疗了差不多一周,但还是不见好转,我都想告诉病人说转到大医院去手术了,但还是对自己说"再坚持一次看看",功夫不负有心人,病人终于一天天好转了,可以走路了,3周以后,疼痛已经全部消失,只需要进一步巩固治疗与调理了,最让我意想不到的是,病人居然提着一大串鞭炮,和一面锦旗来谢我。当鞭炮响起的时候,我特别激动,这是一种其他任何东西都无法取代的成就感。医院附近的邻居，还有街上的行人都过来看，也是从那个时候开始，医院有个还没长醒豁的年轻小伙子看病还可以，这个消息带来的直接效果是累得我半死，常常不能按时上下班，工作强度可想而知，但我还是累，并快乐着，因为那种沉甸甸的信任与托付。

在医院上班的第三年，每天的门诊病人就有差不多30多个了，那时候开始带实习生，有他们的帮助，工作量少了一点。那时候每天上班，都会有很多病人在门口围起，就等着我开门，一开门，就蜂拥着去占床位，有次因为卷帘门弄不开，我被他们重重得按在门上动弹不得，额头还撞了一个大包，真是哭笑不得。每年年底，卫生局会对年门诊人次超过一万的医生做一次表彰，发奖金。也许是受了王小儿的影响，我对这些不是太看重，重要得是我的病人能一天天好转，重要得是我看着他们沮丧的来，高兴的离开，这比其他任何东西都让我由衷的快乐。做医生的快乐就在于此。

当然有些病人我是无能为力的，还有些并不是我擅长的，或者本来就是目前无法攻克的医学难题，看着他们失望的眼神，常常会深感愧疚，当然我会给他们介绍更好的医院和医生，希望我能最大限度得给他们帮助。小时候从来没有想过会当一名医生，但我发现，这是我最适合的职业。因为我不擅言辞，除了能和病人头头是道打成一片以外，其他方面就显的有些木，我LP很不理解得说"你跟病人杂个那么多话，平时杂个话那么少呢？去和朋友聚会也是话少，这个可能和性格有关，从小到大我就是一直一个人读书，回家，去逛画展，去不同的地方玩。我觉得孤独是我的最佳状态，我仿佛就是整个世界。我有个朋友和我正好相反，他就喜欢抛头露面，热衷参加各种聚会，他能游刃有余的和各种领导打交道，并且能说让所有人舒服的话，他最后当了领导，每天觥筹交错快乐逍遥。而我这个闷葫芦就非常喜欢自己的职业，爱护着信任我的每一个病人，我希望我能用我的绵薄之力，为那些身处病痛折磨的病人，带去一些宽慰。每一个病人，都值得用心对待，每一个病人，都值得尊重，哪怕他是一个乞丐，做为医生也没资格低看他们。这是我对自己最起码的要求。所以，有的病人全家都是我的病人，还有他的亲戚朋友也是，有的病人追随了我10多年，我相信，付出与收获是成正比的。

我的病人来自四面八方，三教九流，即有达官显贵，也有普通百姓。每天上班，和他们交流，感受他们的喜怒哀乐，听他们讲述不同的故事，一个巨大的世间场景，每天都在我的诊室上演。刚上班是时候老妈就对我说，"要心地善良，对那些家庭困难的，没有儿女的大爷太婆要好点，少收点他们的钱。我和你爸爸开饭馆，遇到可怜的，就

医患无争

会送碗粉给他们吃,多做好事,好人有好报的。"上班以后这种情况经常会遇到,特别是山区的,没有儿女,我会少收,或者不收他们的治疗费,直到现在依然是我的习惯。他们,真的是太淳朴了,我经常收到各种千奇百怪的礼物,蔬菜,水果,鲜鱼,还有他们手工做的菜筐,鸡蛋,鸭子,还有个病人给我提来了一条自己抓的蛇,让我泡药酒喝,汗!最让我感动的是,一个山区的老大爷,从100多公里外给我背来一背篓精挑细选的红薯。还有个捡破烂的老婆婆用她买碎玻璃的钱给我买了一斤柑橘,冬天,有病人看到我手上有小冻疮,送我一个暖手器,夏天还有病人自己熬的绿豆汤。在单位工作的 5 年时间,我从来没有和病人吵过架,每天上班我都是乐呵呵的,我热爱我的工作,热爱着我的每一个病人。

五　出诊记

我出诊的病人,最远的有上百公里。翻了好几座山才到病人家。出诊有时候是一件很轻松的事情,有时候就不一定了,先不说来去路途遥远,单单是看到那些病入膏肓的病人,有时候会让我心情沉重。

2003年10月8日,有个病人家属来联系出诊,是一个偏瘫病人,刚从华西医院回家。病人病情很严重,大概意思是让我去看看还有没有治疗的希望。小伙说离华阳很近的,等我下班以后,他开车来接我。下班后他来了,开着一辆砖厂拉砖的,已经相当破旧的农用车,我实在怀疑这车还能不能在路上跑。"轰轰隆隆"东摇西晃差不多开了1个小时,已经看到山了,

我说:"你不是说很近吗?怎么这么远啊?"

"很快了,还有20多分钟。"

在开始爬山的时候,车子在剧烈的抖动中,居然就熄火了。这荒郊野岭前不着村后不着店的,我可怎么回去啊。小伙子满头大汗,开始把车头打开修车。等了差不多30分钟,他说好了,"你帮我搭把手,去车后面掀一下"。鄙人好歹也是医生,拿针灸针的,居然让细胳膊细腿的我去掀农用车,唉,没办法还是去掀吧。车屁股后头冒出阵阵黑烟,呛得我直咳嗽,还好,车子又能开动了。爬了一会山,又开上了很窄的土路,颠簸的很厉害,我估计了一下,起码有100多公里。好不容易到了,底矮的草房,昏暗的灯光,床上奄奄一息的病人。老婆婆拴着围裙,张罗着去给我做吃的,我忙说不用了,她已经开始在厨房里忙活。我检查了一下病人,看了他在华西的CT,核磁共振,还有出院证明书,这是一个严重的脑出血病人,病情目前虽然稳定了,但依旧有些

神志不清。脑出血病人后期康复效果涉及很多因素,医生治疗只是其中的一个方面,家庭支持也是必不可少的。还有病人的年龄,康复意愿,有没有糖尿病,心脏病等并发症也是疾病是否恢复的重要因素。这个病人已经处于比较衰竭的状态了,如果开始康复的话,起码要经过3——6个月的治疗。我把情况给他的儿子说了,给他们一些好的建议,并且让家属护理的时候帮助大爷活动肢体。

老婆婆抹着眼泪进了厨房,给我端来一碗热气腾腾的荷包蛋,盛情难却。一会儿,老婆婆又打着手电,执意要去给我摘果园里的柑橘。我忙去阻止,但她已经爬上梯子了,并说:"树顶上的果子才甜,太阳照得好。"临走,还又硬塞给我10来个鸡蛋,淳朴的让我眼睛发酸。我也是农村长大的,我知道这是农村对待贵客最好的礼数了,我婉拒了出诊费,提着柑橘和鸡蛋离开。老婆婆送了我很远,看着月光下蹒跚而回的老人家,不由想起我的奶奶和妈妈。天空,是一轮皎洁的明月,还有满天灿烂的星斗,这在城市里是看不到的。空气清新而潮湿,就象我的心情。这个病人后来到我的诊所治疗了几次,吃了我的中药,再加上家属护理得很好,过段时间居然可以下地走路了,直到现在,他给我介绍了很多很多病人,有些病人还是他不顾身体不好亲自带到我的诊所的。我能感觉那是他们用心在说的谢意。

2003年10月28日,我出诊的人家估计是亿万富翁。每次都是戴着白手套的专职司机开着大奔过来接我。并且从来不会让我开车门,下车的时候司机会拉开车门,用手臂挡住车顶,真正是VIP待遇。很大的别墅,门口有一辆拉风的跑车,我也是车迷,知道那是法拉利,一家人对我还算客气,请了两个保姆侍候老爷子。老爷子可能养尊处优惯了,对保姆有点颐指气使。给他针灸的时候,如果痛了,他会不高兴。我给他解释:"针灸有一点痛是正常的,肢体疼痛在后期康复中是难免的,以后有废用性的肩周炎,松解粘连也会很痛,长期卧床肌肉什么的也会痛",他说:"你给开点止痛药吧,钱多少我都不在乎"。"这个可不是钱的问题,再说了,长期吃止痛药副作用也大啊。"大爷抬起眼皮斜视了我一眼,哼哼了几声就再也不说话了。他的想法估计是只要有钱,什么事情都可以办好,自己可以住最好的医院,请最好的医生护士,但有时候钱仍然买不来健康。我给他针灸了大概1个多月,病情好转了,本来可以走路了,但他依然坚持两个保姆推着他坐轮椅,这其实是耽误了自己康复的机会。后来他又到我的诊所针灸,只要一出我的诊所门,他马上就让司机扶他上车,不愿意自己多走一步路,直到现在,有他们小区的病人来看病,提起这个大爷他们还是说"坐轮椅呢。"

2005年5月20日,我去一个病人家里出诊,那家人住在一个破旧的小区里,老婆丈夫都是下岗工人。他们的家具很旧,电视机也是最老式的那种,可他们家干净的完全可以用纤尘不染形容。我出了那么多次诊,他们家是最干净的。家里虽然没有一件像样的东西,但到处都擦拭的没有一点灰尘。连凳子腿都是干净的,就连水泥地面也擦拭的发亮。他们家真的是欢声笑语,媳妇,女儿,每天都是乐呵呵的,那是发自内心的快乐。瘫在床上的老太婆话都说不清楚,也是笑得跟花一样。有次我很不理解的问他们"你们怎么那么开心呢?"。儿子说"有什么不开心的?我现在跑出租养我妈还有我老婆,我女儿在读幼教,以后去幼儿园当老师,没什么不开心的啊,虽然我们家没什么钱,但钱够用就行了,只要人好就好",说完把她妈妈的手握着挠挠,逗老人家开心。老太婆在床上瘫了快一个月了,但一点气味都没有,他们每天都会给老人家按摩,洗澡,媳妇真心疼老妈妈,喂水喂饭,端屎端尿,没有一点怨言,人老了,瘫了,有这样孝顺的儿媳妇,那真的是福气啊。老太婆恢复的很快,不到一个多月就可以下楼走路了。她能说得第一句话是对我说的:"－－－－谢－－－－－－谢"。看到他们那一家人,我真的觉得快乐跟钱没有关系,他们可以说是社会的底层,只能维持最基本的生活,但是他们还是那样的开心,生活给与他们的那么少,可是他们还是那么知足,有时候我在为生活困扰的时候,常常想起那家人,心里也就逐渐释怀了。

　　2005 年 7 月 15 日,这个太婆就简直惨到了极点。她是当时我出诊过的所有病人中最悲惨的一个,但也是生命力最顽强的一个。她直到今天,还坚强的活着呢。我记得也是我的一个老病人介绍过来的。老太婆站在房子上拣瓦,从房子上掉了下来,股骨断成了两截,我一看肯定我不能治啊,最好的办法是去做钢板内固定啊。她的邻居用三轮车拉着她来的,邻居说"她有 3 个儿子,都不管她,说得"老都老了,摔死算了",在家里头都呆了 1 天了,饭都没吃一口,惊爪爪的闹,我们实在听不下去了,才把她弄起来的。我说并不是我不给你治,因为你这个太严重了,我治不了,以后弄不好家属要找我扯皮的,还是送医院嘛。"邻居说:"我给你做证,医生,你就做点好事嘛,我们知道你的,如果你不给她治,她回去只有等死,好可怜嘛,求你了嘛。"我见推脱不过,只有给我的骨科老师刘介旭打电话。把这个病人,转给他治疗。还是被老师说了几句,"你这样要不得,以后弄不好把自己笼进去。你赶紧让他的家属来签字,以后有什么不好的后果,也给自己留点退路。"我说没有办法,做手术他们是没得钱的,只有保守治疗,我老师也是多年的骨科名医,我们一起拟订了方案,我每周去两次给太婆换药。

　　去换药才算真正得见识了,老太婆就住在一间散发着霉烂味道的破烂小屋里,因为上了夹板不能动,他的儿子想了个更绝的办法,把她的床弄了一个洞,下面放上尿盆,老太婆就在床上拉,我去换药的两个多月,没有给太婆洗过一次澡。房间里的味道让人想呕吐,到后来,老婆婆背上生了褥疮,我轻轻的一摸皮肤,背上一大片皮就掉了下来,纯粹腐烂了。我又给她弄了紫草油搽,老太婆还有严重的高血压,有时候高到 200/100mmhg,每次去,老太婆婆千恩万谢,医生你是大好人那,谢谢你了,如果我能起来我就给你磕个头"我说"别,您这么大岁数我受不起。"然后她就象祥林嫂一样数落"水都不给我喝一口,端碗白饭给我就跟喂狗一样,造孽哦。"我见到他儿子的时候我善意得说对老人好一点,结果他来一句"你去给我的大哥二哥说嘛,她又不是只生我一个",噎得我悻悻而去。有时候我想,这老婆婆生命力够顽强的啊,病到这个份上还能活下去,有时候想可能她一口气不来了,反而还是一种解脱,这简直就是活受罪啊。老婆婆已经快断气的时候,她唯一的女儿从山东回来了,女儿抱着老妈哭了一场,在她的细心照顾下,老太婆婆居然康复了,我记不清我去出过几次诊了,前几次他儿子还要来结帐,后来很多次人都看不到了,我也懒得去收。和我一起去的护士回来对我大摇其头,没见过你这样医病的,你如果做的是其他生意,不赔死才怪。

　　出了那么多次诊,有些病人,有些家属,真的让我感动,特别是去山区,去农村出诊,他们把我当成贵客,送我很远很远,有时候一大家人围着我,为我倒水,为我做吃的。有时候觉得,真正的快乐,不是钱能买到的,真正的亲情,也不是钱能买到的,有些病人家里虽然很穷,但是他们却那么知足常乐。扪心自问,什么才是我们应该真正珍惜的东西? 什么人,才是我们在病痛中真正可以依靠的人? 每个人都有老去,生病或者动弹不得的那一天,每个人,都有需要别人帮助的那一天,让我们好好的爱护自己身边的人,好好珍惜每一个和你有缘的人,在生命的艰难时刻,有一双紧握的手,有不离不弃的陪伴,那才是最大的幸福

六　艰辛创业路

转眼5年过去了,我们单位年龄最大的医生——冯爷爷生病了。他当时已是80多岁,上了一辈子班。在他去世的前几天,仍然在单位上班。去世后不久,单位搬家,马上面临新房分配,冯爷爷的爱人也是高龄,但开会的时候却说:她没有资格分配新房。也就是说,冯爷爷在医院工作了大半辈子,到头来老伴一套房子也没有。这让我对单位萌生了难以言表的困惑。由此想到我自己,我有可能忙活了大半辈子,到头来象冯爷爷一样,连给老婆孩子安身的地方也没有,这真是做一个男人的悲哀。当时我工资2000多块,那时候物价低,一家人的日子还是过得不错。但是我不敢想象有一天我老了,不能上班了,老婆孩子连房子都没有。这让我萌生从单位辞职的念头,我做了最坏的打算,实在不行,就从此退出医疗行业,另外做事情。如果要自己开诊所,有一个必须的条件——通过国家执业医生师考试。那年是最辛苦的,白天要上班,晚上几乎看书直到两三点,经过两个多月的努力,通过执业医师考试,我知道,我已经具备自己开诊所最起码的条件。把辞职报告交给院长,我的院长还有其他同事,一直对我很好,我从单位离开,感到有一些不舍。特别是我的黄桂芳院长,还有像个大姐姐一样关照我的美女护士胡栩,还有很多其他同事,一直在支持我,给了我很多帮助。但那是我的一个梦想,如果不去实现,我觉得这辈子我也不会安心。趁着还年轻,就去闯一闯吧。

前期遇到的困难,比我想象的要多得多。以前再怎么说也有单位罩着,现在什么都是自己一个人面对。在单位上班最大的好处,就是即使有什么事情,也可以通过单位解决,单位从心里上来讲,其实就是医生的一个依靠。而自己单干,起码心里没有那种依靠感,这也是开诊所必须承担的风险。在这里提醒那些想自己创业的同行们,一定要想清楚,再做决定。

辞职后我放弃了单位一套140多平米的新房。如果我不辞职,也会象大多数人一样,到60岁光荣退休,甚至人到中年因为下岗之类的就什么都没有了。生活似乎一眼就能望到头,没有跌宕起伏,没有那种奋发和执着,如果我不去试,我永远不知道自己可以,不知道我能过完全不同的生活,可以衣食无忧。可以不用担心下岗,可以不必刻意讨好领导,不必阿谀逢迎,不必纠结于复杂的人际关系,生活越简单越好,人际,越单纯越好,但我不可能干到死连套房子也没挣下来,那且不是做得很失败? 我以前的单位人比较少,同事之间相处融洽,我同学的单位,听他们聊起就复杂多了。成绩是领导的,错误是自己的,你干得好那是领导栽培,你干得不好那是你责任心不够,出了事还得自己承担一部份赔偿责任外带担惊受怕。说你行,你就行,不行也行;说不行,就不行,行也不行。所以,哪怕是不做医生了,我也要闯一次。那时压力很大,房子没有了,放弃以前的一切,从头开始。借得钱开诊所,我觉得最艰辛的,就是那两个月。终于我下定决心,在医院搬进新大楼的那天,我辞职了。

1999年的12月20日,我早早起床,推开窗户一看,一下就傻了眼。大雾,几乎很少见的大雾,能见度不到10米,我开诊所的第一天,老天就不做美啊。附近的病人还好说,远地方的,要来就麻烦了。我忐忑不安得坐在诊断室里,满眼都是化不开的浓雾,没有一个病人,我的心情瞬间跌入谷底。正在踌躇间,来了一个病人,又来了一个,原来他们都在附近转悠很久了,因为雾太大,看不清楚。那天,我接待了28个病人,我知道,我成了。

在第三天的时候,有个太婆找到我,使劲攥着我的手,差不多是热泪盈眶,她不认识字,在附近转悠了三天,问了很多人,最后才找到我。很感动,想想自己就是一个很普通的医生,何德何能让病人如此的信任我? 如此的追随我? 唯有用十二分的坚持与努力,才能报答那份重托。直到现在,每当遇到困难,或者有时候想放弃,我都会想到那个找了我三天的太婆,是她的这份鼓励,让我走到了现在。虽然现在这个太婆已经去世了,但她的音容笑貌我依然清晰得铭记在心里。

一个人做事很难,要遇到奇奇怪怪的问题,创业的艰辛,只有真正做过的,才会体会个中滋味。诊所遇到很多问题,比如房东各种白眼,我奔波在各个部门之间,有时候也会受到刁难,低声下气得求人,有时遇到特别难处理的病人,发生了一些不愉快,还有各种想不到的障碍各种说不清楚的难堪......在单位上班,这些事情是永远也不会发生的，但是我从不后悔。没有在单位的闲适，只有每天持之以恒的努力。整整一年，没有休息过一天，我知道，如果我不加油，很有可能比在单位还差，不管遇到什么纠结的问题，也要坦然面对，从不后悔。创业初期，有些人会知难而退，有些人会一直坚持，特别是觉得前途渺茫，看不到希望的时候。我曾经看过一篇关于马云团队创业的报道，春节的大年夜，马云和几个前途一片灰暗的年轻人，站在杭州凄冷的街头，有个小伙子不禁抱着头坐在路边，失声痛哭。一个老奶奶走过去劝他说："孩子，失恋了不要伤心，会有姑娘喜欢你的。"有个创业者为了自己的事业，为某位领导背了一年的高尔夫球包。我认识的一个房地产老总，因为喝酒胃出血了 3 次……特别喜欢那首《赢在中国》的主题曲——在路上，这首歌，唱出了每一个创业者内心的艰难，挚爱与坚持！

那一天

我不得已上路

为不安分的心

为自尊的生存

为自我的证明

路上的辛酸已融进我的眼睛

心灵的困境已化作我的坚定

在路上 用我心灵的呼声

在路上 只为伴着我的人

在路上 是我生命的远行

在路上 只为温暖我的人

温暖我的人

　　每当遇到难以逾越的困难，就喜欢在晚上带着耳机一次次得听这首歌，永不放弃，因为我有梦想，有那份激情，我会按照我为自己定的目标一步步坚定得走下去！每一个创业者，不管他事业的大小，不管他是马云的阿里巴巴，还是一个小吃店，都会经历很多的艰难，我想致力于自我实现的人，会越挫越勇。有很多山穷水尽的时候，但坚持，总会柳暗花明。我知道前方的路还很长很长，有很多未知的困难等着我，但我已经有足够的勇气和毅力一路前行。

世间自有公道,付出总有回报,当有一天我也可以坐在奢华的酒店大堂里喝杯咖啡,我不再是那个只能在玻璃门外匆匆而过的人,或者不象以前那样,即使在普通的商场里买东西也会因为价格问题比来比去,也可以给自己的父母家人好的生活,尽管我很辛苦,尽管5年都没有好好得休息过几天,但收获是成正比的。以前单位要拿三分之二,我得到的,不足三分之一,现在正好相反,并且这是基于同样的付出。现在还在大学读书的莘莘学子们,如果有志于自己创业,不想在单位混到退休,前期做好各种准备是必须的,当然有所得必有所失,就看你更注重哪一方面,取舍,就在自己的一念之间。

　　针灸,在现在以前都是个冷门专业,说实话,以前在学得时候,确实对这个治疗效果半信半疑,但上临床久了,每年接待很多门诊病人,我的诊所目前为止没有打广告,病人都是口碑相传,病人数量每年都在增加。针灸对某些疾病的疗效确实很不错。并且针灸有一个很大的好处,几乎没有副作用。慢性病人长期吃药,对身体的伤害可想而知,针灸重在调理,腰腿疼痛,偏瘫,神经痛等等,针灸疗效可靠。澳大利亚已经开始注册中医师,已经进入了主流医学领域,在美国,欧洲等地也有很多针灸师在为当地的人们治疗疾病,在国内,似乎还没有特别的重视,相对国外对自己历史文化的尊重传承不同,总是有那些不停抨击甚至谩骂中医的人,这真是一种悲哀。相比中国,他们对自己国家的历史,人文的尊重与传承比我们好得多,那是一个名族的根,我们往往摒弃最基本的东西,到头来发现,我们连自己回家的路都忘记了。我只是一个普通的医生,我希望用我的绵薄之力,推动针灸进步,这毕竟是我们老祖宗留给我们的瑰宝,值得我们一代代人传承下去。

七　我的病人们

（涉及病人隐私，以下病例均为化名，但都是真实病例）

2002 年 8 月 25 日　PM5:20　小佳　女　19 岁

淡妆，说话温柔缓慢，披肩长发，五官清秀，看上去很清纯的一个女孩子，让我想起山谷淡淡开放的兰花。伸出手，手臂上，却布满密密麻麻的针孔，还有烟头烫的，大片大片的疤痕，右手因为注射毒品引起皮下组织发炎，溃烂，很难想象，这样的外表下，隐藏着如此的恐怖，很容易想到艾滋病，如果这样吸毒，她最多可以再活 5 年，生命还没有完全绽放，就已经枯萎。

"你这么小就沾这个，会害了你的……"我对她说。沉默，然后是一声长长的叹息，眼角泛起泪水。这声叹息，隐藏着怎样的哀伤，痛楚与无助？我的侄女和她一样大，刚接到大学录取通知书，高兴的走路生风，而她，等待她的只有死亡，一次注射过量就可以摧毁她脆弱的生命。记得在医院的时候我和同事经常要接诊一些瘾君子，有个 20 出头的小伙子，不堪忍受毒品折磨，把自己的手腕割得鲜血淋漓，他女朋友搀扶着他来包扎。女朋友也是吸毒，一副病入膏肓的样子。医院的外科医生给他包扎缝合，手术费却一分也收不到。遇上一些地痞之类的，还有可能被骂被打。遇到这样的病人，不可能不管，我的外科同事非常无奈得说：就当是做好事吧。

医院附近就有一条小巷子，里面聚集着很多瘾君子，5 年左右就死了好几个了。最大年龄的 40 岁，最小的，才 19 岁。看着那些让人又可怜又可恨的人，心里就隐隐做痛。我仅仅是一个医生，我能做什么？我能改变什么？只能在某个时候帮他们止痛疗伤，说一些连自己都知道没有什么作用的劝慰。但愿他们能戒毒，能有青春绽放的健康,但愿他们从此不要走向不归路。我尊重我的每一个病人,包括他们。现在有很多娱乐圈的名人也吸毒,他们有些是为了刺激,有些是为了争强好胜,有些是为了找所谓的灵感,很多人觉得自己的毅力够强大,可以粘毒品,然后可以轻易得戒掉,他们的想法未免也太天真了,在《阿片成瘾者初始吸毒原因的流行病学调查》2000年第2期第9卷的调查中发现,有大部分吸毒人群都是从好奇,模仿他人,同伴朋友影响开始的。很多人觉得自己不会上瘾,其实这只是一个幻想,毒品对人体的危害程度远远超过你的想象,人还是应该畏惧一些东西的,有些东西永远也不要求尝试,一旦尝试,永无回头之日。

毒品,不管是什么类型的毒品,它就像一个恶魔,可以轻而易举占据你整个的生命,一旦沾染,你这个人就基本毁掉了,一旦吸毒,十年戒毒,终生想毒,等待你的,只有身败名裂,妻离子散,家破人亡,万劫不复。现在有很多明星,官员,富甲也吸毒,把吸毒当成一种时尚,毒品带给你的短暂快乐,是以你的生活,财富,乃至生命为代价的,瘾君子们,该醒醒了。

对于吸毒人群来说,有一个无法回避的问题就是注射器的使用,怎么才能让吸毒人群不共用注射器,从而最大限度地减少他们得血液系统传染病的机会呢?

去了一趟澳洲,这个原本让我困扰的的疑惑得到了答案。我专门问过带队的当地导游,澳洲的注射器管理办法是:瘾君子们能在很多地方得到注射器,政府是免费提供的,当他们需要的时候,可以轻易获得。并且他们用过了之后,会有专门的地方回收,并且是一次性使用的,一旦用过就可以立即毁型。那么,他们传播血液系统疾病的机会就大大降低了。澳洲艾滋病的传染率不知道是多少,但是如果不是共用注射器,吸毒人群传播几率要小的多。千万不要以为我不吸毒这些就不会与我相关,人是社会性的,总会与别人有各种各样的联系,你去理发剃须,或者不小心伤口和别人的体液接触到了,如果消毒不严,恰好又有病毒携带者,那你就中招了,你说你冤不冤?

非典时期,等到了引起传播,公众才知道情况。这是以很多医生护士的生命,还有患者的生命为代价的。柴静的那篇非典报道,收录在她的书——《看见》里:一个戴金丝眼镜的医生拍打着他们的汽车,失声痛哭:"ZF去哪里了啊,为什么没有人管我们了啊?"然后是触目惊心的隔离和几乎看不到希望的死寂病区。当时我和诊所的医生,对那些半斤一斤买板蓝根的也不知道为什么。过了一段时间才知道非典的真实情况,才知道怎么去预防隔离,我们虽然不是抗击非典的主力军,但是我们也必须和其他卫生防疫部门一起，穿着防护服去给病人量体温，只要有发烧的就马上报告给上级。我们会开一些日常的工作会，对于传染病，有时候我们采取的，并不是让公众尽可能多得了解它的危害和预防办法。可是，隐瞒的结果是，把公众，暴露在危险当中。他们没有知情权，他们就不知道如何去保护自己，如何去改变自己不好的生活方式，如何去尽量避免危险的社会关系。比如现在艾滋病越来越多得向大学生甚至中学生传播，还有很多老年人也被感染，健康与安全教育真不应该只能靠自己去报纸网络查询，更应该从小就让人们认识传染病是怎么回事，什么生活方式是危险的，什么方式是必须彻底杜绝的。

作为一个医疗系统工作的人，人微言轻，但我们的有关部门，制定政策以前，是不是应该从公众的角度考虑？是不是应该站在病人的角度去改变一些不适用的条款？就拿注射器来说，卫生防疫系统应该给那些吸毒的人提供一次性注射器，为那些吸毒人群提供最起码的一层保护，效仿澳洲注射器管理办法。吸毒的人很多都会性乱，这个就比较麻烦，把普通人群也暴露在危险之中，中国疾控中心报道吸毒导致艾滋病传播的几率为61.6%。网易公开课，TED有个演讲，就是介绍毒品注射器和艾滋病的关系，对瘾君子的保护，其实在某个方面也是在保护我们普通人。

值得高兴的是，2011年10月15日三湘都市报报道：常德市武陵区决定在体育东路社区"军医诊所"和城东"庆丰社区卫生服务站"试点设定针具交换点，为吸毒人群免费提供一次性注射器和安全套，这项新型的艾滋病防治项目还没有开展，即引起市民广泛关注，有市民认为，这是将吸毒合法化，客观上纵容吸毒的一种做法。其实市民没有意识到，如果吸毒人员没有办法获得清洁注射器，那么血液系统传染病传播的机会更大。在我国云南，贵州，四川，新疆，广东等地也开展了针具交换，但由于传统观念的阻碍，针具交换的推广难度还相当的大。针具交换在澳洲，美国，德国，瑞士等国家广泛使用，在发展中国家：巴西，泰国，越南，尼泊尔等也被广为应用。

为吸毒人群提供清洁注射器，是预防血液系统传染病有效办法之一，2003年初，中国政府首次在境内采取发放清洁针头的防范艾滋病措施，让我们为这项措施鼓掌。

我的病人2：坚强的女孩——小蓉

小蓉，在她17岁时就在我的诊所扎针的女孩子，坚持针灸了1年，到现在有时候还是要来针灸。先天的脊柱侧弯（驼背），让她比一般人承受更多的艰辛。15岁以前，还可以走路，但有次在下楼时摔了一跤，再也不能随意走路了，必须在有人搀扶下才可以走，有时候还伴随神经痛。生命对她来说，简直就是折磨。但她身上，没有戚戚哀哀,有得只是微笑与坚强。她身高尽管不到1.3米,但她依然爱美,给人的感觉永远是清新整洁的。她追随自己内心的想法,追求自己的爱,做自己能做的事情,为她身边的每个人带去快乐和欢笑。她就象路边一朵不折不挠的小花,迎着太阳开放。她学电脑,看很多的书,说话一点不象一个长期的病人。在1998年底,她开了自己的小店,她帮助朋友做汽配,像个大姐姐一样帮那些需要她帮助的人。她的小店做得虽然很难,但从没听到过她要放弃。她走路很困难,大部分时间需要人搀扶,但她总是微笑着。1年多时间几乎每天针灸,不是每个人都可以坚持下来的。有一次她问我"医生,我能好吗",我说"能缓解,最起码不会一点点加重,你那么坚持治疗,肯定能有好的转机。"她微笑着说:"谢谢,我知道。"

她让我想起小时候崇拜的张海迪,永远那么平和,微笑。她的父母办了一个养牛场,她即使什么也不做,也可以过的衣食无忧,但她依旧自食起力,开朗坚强。有的人,生来就被病痛折磨,象普通人那样哪怕好好得走路,对他们来说也是奢望,他们的世界总是残缺。一直很佩服那些身体有残疾依然活得自信乐观的人,就象海伦.凯乐,就想张海迪,象小蓉。

后来她结婚了,有了自己的小宝宝,儿子很健康。有一天她带着儿子,老公扶着她,还有一条小狗跟着,来针灸,看着相互依偎的一家人,在心里深深祝福她健康幸福。

八 30 岁的植物人;乳腺癌老婆婆;藏族同胞

2000 年 6 月 12 日,我接诊了一个从广州转回华西医大,后期又转到我这里针灸康复的女病人,确切得讲是植物人。询问病史我才知道,是被她的未婚夫掐昏迷的,经过广州一家医院 4 小时的抢救,命虽然保住了,但大脑的损害无法恢复。听她已经年迈的父亲说,出事的前一天晚上,还打电话给他,第二天就要回成都给他过 70 岁生日,还问他需要什么东西,给他买回来。结果早上十点半才被朋友发现,送医院抢救,凶手至今再逃。

她 1.7 左右,尽管病了 2 个多月,但皮肤依然很白皙,五官精致。她的父亲说她一直很优秀,从没有让他们操过心,到广州工作快 8 年了,据说挣了很多钱。他未婚夫也不知道是出于什么动机下此毒手,估计是想抢她的钱。现在,她的四肢已经痉挛,肌肉已经大部分萎缩,象一只枯萎的树干。有时候,她能发出让人毛骨悚然的"哦——哦——"声,然后眼睛里会流出大颗大颗的泪水。也许,在她的潜意识里,仍然记得那恐怖的一幕:自己爱的人,会突然变成一个可怕的凶手,掐得她不能呼吸……这是她做梦也无法想象的悲剧。

她的母亲白发苍苍,满脸的沧桑与无助。还有几个一起来的亲戚,看着病床上的女子面面相觑。其中一个家属问我:"你看她能恢复到什么程度? 还有希望吗?"我说"这个我还不能确定,植物人恢复的几率比较低,并且,不仅仅是依靠医生的治疗就可以的,后期的护理同样非常关键。长期卧床病人,褥疮,尿路感染,肺炎等等并发症很多……"她的母亲流着泪说:"还不如当初让她死了算了,这让我们老两口怎么活?"老大爷扶着太婆到门口坐下来,隐约听到他们低沉的哽咽……

她只来做了两次针灸,后来就没有音讯了。为了她我查了很多资料,还准备了一套适合她的康复方案,可是她的家人放弃了,真的很可惜。那么一个美丽的年轻女人,因为钱被自己的爱人害成那样。有时候钱太多,带给我们的,说不定还是杀身之祸,钱多就能带来幸福?看来不一定啊。

　　2012年7月18日,这个太婆来自山区,头发花白,一丝不乱,衣服虽然说比较旧,但干净整齐,目光恬淡温和,面容和气。和她一起来的是她的邻居,邻居悄悄对我说:老伴在她年轻的时候就去世了,更不幸的事,相依为命的儿子去年出车祸也死了。媳妇改嫁,给她留下一个6岁的孙子。她的邻居悄悄对我说:"医生,她命苦得很,没钱医病,一直拖起的,我听别人介绍说你这里治病可以,才把她硬拉起来的。"我有时会遇到家庭困难的病人,每次都让我心酸,如果收他们的治疗费我会良心不安,要不就打折或者少收。因此我的朋友笑话我说,你的诊所开得象个慈善机构。我的信条是,能帮一个是一个吧。

　　当她把手臂的衣服拉起来的一瞬间,我不由倒吸一口凉气,她的整个手臂肿胀的比一般人的大腿还粗,全是乌黑的,并且散发着难闻的气味。原来她是一个乳腺癌患者,她的左边乳腺已经完全溃烂了,一年多了一直感染,化脓,整个左上臂因为淋巴循环受阻完全变型,肿胀的像大腿一样粗。这要多坚强的人,才能忍受如此大的折磨啊?但是老婆婆眼睛里没有一点痛苦,面容还是那么淡定温和,从她的言谈举止看,你根本无法想象,她的手臂,她的乳腺已经溃烂得不成样子……如果她有钱,她早就应该去做手术了,可是,对她来说,这可能是天文数字,她只能忍受,忍受着那么大的痛苦依然面带微笑!她没有对社会,对他人哪怕一点点的怨尤!有一些人,他们生活在社会最低层,没有出路,没有依靠,这是我们的医疗保障体系无法回避的责任,因为我们没有资格漠视他们生命的尊严。

　　对这种疾病针灸是无效的,我给她介绍其他医院的医生,并且建议她找民政局给她资助,也建议她通过媒体寻求更多人的支持,我没有收她的诊疗费,我想尽我的最大努力,让她尽快去手术。从她身上,我看到了什么才是真正的优雅。生活,那么的亏欠她,给她那么多的苦难,可是,她依然把自己收拾的整洁干净,用温和,淡定的语气,和生活抗争!有时候困难的时候,我常常想起那个老婆婆,相比于她,我这点难算什么呢?祝福您,山区的老婆婆。

　　我的病人中有些是藏族,彝族,回族等少数民族。藏族同胞基本还是那种不变的装束:没有袖的的大褂,黑里透红的脸庞,深邃的眼睛。有一天早上,一个年轻的爸爸,带着三个小孩子来看病。孩子爸爸说太调皮,爬树的时候树干断了,摔伤了。父亲中等身材,长的很健壮,眼睛里怀着对医生的敬畏。三个孩子两个男孩,一个女孩子。当时病人很多,把老大看完,我刚要招呼下一个病人,那个父亲说:"还有一个"。我把女孩诊断完了,刚一伸手,"最后一个"又把最小的大眼睛娃娃抱给我,还很少遇到这样的,三个小孩同时摔伤,最小的孩子病情重一点,我建议说:去医院检查一下再说。藏族父亲踌躇着,流露着不安的神色。我想可能是经济困难,我只好说:先观察一天,如果明天还不好转的话,就必须去医院了。藏族小伙说:"好,好"。这时我看到他的老三,一个眼睛大大,长得象洋娃娃一样的男孩子。他的眼神,把我吸引住了。不是一般小孩的欢乐活泼,而是满含着说不出的忧愁,象一个大人的眼神,似乎经历了很多痛苦。眼神中隐藏着胆怯与不安,可能是因为他刚刚离开他的故乡,可能是他还不能适应这里的气候环境,还有身体的不适。但依然乖乖的,仿佛,触碰了我心底最温柔的那一处,真想抱抱他,给他一点安慰。希望他能早点恢复,希望他年轻的爸爸妈妈,不要忽视了对他的治疗。第二天藏族小伙子又来了,老三精神状态好多了,胳膊也不太肿了,恢复了小孩子的活泼,大大的眼睛充满着光彩,我抱了抱他,小家伙开心地笑了。还有次一个穿开裆裤的小孩把脚扭伤了,我刚给他看病结果直接就尿了我一裤子,我不禁笑了,他的妈妈觉得过意不去,我说有什么嘛,小孩子,没关系的。

有个病人当时在诊所附近的四川广播电视大学读书,直到现在我还记得她的名字——次仁措姆,藏文的意思是:仙女。她20出头,长得非常漂亮,长发披肩,她心地非常善良。经常接济他们班上家庭困难的同学。有时候还把自己买衣服的钱省下来,给其他同学买吃的。那年我结婚,不知道她怎么知道了,有天下午,她和她的同学到我的诊室,用她们藏族特有的礼节,为我戴上了哈达,微笑着祝福我——扎西德勒。不知道这个心思如仙女般纯净的女孩子现在怎么样了?多年以后,我在这里也同样把祝福送给你,美丽的藏族姑娘——扎西德勒。

还有很多彝族的病人,他们大部分的工作,都是在附近拣破烂。常常把自己弄得很脏,一大家子拖着三轮,孩子就坐在三轮上,糊着一脸鼻涕。我亲眼见过他们会拣地上的脏东西吃。他们最常见的无非就是拉三轮把腰扭了,脚崴了什么的。有时候他们一来,有些病人就开始躲,他们,未尝不想过干净的生活?有时候看着那些在垃圾堆旁边讨生活的彝族人,看着那些很脏的小孩子,心里会升起悲悯,他们同样是中国人,我们有什么资格歧视他们?只是因为生在不同的地方。如果有一天他们可以不用刨垃圾堆了,他们的孩子都可以背起书包去上学了,社会才真正称得上和谐。我有一些彝族病人,他们是我的 FANS,经常介绍他们一起工作的,拣垃圾的来找我看病,我成了他们的朋友。有时候我想等以后不上班了,就去山区当志愿者,做点有意义的事情。我觉得一个人的力量很微小,但是,我依然可以像萤火虫,发出一点点温暖的光。

九　车祸以后

　　每年我会接待一些车祸后的病人,比如脊柱损伤,截瘫,骨折后期康复,颅内出血康复等等。车祸猛于虎,这是个老生常谈的问题,以下的几个病历,可能会给你一些提醒,在你的油门和刹车之间,请放松点油门,踩紧点刹车。十次车祸九次快,不要图一时的畅快,抱憾终身。

　　2000年4月20日,病人A,这曾经是一个极度乐天派,车祸前乐到什么程度?他住在四川仁寿县的一个小山村,在机砖厂开农用车,每天晚上回家,他会扯着嗓子唱流行歌曲,每当他回家,整个村子都回荡着他那忽左忽右的高亢歌声。可以想象,这个人是全村的开心果加业余快男选手。结果有天晚上和老婆孩子去朋友家吃饭,多喝了几杯,开着车回家,从一个山坡上冲下去,要不是一棵歪脖子树担了一下,一家人全部掉悬崖洗白。老婆4条肋骨骨折,他肋骨骨折,肱骨骨折,最要命的是,腰椎爆裂性骨折,脊髓当时就断了,也就是说,他这辈子,只能坐轮椅,基本没有站起来的希望了。儿子还好,只是有点外伤,没有伤到骨头,一家人住在一个病房里长吁短叹。不停得听到他说:"早晓得,就不喝酒了嘛,不喝酒了嘛",后悔已经晚了。他爱人和他在我这里针灸,原本那么快乐的一个人,已变得没有一点生气了。有天下午,老婆推着轮椅,他低着头,儿子病快快得靠在他身上,一家人困苦不堪。这就是那个曾经唱得整个山村都快乐的中年男人啊?截瘫,很残酷,不能走路,大小便没有知觉,严重得只能一辈子插尿管,脊髓完全断了的情况下,恢复的可能性为零,不全损伤,还有站起来的希望,这对成年人来说,是多么痛苦的事情?看着因为喝酒导致车祸,把一个美满的家庭毁掉,把自己毁掉,早知如此,何必贪杯?

2001年1月2日,有个大爷,拿他自己的话说,霉得起冬瓜灰,他一个人在家看电视,他们是安置小区,自己有个铺面,当时铺面的卷帘门关了差不多2/3,一辆发疯的面包车在街上转了一个大弯冲进铺面,直接把他抵在墙上动弹不得,当时他就感觉脚杆断了,双下肢胫骨腓骨骨折,骨盆骨折,70多岁了,骨头愈合也困难,一年多腿的肿胀也没有消退。他说,那个开车的小伙子估计也是喝酒了。小伙子才20岁,刚拿驾照不久,他做了几次手术,费用差不多花了20多万,车子保险也没有买,把小伙子原本就不富裕的家纯粹拖垮了,20岁就欠了一屁股债,你说他以后的日子怎么过嘛。大爷心肠还算好,尽量给小伙子节约,提前出院了,但尽管如此,对一个年轻人来说,要在短时间拿出那么多钱,家庭又困难,想起就恼火。

2002年3月4日,26岁的年轻小伙,他一表人才,读书时是老师的宠儿,女同学暗恋的对象,工作了因为能力很强深得领导重视,一直在北京发展,自己开公司,前途无量。就是因为春节回家看父母,和同学聚会,多喝了两杯,那天又突然想起骑摩托车,结果摔在一条河沟里,颅骨骨折,脑出血,命虽然拣到了,但因为出血量太大,遗留严重的偏瘫。他到我这里针灸的时候已经快1年半了,康复的最佳时间是病情稳定后的前三个月,1年多以后的话康复机会已经比较小。我尽力给他治疗,他的妈妈已经50多岁了,身材瘦小,却不得不每天搀扶着他来针灸,他比他妈妈高很多,流着口水,原本英俊的面庞已经有些变形,说话口齿不清,还不时得傻笑,整个人就废了。他脾气极差,经常打他的妈妈,有一次我们的一个医生指导他走路,他不想走,随手就抽了医生一巴掌,当时医生的眼泪就下来了,他妈妈一个劲得陪不是,我们的医生想到他也是病人,就没说什么,只是,苦了他的妈妈,那么大岁数了,还在侍候他,对他的家人来说,曾经的骄傲,变成现在痛苦的负担,父母原本以为终于可以享福了,可是结果却比以前更苦。这让他们情何以堪?

2001年4月4日,有个眼镜病人,来诊所的时候刚满30岁,以前是特别能干的一个人。他原本是政府的公务员,但他下海,自己开了一家建筑公司,因为眼光独到,人脉广泛,很快在当地小有名气。听别人说29岁就已经是资产数千万了。但也是一次车祸,在一天夜里他开着车和一辆货车相撞,当时就因为颅骨骨折昏迷。命保住了。老婆在他生病期间,刚开始还细心照顾,可是时间久了,看到他已经不可能再恢复到以前,逐渐变得不耐烦。他来的时候左脸完全变了型,走路一瘸一拐,右眼睑无法闭和,小便失禁。整个人没有一点生气。几秒钟,就把一个人从天堂摔下地狱。有一次他来做理疗,上台阶的时候不小心从轮椅上摔了下来,整个人瘫在地上动弹不得。他老婆在一旁火冒三丈,破口大骂,这个汉子咬着嘴唇,脸上痛苦的抽动着,眼泪从眼角滚落。他的内心,经历着怎样的折磨?后来,老婆居然把公司里的钱物还有他个人的积蓄全部卷走,公司倒闭了,包括以前别人欠他的钱,也没有收回。一次车祸,就让原本风光无限的他步入绝境。以后的半生,他将永远与药,与病痛相伴。

2001年7月4日,我接诊了一个公务员酒驾后撞人,致人残疾,自己也受重伤的病人。颅内出血80多毫升,在华西做了手术把命保住了,被他撞的人腰椎骨折,脊髓损伤导致截瘫。他本是个前途无量的人,年纪不大已经是局级干部,因为应酬,因为无法推脱的面子,把自己的工作,职位全部葬送了不说,还要承担刑事责任,身体也永远无法恢复到健康状态。劝你喝酒的,也许是你的朋友,给你叫代驾的,才是你的真爱。我不知道当时和他一起的喝酒的是他的什么人,明知道酒驾有可能会给他带来巨大的危害,可是,没有人给他叫个代驾,这能怪谁呢?只能怪自己总是存在侥幸心理,总觉得自己驾驶技术好,总觉得自己运气没有那么背,总觉得自己是领导,自己人脉好,即使出了什么事情也可以轻松摆平,可是,身体你能轻松摆平吗?君不见高官显贵宾客云集,患难何曾见一人?我们总是高估了自己在朋友,或者在单位,在社会的地位,当某一天自己真正落难了,卧床不起了,官位没了,钱也没了,会有多少人依然对你不离不弃?在端起酒杯的时候一定告诉自己,绝对不开车,你的命,你的位置,你的全部家当都在那杯酒里,不要冒险,有些事情你是必须要敬畏的。

2002年3月2日,这个病人到现在也不知道是谁撞了他。当时他走路,冬天早上有雾,能见度低,当时就昏迷了。司机到现在还逍遥法外。他的伤病拖垮了一家人,并且影响了他的儿子,儿子原本计划着结婚了,可是就因为他的事情,欠了很多债。结果姑娘家不愿意了,退掉了婚事。这对他们父子来说,都是打击。好在儿子还比较孝顺,坚持带着他来针灸,针灸了1个多月,病情就有很大好转,已经可以单独走路了。但有个很麻烦的问题,遗留下癫痫的后遗症,差不多10天左右就要发一次,并且是大发作,华西开了很多药控制,但效果不是很理想,脑出血有一部份病人是要遗留癫痫后遗症的。很多人以为车祸发生了,把人撞了,出钱治疗就是了,有的自以为有钱的人,还口出狂言"有什么嘛,抱起钱医就是了嘛,老子有的是钱。"车祸,有时候完全没有你想象的那么简单,家庭好点还能承受,如果家庭条件差,伤得又重,那就不是几万10万的问题,有时候几十万几百万都有可能,还不一定能治疗得好。我在实习的时候,有个病人因为车祸成了植物人,在中医附院住了好几年,直到我离开,还是没有醒过来,他的病历起码有好几百页,你想想他的医疗费用是多少?估计一两百万都不止。所以,在这里要好好的奉劝那些开车子飞叉叉的哥们姐们些,那些喝了几杯又要开车的,那些横冲直撞的,你有可能毁掉你自己,你的家庭,还有别人的家庭。几秒种的时间,可以让你背负一辈子也无法偿还的债务,辛辛苦苦几十年,一夜回到解放前,你曾经拥有的一切灰飞烟灭,永无翻身的机会,你想想,值得吗?

十　夫妻反目成仇，包养事件

2003 年 7 月 10 日，中年男人，45 岁，脑出血瘫痪了，在他针灸得一个月时间里，她爱人陪伴的时间我记得只有两三天，即使来看望了，也是一副厌恶，不耐烦的表情，甚至有一天，家属全部跑光，一个人也没有，留下男人在床上一个人偷偷得哭。他的邻居，说这个男人是个非常顾家，很有责任心的男人，他包干了里里外外所有的事情，他心疼老婆，自己做事，老婆就去打麻将，为了他的家早出晚归，日夜操劳，到头来落下了高血压，糖尿病，结果年纪轻轻就瘫痪了，可是，他的妻子儿女，已经抛弃他了，想想真是不胜唏嘘。我见到有些夫妻，因为一方生病，被对方遗弃的，尽管这个情况不多，但是，被至亲抛弃的感觉，那种从此没有人可以依靠的感觉，该是多么让人心痛啊，本来就是病人，又要承受这样的打击，情何以堪？所以，那些为了家庭，为了孩子不惜损害身体健康的人，我觉得应该引以为戒了，因为当某一天你生病了，无法挣钱了，你才会明白谁才是真正对你好的人，什么才是你应该珍惜的，当有一天你也面对那种绝境，后悔是没有用的。儿孙自有儿孙福，您真的没有必要，为了他们，牺牲自己，到头来成了家庭的负担，谁都不待见你。想起多年前的一句话，你不该做一个橙子，被人榨干了汁就扔掉，应该成为一棵果树，奉献给别人果实的同时也成就自己根深叶茂。"千万别天真的以为自己生病了，老婆孩子会放下一切细心照顾，那些照顾家人几十年如一日的报纸电视上也有，更多的是久病床前无孝子，那时候你真的是山穷水尽，只有静候死亡了。

在我的诊所里，每天都会看到那些感人或唏嘘的场景。在我们健康的时候，别忘了审视一下我们的爱人，在某一天自己瘫痪在床的时候，他（她）会不会陪伴你，还是一走了之，如果对他(她)没有把握，那请别忘了给自己买一份保险，它能在你生命的最后时刻，让你活得有尊严。有个医生说医院里看到的人性善恶实在是太多，我的诊所也是看尽世态炎凉，既看到那么多的感人事件，也看到那些让人无语的遗弃和背叛，我们每个人都会生病，都会垂垂老矣，在生命最艰难的时刻，如果无依无靠，那真的是让人悲哀啊。

这老俩口估计互相折腾一辈子了，70多岁了还在争吵不休。大爷也是偏瘫，脑梗塞，太婆也是70好几了，很少见到这么怪脾气的太婆，矮小精干，走路风风火火，估计年轻的时候"铁钉子都咬得断"。太婆嘴巴厉害，骂人很难听。大爷情绪一直非常低落。我经常劝太婆对大爷好一点，毕竟他是病人，情绪不能波动太大，这样的话不利于他病情恢复。但太婆依然我行我素，照顾大爷没有一点耐心。有时候大爷尿裤子了，太婆火冒三丈，把一些破烂衣服硬塞进大爷的裤裆里当尿不湿，弄得大爷很不舒服，又不敢说什么。吃也没有好的，就是一碗老干饭，用开水一泡就端给他，大爷没胃口，不想吃，又招来一顿骂。什么"你连条狗的不如，狗还可以看哈家，你瘫起了什么事情都做不了"，"你爱吃不吃，不吃就给你倒了，饿死了背时。"其他病人都看不下去了。大爷刚来的时候病情稳定，几天之后，血压升高，本来已经可以迈动步子走路了，但却越来越差。有一次我看到大爷在悄悄得抹眼泪，我的心为之一紧，他每天在如此的精神重压下，肯定恢复困难。在偏瘫康复中，家属的支持必不可少。如果没有家庭支持，即使有很大希望康复的病人，估计也恼火，医生可以治疗大爷身体的问题，但是心理的问题我们是解决不了的。大爷估计也失去了活下去的信心，日渐消瘦，治疗了10天，大爷说要回家，太婆求之不得，不久，他们同村的病人来看病，我问起那个大爷的情况，他的邻居说已经去世了。

有个太婆更惨，她是偏瘫，刚开始女婿还每天拉着三轮把她送过来看病，后来拉得不耐烦了，就不再管她。她自己从白家走路过来，10里路差不多要走3个小时，好不容易基本康复了，结果在洗澡的时候不小心摔了一跤，把骨头摔断了，没有人照顾，万念俱灰之下太婆在床上把自己的衣服被子点燃，自杀了，她的儿女于心何忍？每个人，都有可能得病，瘫痪，到那个时候，有谁会在你身边呢？如果连你最亲的人，也想放弃，你还能在这个世界上活多久？因此，现在还尚未老年的朋友们，当你在只顾着自己吃喝玩乐的时候，也请想想自己的家人，"己所不欲，勿施与人"，终有一天你会老去，在床上动弹不得，那时候，除了自己的亲人，你的那些酒肉朋友，会有几个留着你身边照顾你呢？

还有个 80 多岁老婆婆就是完全不同了,她有 6 个孩子,儿孙满堂,大爷 80 多岁了,老两口一辈子都挺好的。婆婆瘫痪了,每次吃饭必须老大爷喂她她才吃。有次大爷妹妹家请客吃席,儿子女儿照顾她,也挺好啊,但是就是不吃饭,跟小孩子一样赌气呢。"老还小,老还小",真是这样,老大爷没办法吃了饭就心急火燎得回来喂她吃饭。有次针灸的时候我听见老大爷叫太婆的名字——"小娟",真是人比人气死人啊,再看看上面那个老两口,我们在找爱人的时候相貌啥的真不应该太看重,关键是你在落难的时候,他(她)能不能对你不离不弃,这才是最应该考量的因素。

我的病人中有些人找了"小的;",俗话说"人上一百,型形色色"。我无权评判别人的生活方式,我有很多病人是成功人士,大多都是在各自的领域中颇有收获。有的人有钱就变花心了,怎么不得去享受享受啊?看着家里的老婆已没有了新鲜感,自然就出去找了。有些人会给自己留条后路,"外面彩旗飘飘,家里红旗不倒"。有些就是不惜代价恢复自由身,每天陪着自己的小情人吃香喝辣,好不风流快活。但他们没有意识的一个很重要的问题,人是会老的,是会生病的,因此,当某一天突然得了什么重病。二任三任是绝对没有那个闲心侍候你的。有个房产老板大概 50 岁了,找了个 20 多岁的老婆,过了没几年就瘫痪了,他在我这里针灸的时候,对我说"我前妻听到我病了,赶紧跑来看我,在我的床前大哭了一场,我那个小的,一滴眼泪都没掉,才照顾我几天,就不耐烦了,只知道花我的钱,刚开始的时候说不是爱我的钱,是爱我的人,背她妈的时哦,早知道这样,我还离个屁婚啊。有次我上厕所摔了一跤,让她扶我一把,她居然说:你自己慢慢爬嘛,老子气惨了,等老子好了,我马上和我前妻复婚。"

也是一个成功人士,瘫痪了不到 3 个月,第三任老婆看到他已经没有油水可捞,逼着他去民政局离婚,民政局没有批准,以前的子女也因为他做的太绝,断了来往,看着他在床上,瞪着一双无神的大眼睛发呆,长嘘短叹,三任老婆在旁边,若无其事的在脸上化妆,一会又很不耐烦的推他的肩膀,嘴里嘀咕"好又好不了,你早点去死了算了嘛,不要把我拖着"。男人没了底气,到这步田地,早知如此,何必当初?有时候还是前妻不计前嫌,回到丈夫身边悉心照顾,小的逃之夭夭,遇到做事太绝的,只有孤苦伶仃,了却残生了。你想想,大抵的成功人士在成功前,都是经过一翻艰难的,在你一无所有的时候,是你的第一个爱人在你身边,陪着你一起打拼,一起吃苦受累,当你成功了,女人过了 30 岁日渐憔悴,男人 40 才是一朵花,什么都有了,志得意满,风度翩翩,身边自然就是各种人物来靠了,把持不住的,自然会趋之若鹜。其实你想想:如果你没钱,会有人来巴结你吗?要不你穿破烂一点,装穷一点,看是不是有人跑得比兔子还快。有一次,有一对打扮的花枝招展的小姑娘来针灸,她们互相打趣说"最近傍了谁谁,一个说:"把他整垮,就脱手。"旁边有个太婆好奇的问:"整垮,啥子整垮哦?"小姑娘说:"人整垮,就是把人的身体整垮,钱整垮嘛,就是把他的生意整垮,钱弄光;家庭整垮嘛,就是喊他离婚,把老婆扯脱"说完哈哈大笑,太婆连连摇头,现在的年轻人,太不可理喻了。每个人都有自己的活法,我无权干涉,也无权评判,只是看着那些曾经风光无限的人物,成为病人以后的凄凉场景,也许,这就是所谓的"报应"?

十一 执子之手，与子偕老

我的病人中有 2/3 是老年人，他们一起走过了青春荏苒的岁月，现在老了，儿女各忙各的，或者远在他乡，只剩下老俩口大眼瞪小眼，相濡以沫。"少时夫妻老来伴"，有时候人老了，最大的期望，其实就是身边有个端茶送水，知冷知热的人。

2004 年 6 月，我接诊了一个偏瘫女病人，说来这个病人还是有点运气不好。同年的 4 月，她就得过一次脑梗塞，当时是腔隙性的，症状很轻微，在我这里做了半个月治疗就基本恢复了。我一再给她强调不要太劳累，要控制好自己的血压。但她是一个特别勤快的人，再加上有个儿子在读大学，她要去给儿子挣学费。继续没日没夜辛苦劳作，结果不到 2 个月时间，高血压又导致第二次脑梗塞，这次就没有上次那么轻松了，梗塞面积太大，偏瘫了，在医院住了 1 个多月才到我这里来做针灸。陪她来的是她的老伴，一个面容慈善的大爷。这个太婆脾气不是一般的大，经常不满意大爷，不停得责备大爷这里没有护理好，那里没有护理好，大爷一副习以为常的样子，乐呵呵得按照太婆的吩咐去做。有时候非常无奈得对我说："医生你看嘛，我一天到晚得伺候她，还要挨骂。"

"你脾气太好了，你也可以说下太婆嘛。"

"她病了，我舍不得。没关系，我平时笨手笨脚的，挨点骂也是应该的。"

"死老头，你到哪里去了，过来给我盖被子！你个瓜娃子！"

"哎，来了来了，瓜娃子来了。"惹得我和其他病人哄堂大笑。这个太婆在我这里针灸了差不多 3 个月，大爷每天挨骂，每天像个小学生一样屁颠屁颠得伺候着太婆，没有听到过他的一句抱怨。因为这次梗塞面积太大，恢复还是比较慢，后来他们就在家里自己锻炼了。过了差不多半年,太婆腰伤了又来就诊,送她来的是她的儿子,我问他,"你爸爸呢? 他怎么没来呢?""我爸爸已经去世了。""啊? 怎么回事呢?""我爸照顾我妈,可能是累的,心脏病突发没有抢救过来。"我不禁唏嘘,那个一脸幸福笑容的,对自己的老伴无微不至的大爷,就这样走了,他是我上10多年班遇见的对自己爱人最好的大爷之一,如果老了,有一个这样的人陪在身边,该有多好。

2005年6月,我接诊了一个大爷,他也是偏瘫,身高和体重都是180多,他的老伴是一个瘦弱的老太太,身高不到160,我想着他们两个走在一起还是比较引人注目的。大爷是北方人,大嗓门,老太太温柔的像猫一样。大爷针灸的时候总是没完没了的喊痛,我说你这么大个子,有那么痛吗? 大爷悄悄对我说:"我是故意叫给我的老太婆听的,要不然她就以为我很轻松,我就是想她陪着我。"他不准老太太离开他半步,哪怕她去喝口水,他也要叫她。老太太一副无可奈何的样子,有时候还要举着一颗糖,哄老大爷吃药。老大爷不吃药,老太太就在旁边轻言细语的劝,或者握着大爷的手,轻轻拍着,把旁边的病人羡慕的不要不要的,一个大爷笑着说:"你们的感情真好,我家里那个哪有那么好哦,经常不管我,生病了也只有自己照顾自己。哎,人比人气死人啊。"老大爷终于可以走路的时候,就把1米5几的老婆婆当成了自己的拐杖,看着老婆婆吃力得扶着老大爷锻炼,一副咬紧牙关,舍我其谁的样子,老大爷继续咋咋呼呼的嚷嚷,心满意足得走在回家的路上。爱人有时候就是自己的一根拐杖,在自己需要的时候,可以握在手里,继续过余下的人生,晚景也不再只是凄凉。

2005年9月,我接诊了一个脊髓炎病人,一个美丽的28岁姑娘,父亲在她很小的时候去世了,和母亲相依为命,她大学毕业了在成都的一家公司上班,本来已经是苦尽甘来的时刻,却得了脊髓炎,这个病是很残酷的,几天之内就可以让一个原本健健康康的人彻底瘫痪。我只接诊过6例脊髓炎病人(有一个知名医生的5岁女儿,头一天还在幼儿园跳舞,第二天就瘫痪了。)姑娘在华西住了一个多月以后,转到我这里康复,坐着轮椅来的。她的男朋友,在北京上班,一家IT行业的中层,在女朋友生病了以后,毅然放弃北京的一切,陪着她身边。脊髓炎大小便是没有知觉的,大小便经常拉在裤子里,小伙子就不厌其烦的为姑娘洗漱,为她按摩瘫痪的肢体,喂她吃饭,陪她说话,拿着手机上的照片,逗她开心。脊髓炎恢复是比较慢的,有可能是半年,也有可能是一年,有些病人这辈子就只能坐轮椅。有一天,我看到小伙子站在诊所门口抽烟,不经意发现他在默默的流泪,耸动着肩膀,无声的抽泣,然后蹲在地上拍打自己的头,这个小伙子承受在巨大的压力,他确实太辛苦了,他和姑娘没有结婚,可以放弃她一走了之,可是,是他放弃了一切陪着她。很多爱情山盟海誓,很多恋人自以为爱人可以永不变心,可是,当自己身处困境的时候,有多少人会像这个小伙子一样陪在爱人身边呢?表达爱最好的方式,就是陪伴。当我看到小伙子微笑着,把自己瘫痪的女友深拥在怀里,看着女孩子发自内心的满足与幸福,看着他们有说有笑得,推着轮椅走在阳光灿烂的街道上,不由期望上天关照他们。有一天我问小伙子,如果你的女友一直无法恢复,你会离开她吗?小伙子想了想回答说:"我会一直陪着她,离开她会我非常难过,我还是穷光蛋的时候,比我好的,比我有钱的男人很多人喜欢她,她选了我,我都记得呢。"让人欣慰的是,她的病慢慢在好转,终于有一天她可以从新站起来了,可以在他的搀扶下走路了,我高兴的无以复加,老天还是有眼的,终究没有放弃对他们的眷顾。祝福他们永远幸福。

2006 年 7 月开始,每天清晨,一开诊所门,就能看到他们老俩口,大爷走在前,太婆走在后,3 个多月,风雨无阻。太婆得了帕金森,右侧肢体和头部不停抖动,慌张步态经常碰得鼻青脸肿。大爷是出了名的好性子,不爱说话,每天陪着太婆来针灸,下雨的时候,就一人打一把伞,两个人一前一后,从来没有看到他们走在一起,总是有段距离。大爷来给太婆占床位,然后把被子铺好,枕头摆好,调到合适的高度,等太婆坐上床以后,给太婆脱鞋,脱衣服,扶着她躺在床上,把事做完了以后,就在诊所门口站着吸烟。等针灸完了把太婆收拾的妥妥帖帖。太婆心安理得地享受着服务。前前后后 2 年多时间,他们经常在我的诊所上演着温馨的一面。没看到他们吵过一次,连句重话都没有。有时候太婆责怪大爷衣服没弄整齐,有时候鞋带没系好,大爷不急不恼,重新做了就是。经常有病人羡慕太婆好福气,大爷对她那么好。太婆说:"他能不心疼我吗?年轻的时候一直在外面工作,一年就回家几趟,几个孩子都是我一手拉扯大的。"可能大爷想弥补以前对太婆的亏欠,所以对太婆格外好。不经意看着他们蹒跚着离开,看着他们已经佝偻的背影,看着他们无意间的彼此凝望,或者难得一次彼此牵手,彼此搀扶着走过马路,不由想起那首老歌——《牵手》。

因为爱著你的爱

因为梦著你的梦

所以悲伤著你的悲伤

幸福著你的幸福

因为路过你的路

因为苦过你的苦

所以快乐著你的快乐

追逐著你的追逐

因为誓言不敢听

因为承诺不敢信

所以放心著你的沉默

去说服明天的命运

没有风雨躲得过

没有坎坷不必走

所以安心的牵你的手

不去想该不该回头

也许牵了手的手

前生不一定好走

也许有了伴的路

今生还要更忙碌

所以牵了手的手

来生还要一起走

所以有了伴的路

没有岁月可回头

我们，不管年轻还是衰老，不管贫穷还是富有，不管生病还是健康，我们为了生活，为了养育儿女辛苦奔波，当我们老了，才是真正属于自己的时间，看着已经满是皱纹的脸，看着已经浑浊的眼睛，一切，尽在不言中。2015 年春晚的那首《当你老了》，唱尽人世间的苍凉：

多少人爱你青春欢畅的时辰

爱慕你的美丽

假意或真心

只有一个人爱你那朝圣者的灵魂

爱你衰老的脸上，痛苦的皱纹

等一个可以与你不离不弃，白头偕老的人吧，等一个，不管你身处什么样的困境依然陪伴你,等一个即使你身患重病,也依然乐呵呵的伺候你的人,如果遇见了,就不要放手,我爱你,不管你年轻还是衰老,不管你健康还是生病,你若不离不弃,我必生死相依,那是人世间最美好的事。

☞

医患无争

⊙

十二　神仙登场，医生膜拜

我们会遇到神仙级别的人物，堪让医生低头膜拜，差点给跪了。一70多岁的老大爷，严重腰疼，每次都是一个人来就诊，每次都要我们连拉带扶，手脚都不听使唤，我们扶他的时候，还要看着他，该使劲的时候使，不该使劲的时候就看着他在床上一点点的挪，没有家属来照顾，每次我们即使再忙，也必须得抽个人专门看着他。理疗完毕，药也开好了，大爷理直气壮得说："我没得钱，你看着办。"收费的护士看着我，我只好说，"那算了，您下次补就行了。"大爷扬长而去。第二次，也是做完治疗了，还是"我没得钱，我只带了10元钱。车费不够，你再借我10元钱嘛，我还要坐车回去。"晕，好，您老走好。第三次，我在诊断室里听见护士小妹说："大爷，今天请交费哈。"大爷一听不乐意了，"我这么大岁数了，未必还少你们的钱吗？你杂个不尊重老年人呢？你妈老汉杂个教你的？"护士委屈的眼泪花都包起了，其他病人看不下去了，帮护士解围，有个太婆直接就给老大爷说："你老？你好老嘛？尊重老年人应该，但你还是要受人尊重嘛，你这样是不对嘛。哪里有看了病不给钱的呢？你还有脸说别个护士。"大爷眼看犯了众怒，理屈词穷，在包里摸摸梭梭半天，结果不小心带出来几张百元大钞，您这真是人生如戏，全靠演技啊。

有个太婆来治面瘫，把手往我的诊断桌上一拍，"医生，你给我直说，你什么时间给我治疗好？"我说："太婆，这个周围性面瘫虽然问题不大，但是康复还是需要一点时间的哈，根据病情和个人体质不同，有的好的快，有的要慢一些，但基本上都能康复的。""你就给个时间，3天，7天，10天，我去问过几个医生了，他们都没有说具体的，有的说要15天，有的说要20天，还有的碰到鬼了，居然说要3个月，你如果能在10天之内给我治疗好,我就找你给我看,要不然我就换地方。"然后一副马上就走的架势,您这是买衣服讨价还价,来考验我的耐心呢。我笑了笑说:"不好意思太婆,我们会尽力为你治疗,但具体康复我们确实不能给你准确的时间。"太婆眉毛一抬,鼻子冲天"哼"了一声,昂首挺胸而去。

"治疗两次了,为什么我还没有治疗好? 咋个搞起得嘛?"兄台,您这是腰椎间盘突出,治疗时间一般都要 1——2 周,两次就能康复,我们不是神仙,吹口气就能好。但是有很多病人就是觉得应该治一次好一次,没有耐心,他总觉得好得不快是因为医生没有用心治疗或者是只图挣钱拖起治。天地良心,医生巴不得来一个好一个,但即使华西的教授,恐怕也没得那个底气说随便来个都能手到病除吧。还有些病人在我面前比划:"2 次针灸了哦,2 次只有一点点效果哦,来快点来快点。",医生已经用很好的办法给你治疗,但是还是要给点时间给我们吧,哪有一次两次就彻底康复的呢? 给点时间,给点配合,我们才能还您健康不是?

1. "医生,我那儿不舒服"

"那儿,哪儿嘛?"

"就是那儿啊"冲我递眼色。

"你说得那儿,到底是哪儿嘛? 说清楚点"

"给你说那么清楚了你还是不晓得,杂个那么笨呢"

"我还是不晓得你那个那儿到底是哪儿,又不是底下党接头,还要对暗号唆?"

一只手就直接搭到我身上了,"就是这里",还要捏两把,我咋个感觉被揩了油呢?

2. "医生,我那个……那个来了,可不可以针灸呢?"

我一看是个 20 岁左右的姑娘,"月经来了?"

"医生你杂个那么下流哦。"安? 我学妇科学了差不多一年,电视里不是在经常放那个的广告吗?

3. 用手在小腿上比划:"你给我扎两排针,这里扎下去一排,这里扎一排。"你这是插秧苗呢?

4. 一个武警部队的军人,膀大腰圆的,手腕上长了一个小包块(腱鞘囊肿),我用手在包块上压了压,检查了一下它的活动度,谁知这哥们两眼一翻,顿时就晕过去了,乖乖,难道我无师自通,学会了"葵花点穴手"?

5. 医生:"请问你哪里不舒服呢。"

"我到处都不舒服,我全身不得一点儿是好的,到处都痛,先从脑壳说起哈。"

"你是医生还是我是医生嘛？你应该清楚三,我不舒服才找你嘛,哪个没事朝你这里走。"您老早上吃得啥呢说话这么冲,难道我该问:"你吃点什么？"

"人家有些医生摸脉就摸出来了,问都不问就把药开了",然后把手伸给我:"我不说,看你摸得出来我是什么病不。"

眼睛一红,开始抽泣:"我,我——"然后就开始哭,赶紧的安抚一下,有个漂亮姑娘得了面瘫,每天当着一大群病人在我面前哭,哭了差不多1周,有好转了,才停住,我鸭梨那个大啊。

"哪儿不舒服？我感觉下呢？"摸哈肚子,扭下腰,好象这里有点痛,不对,这里有点痛,哎呀遭了,我手上才长了个这么大的包。什么包哦,那是你的骨头。

6. "医生,你不要给我开药,我吃药怕苦,吞不进去,打针还是算了,好痛哦,输液有副作用。"我又不是神仙,你来看我一眼你的病就好了？

7. 有个小伙子椎间盘突出,疼得"嗷嗷"叫,我说大概有好痛嘛,"就跟生娃娃那么痛",你还有这种功能？

8. 拿着一张打印纸,"医生,这是我在网上下载的,对我的病有用的穴位,你就照着这些穴位给我扎,肯定比你给我选择的穴位好。"话说,您是来踢馆的？

9. "你这里给我扎两针,这里扎一针,还有这里,哦,这里不咋个痛,还是算了,你手脚要轻,不准把我扎痛了,要不然我找你们老板投诉你。"旁边一大爷都听不下去了,"他就是老板,你是来看病的还是来点菜得哦？"

10. 一严重颈椎病人,每天早上我一到诊断室,就高高得举起手指在我眼前比划:"两次了哦,针灸两次了还没有好哦。""今天3次了哦,3次了哦,只有一点效果哦,什么时间能好？"您就别给我压力了亲,您这病又不是两三天就能好的。

11. 有个大爷70多了,来看腰,他因为白内障看不清楚,就拿个放大镜对着手机上网,我心想大爷还满现代的哈,我无意中瞟了眼他看得图片标题:90后艳照,您真奔放啊,人老心不老。

12. "医生,你这里有没有乒乓球蛋白(丙种球蛋白)？""是不是打了可以增加抵抗力的那种嘛？""是的,就是。""我这里没有乒乓球蛋白,但是我以前的医院里有羽毛球蛋白,你打不打嘛？""要得嘛,我就去医院打那种。"

13. "医生,你不要给我开中药嘛,我怕苦。""但你这种病中药效果好些,西药效果不是很好。"扭腰杆,嘟嘴巴,卖萌,"人家就是不想吃中药嘛。"鸡皮疙瘩碎了一地,太婆,您老60多了哈。

14. 医生:"你好大年龄呢?"

"我是1969年的。"我掐指一算,这是考我数学呢?

"我是己亥年的。"

"让我想想,我今年38,哦,不对,好象40了。"

"你猜猜。"充满期待得看着我,既然到这份上了得捧场啊,往年轻了说,让病人心花怒放,这也是和谐医患关系。

"我今年好多岁了呢。"问旁边的人。

"和你差不多。你好大年龄嘛医生?"

"我的儿子和你差不多大"有这么占便宜的吗?

15. 针灸中,正准备下针,美女突然伸出手,使劲扯我的白大褂,"你怎么抓我的衣服呢?""我怕痛,好痛哦,哎呦好痛,"然后使劲抓,晕眩,我才刚开始消毒。

16. "你打算好久给我治好呢?,给你一周时间嘛。"看我没有反应,"那就再多宽限几天,10天嘛?治不好就提前说,我好换医生。"我觉着您还是早点换吧。

17. 准备针灸中,一大小伙子180好几,各种扭捏,"快点帅哥,还有病人等起的。""等哈,等哈,我害怕针的很,你先去给别人扎嘛。"过了10多分钟我又过来。"不,再等下,我找我朋友来陪我我才敢。"干脆利落果断下针,小伙子眼泪花包起,你一个大小伙子至于不?

18. 一美女"针灸有好痛呢?""大概和蚂蚁咬差不多,只有一点点痛。"扎了后叫得那叫惨烈,"你是骗子,跟狗咬那么痛!再也不相信你了。"我自己都给自己扎过体验过的,你叫得太夸张了。把那个一直犹豫的病人吓跑了,你要赔我损失。

19. 针灸真的有效果啊?有没得副作用?得不得上瘾?对我以后的生活有没有影响?扎了会不会走不得路?额得神啊,针灸没有你说得那么悬,几千年的东西了。

20. 一大爷下午两点过来针灸,做完后缴了费走了,等10多分钟又回来了,"啪"一声丢了四张十元的钞票给我,"你找我的钱是假钞,必须给我换。"我一看就乐了:"您这假钞也假得太明显了,你是我的第一个病人,现在抽屉里还有你给我的钱呢,还是别逗了。"大爷灰溜溜的走了。

21. 有个病人带了2个病人来针灸,做完了以后从卫生间旁边的窗户里翻出去了跑了,就为了几十块钱,您至于吗?还有个别病人记账,记着记就不来针灸了,等过了几个月又来,哎,损害的是您的信誉。有个笑话是这样说得,一个卖鞋得说遇到一个顾客来买鞋,穿上后走了几步,说:"我想试下这个鞋跑起来怎么样。"卖鞋得也没注意,一溜烟就跑得无影无踪,还留下了一双人字拖。

22.某天早上一个阿姨心急火燎得跑来问我,我昨天晚上脱衣服的时候,身上"噼噼啪啪"出现了电火花,是不是你给我针灸上电针,我身上就带电了,咋个办嘛,得不得死人哦?",麻烦百度下静电知识嘛亲,您不是蓄电池哈。

23."医生,医生,我不想活了,我想跳楼,我的颈椎病头昏得很,这日子没法过了。"美女,你太娇气了哈,那些癌症病人还活得好好的呢。

24."医生,我有个事情要给你商量一下,你能不能给我开张证明,说我得了抑郁症,有自杀倾向,我就是不想上班了,给我们领导看的。"这个证明我开不了,您还是去四医院(精神病医院)开吧。

25.一个面瘫阿姨,恢复比较慢,有天我给她针灸的时候她斜视了我一眼,哼哼着说:"你一会儿把我变成蜘蛛侠,一会儿把我变成天线宝宝。脸上到处都是线线。"我忍不住哈哈大笑,阿姨你真逗。

26.有个中年男士走进我的诊室,第一句话就是:"你这里卖针灸针不?"我说不买,我们是针灸诊所,他说你卖20根给我。我很不解的看着他,"你拿针灸针干什么呢?"他说"我自己回去针灸,我自己选穴位,针灸简单得很。"您真是天才,我要学3年,您自学都可以。我肯定是不会卖给他的。出了什么问题说不定会跑来找我。

每天我都坐在我的诊所里,接待着一个又一个来自天南地北你的病人,感受着他们带给我的快乐,带给我的纠结,总的来说,当医生也是一件比较开心的事情,当您生病的时候,也不要忘了,对自己好点,让自己快乐点,您的病好转也会更快。

十三　我爱你,谢谢你

我觉得已经不能用"喜欢"二字形容我对工作的态度,"热爱"更合适。我对自己的要求是凡是医学类的考试必须一次通过,努力让自己更加胜任这份工作。如果让我重新选择一次,我还是会选择做一个医生。尽管现在医患关系紧张,我的同行们一次次身处险境。在日本的手术室,当开始手术之前,医生护士会对患者鞠一躬,说:"谢谢您对我们的信任。"我做医生20年,回首来时路,最想说得一句话就是——"我爱你,谢谢你。"

谢谢我的第一批病人——曾秀清,李秀兰,陈素华,张大富等等。张大富已经80多岁了,他们中有些已经不在人世了,还有些人已经从中年变成了老年现在依然会来找我看病,或者,给我介绍他们的亲戚朋友来,有些病人小时候来找过我,现在已经成了大小伙或者美丽姑娘。他们常常说我小时候找你看过病,我肯定不会记得他们。每天,我都会接待各种类型的病人,大部分病人都是通情达理的,但也有极少数的病人,类似于现在所说的:"奇葩。"不妨让我大概归纳一下:

1. 顺从型

这类病人是最让医生舒坦的,医生就是开一麻袋药给他他也会搬回家。但如果您也属于这种类型的也请您提高警惕,别被那些医托,骗子利用了,当您一进医院就问你带了多少钱的,或者吹嘘某某药可以包治百病的,几袋药就上千的,那就更应该情况不对赶紧撤退了。这类病人相信医生,把医生说的话都牢牢记在心里,会按照医嘱服药,改变生活习惯,会积极配合医生治疗,他们的病康复也是最快的。这类病人最好相处,因为他看医生的目光总是充满信任和温柔。我有个铁杆FANS,一个70多岁的大爷,每次他来看病我都觉得是一种很享受,他总是用温暖尊敬的目光看着我,因为给他说话他答应的不是:"好的",而是:"唉,唉",每次他来看病我能高兴好几天,安抚了我那倍受摧残的心灵。

2. 抬杠型

因为受很多媒体,社会事件的影响,对医生护士充满着不信任和怀疑,同时抱着很大的偏见,敌对,防御,不配合。吃药,怕苦,打针,怕疼,输液,副作用太大,手术,风险太高。对医生的治疗,用药不放心,医生下的医嘱当耳边风,常常在各个医院之间比较来比较去,让他向东,他就会向西,几次治疗不见效果以后就会和医生翻脸或者吵闹。医生说的某一句话会被他死咬住不放,弄不好就是一场纠纷或者官司。他的逻辑很简单,我给了你钱了,你就没有任何理由给我治好,你治不好,那你就是技术有问题,要不就是误诊或者拖延,要不就是骗钱的,拿话来说吧。遇到这种类型的病人,如果是初出茅庐,经验不足的医生,那还是让他另请高明吧。当您也喜欢和医生护士抬杠的时候,请记住医生护士不是你的佣人,可以招之即来呼之即去,给了钱了就要体会"顾客就是上帝"的感觉,您的不信任,不配合,有可能会耽误您的病情,反而不利于您的疾病康复,最终受害的还是您自己。

3. 牙膏型

这类病人常常隐瞒一些对诊断很有帮助的信息。医生问什么,答什么,不会也不愿意,或者不好意思多说,这边就有病人说了,妈的,老子找教授看病才说了几句话就被赶出来了,说个屁啊。我曾经陪我的家人去华西门诊,黑压压的人排队,水泄不通的走廊。疲惫不堪,表情麻木的医生护士们,想想如果你每天面对这么多的人你精神状态会好吗?成都商报报道有个华西的医生看着看着病人就哭起来了,是累哭的。当你去医院找教授的时候不妨先整理一下自己的思路,捡你最主要的症状说,教授没有太多的时间听你慢慢陈述病情。还有你以前看病的资料记得带上,让医生做为参考,有几点必须记得:别忘了说自己还有其他的病,比如还有糖尿病,高血压,心脏病,过敏史。当你的家族中有特殊遗传病的时候也别忘了告诉医生。好在现在医疗也逐渐网络化了,以后可以通过 APP 和医生沟通交流,分级诊疗逐步完善了以后,我们看病就更加方便了。

4. 啰嗦型

介绍病情从很久以前的谈起。"在 10 多年前,""在我读大学的时候,"70 多岁的大爷陈述病情:"在我还是娃娃头的时候",如果让他放开了说,估计一个小时都刹不住。他们会把医生当成一个情感倾诉对象,把自己在生活中遇到的各种烦恼,各种纠结告诉医生。请明白有很多和你的病情不相干的事情还是不要说了吧,因为生病导致的心理问题也是需要您自己去慢慢化解的,医生一天忙得心力交瘁,气喘吁吁了,可能没有耐心听您慢慢说。还有医学分科是很细的,您别指望一个医生能从头医到脚,哪一科就是哪一科,我遇到最常见的病人就是,要我顺便,顺便给他的其他病开点药:

"我心脏不好,你给加点治心脏的药。"

"我胃子不舒服,还有我关节有点痛,我的眼皮有点发炎,都给我治治。"

"我空腹血糖15,给我开颈项痛的药也加点治糖尿病的药。"

抱歉,这个不是炒菜放调料,什么都可以加点,我只擅长某科,其他不是我专业范畴的您还是去找专其他科室的医生,术业有专攻,这个不是推诿,是对您负责。

5. 重要人物型

高高在上的气场一眼就能看出来,举手投足都透露着大权在握,腰缠万贯,眉毛上挑只看到两个大鼻孔出气。时不时接个电话,说某个地方有个大工程等着或者要出席某个重要会议,或者让个小弟打前站,把小弟或者秘书使唤来使唤去,撑足了面子,或者总是挑剔你的服务不周到,你的工作环境各种不好等等,"我来了,你们咋个不迎接下我呢?",针灸床的枕头高了,低了,又高了。兄台,请记得您是来看病的,不是来炫耀的,我们可以针对不同病人采用差别服务,但也请您记得医生并不是您的下属或者跟班,彼此尊重,医生才能心平气和的给你看病。再说了,医生见的牛X人多了去了,再牛X的病人,得了病还是要亲自来找医生,所以,那些在医生耀武扬威的,摸着亮瞎眼的金项链,车钥匙在手里把玩的,打开LV包里厚厚的人民币的,医生已经开始问诊了还在联系上亿工程的,您还是低调点吧,别指望您的这些居高临下颐指气使能让医生舒服,让医生对您俯首帖耳,为首是瞻,如果遇到不良医生,您就是冤大头了,挨宰是必须的,不是有句话么? 低调,才在最牛逼的炫耀。

6. 来者不善型

带着一脸凶像的,顺时准备和人干架的,医生稍微怠慢就气急败坏嚷嚷的,这种病人也有,虽然少,却是最让医生头疼的。也有那些表面看上去和蔼可亲的,一旦翻脸就不管不顾,导致打杀医生护士的事件时有发生。想想医生还是满可怜的,来了病人我们又不能拒绝给他们治疗,但是遇到那些狠角色,医生几乎没有还手之力,不仅仅如此,社会媒体还经常一边倒的骂医生。遇到这类病人医生只能自认倒霉,正因为袭击医生护士是一件不需要付出多大代价的事,才会有那么多恶性伤医事件持续不断得发生。当遇到这样的病人同行们还是多留点心,保护好自己吧。不仅要学习专业知识,还要学习防身术。现在想起我们读书时为什么要学长拳,太极拳,原来是为了防身的,说起就是泪啊。北京一家三甲医院的教授,诊断室的椅子边就放着一根棒球棒,他在给学生上课的时候说:"先正当防卫,奋起反击,遇到提着刀的病人,能跑多快跑多快。"一个年过半百的老教授说出这样心酸的话,想想也是醉了。

7.学究型

久病成医,这类病人对某个单一疾病的了解程度堪称专业,他会收集一切关于他的病的各种资料,我曾经遇到一个病人带了厚厚一本报纸剪辑,分门别类,非常详细。坐下后摆出一副,要和我共同探讨一番的架势。还有些病人拿出各种问题,(他提的问题完全可以达到专业水准),感觉就像我实习的时候面对主任,经历着考试。有时候我对他的某些看法提出不同意见,那他就会列举很多例子来跟我辩论。有时候还会轻描淡写得说某三甲医院的教授是他朋友,遇到这型的病人我只有让他另请高明,因为和他说不清楚,他总会坚持自己的意见,对于医生的治疗或者用药持怀疑否定态度,并且会如数家珍得罗列各种药品的副作用,那完全没有副作用的药能治你的病吗? 朋友,我们要学很多年,要实习,要进修,每天接触几十个病人,肯定在专业方面比你要强,您在医生面前能不那么傲娇吗?

8.套近乎型

我曾经跟很多同行谈过这个问题,他们一致认为,有点害怕治疗熟人。治好了那还好说,治不好的话,朋友都得罪了。问题是这个不是买卖东西,可以打个折什么的,熟人来了医生肯定会多花点心思在你身上。但是有时候事与愿违,反而治疗效果不好,医生挺没面子的。还有一些病人属于自来熟,坐在诊断室热情似火得看着我,第一句话就是"你记得我是谁不?"然后殷切得等待着,想又想不起来,真是尴尬。有些病人会转弯抹角的说是我远房的亲戚,是我一个朋友的朋友,是我领导的七大姑八大姨,在这个方面其实也好也不好,医生技术能力有限,先不要指望是朋友或者亲戚我们就能手到病除,当我们治疗没有效果的时候也请别骂我们,这个跟是不是熟人没有关系。

9.忙碌型

这类病人感觉离开了他这个世界就会停转起码 10 秒以上。在排队的时候各种烦躁催促,有时候插队和其他病人吵架,我在旁边当和事佬安抚。看个病也是非常匆忙,有时候治疗还没有结束就匆忙离开。您还没有明白一个道理,您的身体,比你所有的工作都要重要。我接诊最多的椎间盘突出病人,有的已经痛得腰都直不起来了,还是要坚持去上班,病情往往越拖越重,到最后说不定就瘫痪了,只能手术了。我能理解病人有时候身不由己,特别是中年人,更是上有老下有小,身上担子太重,但是,您既然生病了,你的身体已经就出问题了,您就应该放下一些东西好好治疗。身体经不起您的折腾,当最后不得不依靠轮椅的时候,后悔已经来不及了。有些病人把工作,挣钱看得比自己的命还重要,那么最后的结果就是忙了一辈子,剩下一身病。然后又用挣的钱去治病,到最后一无所有,这是何苦呢。

　　10. 倔强型

　　这类病人太让医生费力了,他来看病简直就是和医生比赛耐性的。我给他的建议是绝对不会听的,即使听了也绝不会按照医生的要求去做,专门以挑战医生的忍耐极限为快乐,遇到这样的病人我真的是无可奈何,心里说:“要不,您来坐着,您给医生诊断诊断?”有个病人是糖尿病,已经并发脑梗塞偏瘫了,我给他说不能再吃糖了,好,他不吃糖,但他吃汤圆,吃蛋糕,吃香蕉,抽烟喝酒,每次我都苦口婆心得劝啊,就是不听,然后出了问题就跑来质问我,说我技术不好,说我药没有用对,说我没有仔细给他治,说我拖延着他的病等等,医生的医术再好,也需要您的配合啊。您不配合,华西的教授也拿您没辙。有些病人表面上答应的好好的,但背地里该干啥干啥,还窃喜着不按医生的要求我还是好好的,等身体出了大事,所有责任都是医生的,但是您的身体也歇菜了。

　　每天我开心得去上班,疲惫不堪的回家,把自己扔在沙发里动弹不得。病人们让我欢喜也让我纠结,但是,将心比心,我现在能比较轻松得应对那些不配合的病人,无欲则刚,我的立场站好了,不管遇到什么,我都不愧对自己的良心。他们带给我那么多的感动和支持,带给我那么多的信心和勇气,当我面临困难想要放弃,当我遇到那些不讲道理的病人的非议,总有那些支持我的病人给我做下去的信心和勇气。我也有做得不好的地方,我也有压抑不住发火的时候,也有被病人气得捶胸口儿,还有去卫生间暗自流泪的时候,但我可以问心无愧得说,我做好了一个医生应尽的责任。当面对非议或者责难的时候,我始终记得妈妈说过的一句话:“人在做,天在看,举头三尺有神明,你做得好事坏事老天爷都记着呢,要踏踏实实做人。”

　　还有很多千姿百态的病人,有很多让人哭笑不得的事情每天在我的诊所发生。我们比其他行业见证了更多的生离死别,见证着人性的光辉与黑暗,见证着生命的诞生与死亡,这个职业是值得一个人用心去做一辈子的。直到现在我依然记得1995年5月28日,我坐在办公室里,那个忐忑的小医生。我始终相信付出与得到是成正比的,当医生用心给病人看病,给他们好的建议,认真仔细得开导他们,给他们信心和希望的时候,他们是会一直记得你的好的。当某一天我退休了,脱下白大褂的时候,我会很欣慰。

同行们,当我们坐在诊断室里,接待来自天南地北的病人,听他们讲述,给他们诊断,我的老师们,他们有的是成都市,乃至全国的知名专家,他们依然那么谦逊,依然那么和蔼,带给病人快乐,让病人觉得如沐春风。我也应该像他们一样,带给病人们温暖的话语,让他们知道我是他们的朋友。医患关系是双方面的,做为医生护士,我们能尽量给病人安慰与支持,这是我们最起码的职业道德。梭罗能从一片树叶看出春夏秋冬,滴水藏海,病人就是社会的一个缩影,他们就是一个个精彩的人生故事,我们见到都是浓缩版的精华,用心,用情去对待他们吧。我们每个人都有可能成为病人,医生也一样,让我们彼此多一份理解和宽容吧,共同面对我们的敌人——疾病,携手共度难关。

十四　保卫颈椎

　　之所以用"保卫"二字,是因为目前颈椎病人实在是太多了,也越来越低龄化了。我们接诊最小的颈椎不适病人才 5 岁,现在很多小学生,初中生,高中生也有很多。有个初一的小姑娘照 X 片,颈椎已经曲度变直了。颈椎病直接,间接引起的疾病多达 70 多种,这个支撑着我们大脑的重要骨性结构,它的健康,关系着我们的生活,学习,工作等等,如果它出了严重的,不可逆转的病变,我们的生活质量会严重下降,甚至会导致瘫痪。以下是根据我的临床实践总结了一些资料:

　　有以下小毛病,您的颈椎开始出问题了

　　1. 颈部不适,僵硬,发酸,经常出现落枕。

　　2. 打麻将,用电脑,绣花,看电视,开车等时间长了,感到颈肩部疼痛,手臂发麻。

　　3. 颈肩酸痛,去按摩店按摩后,情况好转,但是这种情况经常反复。

　　4. 失眠,睡眠质量不高,入睡困难,容易醒,情绪烦躁,精神抑郁。

　　5. 头痛,头晕,恶心,眩晕,心慌,走路发飘,当转动头部到一定位置时出现一过性头晕,出现严重偏头痛。

　　6. 总是不自觉活动颈肩,转头时颈椎出现"咔哒"声,脖子发酸,感觉承托不住头重。

　　7. 手指出现麻木,僵硬,上举困难等等。

　　哪些生活方式容易引起颈椎病?

　　1. 用电脑,玩手机:电脑手机已经成为我们生活中不可或缺的一部份,工作,学习,娱乐,游戏等等;但长期不合理使用电脑手机,患颈椎病的几率太大了。

2.打麻将,或者各种棋牌。很多病人不理解,打麻将本来是一种休闲娱乐,怎么跟颈椎病有关系呢?殊不知,麻将长期低头,颈肩一直处于肌肉僵直痉挛状态,打麻将不仅仅引起颈椎病,还会因为情绪紧张,疲劳,诱发高血压,心肌梗塞等,临床上有很多病人是在麻将桌上倒下的。

3.绣花,打毛衣;女士注意了,目前,因为绣花打毛衣引起颈椎病的病例呈上升趋势,请女士们尽量少做这些事情。

4.看电视,这个又有病人说了,我躺床上,舒服得看看电视,关颈椎病什么事了?这是因为长时间处于一个姿势,对颈椎是有影响的,特别是卧室里放电视,斜着,躺着,爬着各种看,得颈椎病是迟早的事,请把电视从你的卧室搬出去吧。

5.开车,特别是职业司机,颈椎长期处于紧张状态,司机朋友因为颈椎病,腰椎病在我的诊所病人中占的比例达到15%。

6.钓鱼,我有不少的颈椎病人,没有其他爱好,就喜欢钓鱼,好吧,水面总是低于你的视线吧?鱼又不是在天上飞,恭喜您钓成颈椎病了。

百度百科对于颈椎病的概念是:颈椎病又称为颈椎综合征,是颈肩劳损,颈椎曲度变直,颈椎骨质增生,颈椎间盘突出等的总称。是一种以退行性病变为基础的疾患。主要是因为颈椎长期劳损引起的骨质增生,或椎间盘突出,韧带增厚致使颈椎脊髓,神经根或椎动脉受压,导致一系列功能障碍,引起各种症状和体征。

按照大类分有以下五种不同类型的颈椎病,对照一下,您属于哪一种。

以下资料部分来自网络:

(一)颈性颈椎病:

以颈部僵硬、痛、胀及不适感为主,常在清晨醒后出现抬头困难,患者常诉说头颈不知放在何种位置为好。约半数以病人颈部活动受限或强迫体位,个别病人上肢可有短暂的感觉异常。活动时疼痛加剧,休息可以缓解。

这是针灸科临床上最常见的类型,基本要占病人40%,这类病人的症状有些表现为上肢的疼痛,很多人会误以为是肩周炎,然后大幅度的上举,各种活动肩关节,其实问题还是在颈椎上。医生会根据你的具体情况,让你做一些检查,最好最确切的检查,是做颈椎 MRI(核磁共振),因为它能比较全面得了解你的颈椎情况。X 光,CT 相对来说,没有 MRI 清楚和全面。

(二)神经根型颈椎病

(1)颈肩部疼痛和手指麻木

（2）肌力减弱

（3）颈部肌肉紧张

这类病人在门诊颈椎病人中占20%。很多病人常常只有手指局部麻木的症状，他们都不会予以重视，觉得那一点麻木无所谓，不影响生活，能拖就拖。我接诊过一个中学老师，手指麻木差不多3个月，有一天清晨起床，整个手臂抬不起来了。到华西确诊颈椎病神经根压迫，建议手术治疗。华西的医生说再来晚点，神经就没有办法恢复了。当你出现手指，手臂麻木症状时，不要掉以轻心，建议尽快治疗。

（三）椎动脉型颈椎病

这种类型的颈椎病人经常有眩晕，恶心，头痛及视力减退等。还有一些病人出现偏头痛，失眠。颈椎体位变动时出现一过性眩晕，甚至有病人出现晕倒的现象。我的门诊病人很多无法理解，为什么自己失眠会和颈椎病有关系。颈椎病骨质增生，椎间盘突出会压迫局部的血管和神经，肌肉软组织也会出问题，颈椎病还会有一些其他症状，比如头痛，耳鸣，心慌，肠胃不适等。如果我的病人中有典型颈椎病症状，在颈椎病经过治疗改善以后，失眠头晕等也会逐渐好转。

（四）交感型颈椎病

这一类病人的症状是头昏眼花、眼睑下垂、流泪鼻塞、心动过缓；血压偏低、胃肠蠕动增加等。我们接诊的这类型病人多发生在中老年人，这类型的病人常常有一大堆不舒服的症状，但是做相关检查又没有什么太大的问题，有些症状和椎动脉型颈椎病相似，这类型的病人只有对症治疗，注意休息，改变伤害颈椎的生活习惯，适当体育锻炼，症状还是可以缓解的。

（五）脊髓型颈椎病

这种类型的颈椎病比较少，但是也是最严重的。椎间盘突出，骨质增生等导致脊髓受压或者脊髓缺血，脊髓型颈椎病严重者可引起瘫痪。这类型颈椎病有个症状就是走路像踩棉花一样。如果你有这样的情况，那就必须尽快治疗了。我接诊过3例严重脊髓型颈椎病人，有一个是面包师，有一个是妇产科医生，有一个是货车司机。面包师我接诊的时候走路已经需要人搀扶了，脊髓压迫得只剩一条线，只能转华西手术，后期康复效果很慢，即便如此，这位病人还是每天下午戴着颈托去打麻将，旁边老伴帮着摸牌出牌。结果不到一年时间，彻底高位截瘫，病人去世了。妇产科医生就有点冤了，她是先天性斜颈，在50多岁的时候脊髓轻微受压，她的高中同学正好是三甲医院的骨科主任，告诉她可以做手术。手术后第一年效果很好，第二年的时候就只能坐轮椅了,她来治疗的时候非常后悔做那个手术,斜颈大半辈子,50多岁了爱美结果把自己弄残了,真是悲剧。好在她非常乐观开朗,坦然接受,生活依然有滋有味。货车司机是我多年的病人,他有3个小孩,学习都非常好,第一次颈椎病的时候,治疗了差不多2周,我给他说你要保养自己了,他说没有办法啊,一个研究生,一个大学生,一个高中生,负担重,根本停不下来。过了6,7年,孩子都出来工作了,结果他颈椎病脊髓受压,前前后后花了10多万,也依然无力回天,至今瘫痪在床,悔之晚矣。

我每天接诊的颈椎病人不会低于15个,以后只会越来越多。现在的电子产品带给我们方便的同时,也给我们的身体带来严重的损害。不仅仅是对颈椎的影响,对视力也有影响,在黑暗中看手机,视力下降是最快的,还有可能引起失明。华西的朋友说他们接诊过一个12岁的小朋友,因为玩IPAD引起不可逆转的双目失明。我遇到过一个18岁的女孩子,颈椎间盘已经严重突出压迫脊髓了,双侧上下肢已经出现麻木的症状,走路像踩棉花一样,还出现过两次晕倒。这女孩子没有别的爱好,就喜欢玩手机,没日没夜的玩,除了睡觉几乎就没有停下来的时候。拿着她的片子我真不敢相信自己的眼睛,如果继续下去,离坐轮椅就不远了啊。经过我长达半个小时的说服,女孩子最后答应下来,尽量不玩手机了,治疗2个疗程,症状基本消除,有一天我又看到她拿着手机低头玩,我说:"小姑娘,你真想坐轮椅啊?"她非常意外得说:"我不是没有麻木的症状了吗? 我以为好了就可以玩了啊?"这里有个误区,很多人觉得通过治疗没有症状了以后,就可以继续发展自己的爱好,但颈椎病其实是没有办法根治的,如果你不注意平时的保养,肯定会复发。

当您得了颈椎病,不要紧张,先去拍个CT,或者MRI确诊是什么情况,我们再根据片子和您的症状确定治疗办法。如果不是很严重,正规治疗2周左右基本就能症状消失,如果严重的,混合型的,或者脊髓压迫了,治疗时间就会更长,但前提是,必须改变自己不好的生活习惯。颈椎病也叫生活方式病,在医院治疗的同时,如果你不改变自己的生活习惯,治疗效果很慢,并且会继续加重,您和医生是必须要相互配合的。有些病人和我斗智斗勇,口头上答应我好好遵医嘱,但是一回家,就忘了,特别是急性期很严重的,治疗几天后好转明显,他(她)又去打牌或者玩手机,结果加重了,就跑来责怪我说老是好不了,一听就觉得是骗我的,就开玩笑说:"你是肯定是玩了麻将或者手机的,不要想骗我。"病人常常不好意思的笑了。

其实颈椎病只要不是太严重,自己调理都能好,有些人总是借口工作忙,忽略了自己的健康,其实如果你出了问题,公司找人代替你是分分钟的事,你并没有想象的那么重要。所以,在用电脑1个小时左右就要站起来活动活动筋骨,舒展下颈椎,做做颈椎腰椎保健操,别说没有时间,那是因为你懒,不爱惜自己。下班后就别葛优瘫,在沙发上玩平板或者手机了,也别没完没了的刷微博,发微信朋友圈,一定要记得锻炼哦。羽毛球,游泳,瑜伽,篮球,慢跑等等,都是对颈椎病有好处的办法,生命在于适度运动,颈椎健康,身体健康,才有好的未来。

十五 颈椎病引起的猝死；打麻将

我在临床中遇到过两例颈椎病引起猝死的病人。一个年仅28岁，一个42岁。28岁那个没有其他爱好，只喜欢打游戏，经常通宵熬夜，一天晚上，他爱人凌晨2点叫他睡觉，他说，我把这轮打完就睡。过了一个多小时，第二次叫他的时候他已经没有反应，她爱人坐起来一看，人已经面色死灰，紧急送医但是没有抢救过来。一个42岁打麻将的时候猝死，家属说刚做过体检，身体没有什么问题，现在有种病名叫："颈源性心脏病"，是颈椎压迫交感神经，压迫血管等间接引起的心脏病。

2013年9月18日，一个80岁的老医生爱艺峰，我在网络上找到一篇他的临床报道《总结16例认为与颈椎病相关的猝死病例供同道参考》，16例全部为男性，年龄43岁——58岁，平均年龄49岁，（我发现现在低头族那么多，这个平均年龄只会越来越小），其中副主任医师3名，教师3名，干部9名，城市市民1名，均已排除心脏，大脑，意外因素。猝死时间15—60分钟，无独有偶，我写这些文字的时候，我爱人的哥哥，成都市某公安分局，就在2014年底，猝死了两个40多岁的警察，这两个警察一方面工作压力大，还有一方面可能也是和工作用电脑，休假的时候打麻将有关系。就在2015年2月9日星期一，百度新闻首页就有一个20多岁的小伙子打游戏猝死的报道，那些酷爱麻将，游戏，电脑的人们，该引以为戒了。

很多人是不会把我们医生的嘱咐当回事的，他们觉得颈椎病就象感冒，没有什么大不了的，不舒服了来做做针灸理疗就可以了，没有症状了以后该干嘛干嘛，其实颈椎病一旦形成几乎就是慢性病，也别指望医生就能彻底给你治疗好，我们只能给你缓解和改善，最重要的，还是你必须戒掉坏习惯，戒掉不好的用电脑手机的姿势，加强锻炼,你才能最终康复。

我诊所对面就是一家网吧,有天早上一个小伙子被两个人搀扶着走进来,脸色煞白,有气无力。一问才知道他在网吧里整整上了3天网,饿了就吃方便面,困了就在电脑桌上趴着睡一觉。第3天同伴发现他面色惨白,呼吸急促,急忙送到我诊所,这又是被网络游戏害苦的年轻人,如果他这样继续下去,说不定哪天就死在网吧里了。让人纠结的是,我刚把他治好,就听说我们附近有个女士,玩手机的时候死了,这有可能也是颈椎病引起的猝死。

对四川人来说,有个引起颈椎病最不能回避的原因就是打麻将。(在这里提醒下,那些需要长期低头的棋牌类娱乐项目,都有诱发颈椎病的风险)。一说起麻将,很多四川人眼睛就开始放光,即使我这种菜鸟级选手,有时候觉得也是一件非常吸引人的事情,尽管我一年打麻将的时间不会超过10次。因为打麻将直接或间接引起的病就太多了,最常见的是颈椎,腰椎病,至于脑出血,心肌梗死等等,一般都是摸个"杠上花","龙七对",高兴过份,一下就从椅子上栽下去了,有个病人在奄奄一息的时候嘱咐儿女:"在我的棺材里头放……放一副……. 麻,麻将。"有个病人在打麻将的时候突发脑干出血,在华西住院,花了20多万,后期在我这里做康复,等她能说话的时候我问她:"阿姨,你以后还打不打麻将呢?"阿姨哆哆嗦嗦,流着口水,比画着:"不,不,打了,买……买……买马。"您看,到这个地步了,还恋恋不忘麻将,可见麻将中毒之深。

曾经有个65岁的太婆是我的长期病号,平时没有什么爱好,就喜欢打点小麻将,有几天连输几场,心里很不痛快,回家坐在沙发上生闷气,她女儿看到了就对她说:"妈,我拿400元钱给你去翻本。"老太婆高兴了,每天下午继续打,结果又连输3天,到第4天,才手气来登堂了,赢了400多,太婆高兴惨了,回家坐在沙发上点钱,一个"哈哈"还没笑出来,嘴巴一歪,眼睛一翻,就晕过去了,她的儿子是我的一个朋友,心急火燎得给我打电话,因为就在诊所附近我赶紧去看,并且让她儿子联系120,到了就发现太婆连呼吸的没有了,救护车赶到医生护士紧急抢救依然无力回天。有个病人已经是严重的颈椎病,已经出现脊髓压迫症状了,可她照样带着颈托打牌,来治疗的时候对我说:"麻将可以让我忘记我是一个病人,只要上了麻将桌,我就忘了我的手是麻木的,比我做针灸,去医院输液的效果还要好。看来麻将是可以治病的。"这个病人最终结果肯定是坐轮椅,但我估计即使坐轮椅了,还是会去打牌。就连有些医生护士,都是麻将迷,有个护士打着打着就晕过去了,住院好了以后还是照样打。我记得那年非典的时候,县二医院的医生护士送一个疑似非典的病人去华西,结果回医院就被隔离了,带头的给院长打电话,能不能从门缝里塞一副麻将进去,要不然日子没法过了。外地人最讨厌的就是四川人打麻将,我有个江浙地区的病人咬牙切齿得对我说:"看到那些打麻将的人就烦,天天不干正事,我那个儿媳妇就是四川人,也喜欢打麻将,要把我气死了。"她儿媳就是严重颈椎病来找我治疗过的,先是颈椎局部不舒服,然后就是双手发麻,到现在已经出现下肢的症状了,但她还是戒不了麻将,每次都是在我快要下班的时候来就诊,一看就是刚从麻将桌上下来的:

"医生快点来给我针灸,我脖子就象要断了一样。为什么我打麻将的时候没有什么感觉呢? 下来我脖子就痛得要死。"

"当然了,打麻将的时候你所有的心思都在麻将上了,哪里还顾得了你的颈椎嘛,你这样下去,以后会瘫痪的,还是把麻将戒了吧。"

"啥子呢? 喊我戒麻将,除非我死了,不打麻将我活不出来的。"

您看看,医生拿这样的病人有什么办法呢?

打麻将常常一坐就是4,5个小时,有些病人一天两三场,称为:上午场,下午场,深夜场,凌晨场,有些麻将迷可以两天两夜打麻将,颈椎出问题之是迟早的事,先是曲度变直,然后是骨质增生,椎间盘突出,各种类型的颈椎病就出来了。病人往往认为,打麻将又不是上班或者干体力活,会有什么影响? 常常做了一个针灸疗程以后,症状缓解,就又开始打麻将,颈椎病的复发率太高了。有个病人几乎每年都会因为打麻将引起复发,我看着他的颈椎一年比一年严重,说了很多颈椎病严重的后果,但他是听不进去的,只要有人叫他,就心慌的厉害。最后,他的颈椎间盘压迫脊髓,引起椎管狭窄,双上肢下肢无力,在华西做了手术后不到一年,死了,虽然是个案,但打麻将对颈椎腰椎的影响,要远比你知道的严重的多。并且颈椎病是不可逆的,就是说一旦形成颈椎病,只能缓解,根治是不可能的,日常生活的保养必不可少。

在这里还有个情况需要您注意:很多颈椎病人经常落枕,他们觉得脖子不舒服了就是落枕了,其实这是提示您的颈椎已经出了问题。我接诊过两例落枕病人,被不是医生的朋友"端"脖子,结果造成颈椎脱位。有个病人当时就出现了高位截瘫的症状,在华西抢救后虽然最终没有瘫痪,但是后遗症是避免不了的。还有个病人从此脖子就无法随意转动了,只能斜着看人,因为手术风险太大,华西拒绝给他做手术,结果好好的一个人,从此就只能斜着脖子。颈椎的活动是有范围的,如果超过了它的活动范围,就会出现严重后果。有些人落枕了,或者颈椎不舒服了,找理发店的,或者听说有些老年人可以治落枕的,端一下就好了,结果造成不可逆转的损害,大家都知道的运动员商兰,就是因为跳鞍马时颈椎脱位骨折引起高位截瘫的。当你颈椎不舒服的时候,找正规医院的医生,更靠谱。

麻将迷,游戏迷,手机迷,为了您的颈椎,发展其他爱好吧,只有戒了这些,你的颈椎病才会最终好转。

十六　放下手机，开始生活

现在，我们会发现，在地铁，商场，餐厅，火车站，学校，马路，机场等等地方，随时可以看到很多低头玩手机，IPAD 的人。这就是日渐庞大的低头族，这也是颈椎病的后备军。我们常常一低头就是几个小时，有些人甚至因为玩手机被车撞飞，还有的直接掉沟里了，国外还有玩手机时坠落悬崖的。我曾经有段时间也热衷于手机，玩《愤怒的小鸟》，经常在下班后玩，有时候在床上躺着要玩两三个小时，觉得把那些猪打飞了是件让我很开心的事，到后来颈椎不舒服了才停止，为了戒掉这个小游戏，直接把游戏删除了。

手机携带方便，内容应有尽有，各种好玩的游戏，微信，QQ，网页等等。很多来我诊室的，不管是病人还是家属，几乎人人都在玩手机。带孩子来的为了不让孩子闹腾，给孩子打开个游戏，孩子就低着头玩到走为止。看到这个，我知道我的颈椎病人只会越来越多，本着医生的职业道德，我觉得我有必要提醒一下，各位看官，你应该抬起你的头了。

颈椎是有曲度的，像是一根弹簧，能增加颈椎的弹性，减轻和缓冲重力，成年人的脑袋大概有 7——10 斤重吧，颈椎从你可以站立行走开始就担负着支撑头部的作用，你每天手里提一袋 8 斤重的东西试试，记住只能在睡觉的时候放下来，要不了多久你的手就会软的，何况颈椎支撑着一辈子。尽管如此，还是有越来越多的不爱惜自己的颈椎，导致严重的颈椎病，由此而产生一系列的症状，严重影响工作生活，更有可能导致瘫痪，甚至猝死。

手机，网游，IPAD 对人的吸引力是巨大的，对人的身体伤害也是最大的。现在吃饭很多人第一件事情就是拍照,上微信,没完没了的点赞,逛朋友圈。我们忽视了更重要的东西,彼此面对面的交流。手机在损害身体健康的同时,人与人之间的距离会越来越远。有句话这样说的:世界上最远的距离不是生与死,而是我在你面前,你却在玩手机,虽然只是一句玩笑,可是我们也可以看到因为手机,我们的生活被电子化了,温情变成了屏幕后冷漠的关注,就像隔着一层玻璃,我们还能感觉彼此的温暖吗?电子产品带给我们便捷的同时,反而会让我们的生活逐渐被它代替,我们无法真正过有意义的生活。有个餐厅在墙壁上写着"放下手机,好好吃饭。"

目前颈椎病越来越低龄化让我很无奈,家长们,我们不能再让孩子过多得玩手机玩电脑了,更要注意让孩子保持正确的学习姿势,不要让孩子弯腰驼背,多带孩子去户外活动,跑步,打羽毛球,跳舞等等。让孩子的颈椎健康,才能应对以后的生活,如果孩子颈椎早早得出了问题,那他这辈子都会因为这个被困扰,他的未来可能会被颈椎病折磨的毫无斗志。在国外旅行的时候,我也看到那些用手机,平板电脑的人,但是,没有国内的多,更多的人在海边,公园慢跑,或是在打球。很多国家的平均寿命都比国内长,这也和他们健康的生活方式有关系。电子产品越来越多得占据我们的生活,比尔.盖茨,会规定家里的时间哪个时候是必须放下电子产品的,在他创立微软的初期,告诫那些学子们:"电视不是真实的生活,真实的生活是我们必须开始做功课。"苹果教父史蒂芬.乔布斯,还有多名科技行业领袖和风险投资家,都会限制子女对数码产品的使用。在非周末晚间是不能使用数码产品的,他们不容许孩子玩 IPAD,而是向他们提供纸质书籍。只有在周末时间容许玩 IPAD,或者智能手机 30 分钟,但不超过 2 小时。就连科技大佬,都尽量避免孩子过多使用电子产品,我们做父母的,为了孩子的颈椎,视力,学习等等,也要借鉴他们的做法,让孩子更多的锻炼,更多的阅读书籍,更多的接触现实世界而不是虚拟的网络。

网上有一幅图片,一个面容萎靡抽大烟的男人,斜靠在床上吞云吐雾,另一张照片同样的姿势,斜靠在床上,烟枪变成了手机。这是大多数人真实的生活。手机带给我们什么?便捷的通讯,视频,电影,小说等等。正是因为它无所不包的精彩,它几乎占据了我们生活中大部分时间,因为手机,我们忽视了生活中原本更精彩的东西,因为手机,我们可以轻易的联系,轻易的互赞朋友圈,轻易得晒各种好的坏的,去比较,去介意别人的生活。其实朋友圈的生活,是真实的吗?有时候是虚幻的,点个赞,有一次触心的谈话更美好吗?因为手机,我们貌似相隔很近,其实,我们的心越来越远。

我的诊所里,不管是家属还是病人,最常问的一句话是:"你这里有 WIFI 吗?"获得密码以后,上至60,70岁的老人,下至2,3岁的孩子,大家都窝在沙发里玩手机,乐此不彼。有些病人已经是严重颈椎病了,还是手机不离手,不管医生怎么说手机对颈椎的伤害,依然会无动于衷,还要给我讨论不玩手机的还是现代人吗? 还有些病人质问我:"你就不玩手机吗?"我承认,我也玩手机,也玩微信,也上网,也玩朋友圈,但是,我是有限度的,不是没完没了,自从智能手机普及以后,颈椎病呈爆发式增长。这就是手机带给我们的恶果。

朋友圈就是个神一样的存在,你晒欧洲旅游,她晒股票大赚,你晒美丽容颜,她晒减肥成功,晒各种货物的,晒心灵鸡汤的,晒娃的,晒方向盘的,晒纤纤玉手其实是晒个表的。我去埃及旅游的时候天公做美,拍得照片非常漂亮,晒了之后朋友们一片点赞,满足了我那小小的虚荣心。朋友们不会知道我是在沙漠里闻着骆驼粪便的恶臭拍那些照片的。我和团友们还在垃圾堆附近吃饭,不远处就有当地人抬着屁股在路边大便。我们在沙漠里颠沛流离,有时候连呼吸都有风沙的味道,8天里连顿肉都没有吃舒服,因此想起成都的回锅肉清口水长流,在机场转飞机一等10个小时,百无聊赖哈欠连天,坐了10多个小时飞机以后看到平的水泥地都想直接躺上去……因此别被美丽的相片迷惑了,我真正经历的,并没有那么美好。我们总是在朋友圈里展现自己最光彩的一面,但是,真实的生活只有我们自己甘苦自知,如果我们的自信或者存在感只有通过朋友圈点赞才能感受到的话,我们的生活且不是很苍白乏味么?

手机带给我们的,不是真实的生活。它带给我们爆炸一样的信息,有多少对我们来说是有用的呢? 有多少是我们真正需要的呢? 我们关注明星,关注高官富甲,关注那些这辈子都不会和我们有交集的名人,我们从中得到了什么? 虚幻的满足感,虚幻的以为我们关注了他们,他们就会关注我们一样。朋友圈晒来晒去的我们,能从一个点赞里,收获多少亲情友情爱情呢? 最美的表达爱的方式,就是陪伴。父亲节,母亲节朋友圈里都是孝子,可是大家有多少时间没有陪父母说说话,或者吃顿饭了? 我觉得孝顺是病床前的守候,是深夜的华西急诊科紧握着妈妈的手,就象小时候她握着我的手一样。在父亲病重的那段时间,几乎每周我都会带他去成都附近的风景点,搀扶着他走过生命中最艰难的时刻,无声得告诉他"有你的儿子在,别怕。"树欲静而风不止,子越养而亲不待,有些事不能只是在朋友圈里说说而已,没有行动,再美的语言都是苍白无力的。

手机代替不了一个用力的拥抱,也代替不了面对面温暖的目光,更代替不了一个吻。我们总是在手机上花费太多的时间,却忽视了对我们而言真正重要的生活。去闻一闻花香,去跑跑步,去和朋友见面然后一次长谈,去对爸爸妈妈说"我爱你",去陪着孩子爱人旅行,去站在雨中,感受下风的凌烈和雨的洗礼,去用心聆听,自己内心发出的声音,去关注,在自己的生命中出现的人,去把握,你可以把握的,最真实的那份感情。

世界那么大,并不只在方寸之间,并不只是在朋友圈,抬起你已经低了太久的头,舒展你发酸的肩膀和脖子,在阳光下,迎着风,深呼吸,放下手机,张开双臂,去拥抱,去开始真正的生活。

十七　使劲活, 用力爱

　　日本医学博士渡边淳一, 写了一本书《失乐园》, 后来改编成同名电影, 是一部经典老片。其中有镜头反映的是一个工作狂突然查出得了癌证, 生命只剩下最后的几个月, 画面中出现了他繁忙工作的场景。《失乐园》里所讲述的, 有些事让人很矛盾, 到底什么才是重要的, 是努力工作还是及时行乐? 前 30 年用命换钱, 后 30 年用钱换命, 其实想想人一辈子就那么短短的几十年, 即使活 80 岁, 也就 2 万多天而已, 短暂的让人泄气, 什么才是你生命中最重要的东西? 什么人才是你这辈子该守候的人? 当某一天你的终结日不期而至, 你将用什么方式和这个世界告别?

　　疾病, 总是在那里窥探着你, 不知道什么时候就会附在你身上, 今天你还好好的, 明天, 有可能你连路也走不了, 甚至, 不知道自己是谁, 也不认识你身边的人, 哪怕是你的亲人。在我的实习和工作中, 我见过太多突发状况的人, 比如现在越来越多的青中年猝死, 真的是上一秒天堂, 下一秒地狱。我听到最多的一句话是"我以前从来也不生病的", 有些病, 不会提前通知你, 比如肿瘤, 比如脑出血等等。有个在体检中心上班的朋友, 不只一次得给我说, 拿着癌症晚期的体检报告单, 有些青壮年, 家里的顶梁柱, 在医院走廊里失声痛哭。有些病, 已经在开始的时候提醒你了, 一个外科医生说过一句很经典的话:"当你意识到你身体的某个部位存在的时候, 你的某个部位就出问题了。"如果是轻微的症状, 大部分人都不会引起重视, 还有的人明明知道自己已经生病了, 仍然要故意的无视它, 以为自己是可以抗过去的, 以为自己不会得什么大不了的病, 医生的建议也根本不当回事, 因此错过了最佳治疗时间。有些病通过积极预防, 早期治疗, 注意生活习惯, 调整饮食结构, 是可以痊愈的, 但有些病如果不及时治疗，往往一点点吞噬你的健康，在你混然不觉的情况下，让你一病不起，甚至直接把你带进坟墓。

以前觉得及时行乐总会有些愧疚，现在的我们总是那么急功近利，攒足了劲要去挣钱，生怕一不留神就会被快速向前的社会列车抛弃。可是我们的终极目标难道就是一辈子做个工作狂？像那个《失乐园》里的工作狂一样？非要死到临头了，才想起，我们还没有来得及享受生活？当你有一天想去享受的时候，说不定已经不能动了，已经没有心情了，已经没有那个精力了，甚至，连小命也没有了。梭罗说："当他们终于挣够旅行的车费，也许他们就失去了愉快的心情和旅行的愿望，为了在生命最没有价值的部分去享受靠不住的自由。"因此，在自己还健康的时候，在自己还可以在某个时候肆意挥霍一点时间的时候，对自己好一点，去给自己想要的自由，哪怕只有一天，一周。因为没有任何人，任何工作和事业，值得你赔上自己的生命。

如果，你爱一个人，那现在就去向他（她）表白，成功了你会得到一个吻，失败了你也许会得到一个耳光，那又怎样呢？在你生命最美绽放的时候，你没有体会过那种不顾一切的爱情，在你垂垂老矣，连个回味的事情都没有，且不悲哀？如果他（她）不爱你，那就立即转身离开，你只有 2 万多天，你耗不起。有的人为了爱情，奋不顾身，明明知道不可得，却如飞蛾扑火一般，把自己推入绝境。爱是相互的，如果你爱的人，根本就不爱你，别以为你现在的，就是你这辈子遇到的最好的，说不定在下一个拐角，遇到一个更好的，你没必要吊在一棵歪脖子树上，你需要的，其实是潇洒的转身，留给对方一个坚定的背影。

"老子走了，再不回头，马上去找下一个，春风吹，战鼓擂，当今世界谁也可以离开谁。"

如果你内心足够强大，是没有人可以左右你的，爱人来或者去，都把他（她）看成是人生的一个过客，其实认真想想，没有任何一个人，可以真正陪伴你一生，大多数时候，我们还是要"善自珍重，自求多福。"值得你爱的人，也许还没有出现，那些为了一个爱人寻死觅活真的是一件很傻的事，我经常遇到为了一些原本就不属于他（她）的人哭泣，失眠，忧郁，生病，甚至自杀，如果你死死抓住原本就不属于自己的东西不放，那只是徒劳而已。你不能一直对着一堵墙说话，而墙一直不回应你。你也不要一直做个备胎，在别人风花雪月的时候你在某个地方祈祷那么一点虚无的希望。在你极其有限的生命里，你有权利，有资格去爱一个他（她）也爱你的人。大多数时候，我们无法改变外在世界，但我们可以改变自己，可以让自己的身体和心灵不再受伤。

在这白驹过隙一般的日子里,即使你是钢筋铁骨,也奈何不了时间的摧残磨砺。岁月是把杀猪刀,也是一把猪饲料,一点点你就老了,你的脸就耷拉下来了,你的肚子就起来了,你身体就退变了,肌肉开始萎缩了,血管开始硬化了,脑袋开始不好使了,人体的老化时间表是从 20 岁开始的,也就是说你还没有熟透呢,你就开始老化了。据国外网站报道:英国研究人员确认了人体各个部位在同时光较量中开始败下阵来的年龄。研究显示大脑在 20 岁就开始衰老,眼睛和心脏的衰老年龄则为 40 岁,而女性的乳房,在 35 岁就缩水不再长大了!以下就是人体一些器官的衰老退化时间表:

大脑:20 岁开始衰老

肺:从 20 岁开始衰老

皮肤:25 岁左右开始老化

肌肉:30 岁开始老化

头发:30 岁开始脱落

生育能力:35 岁开始衰退

乳房:从 35 岁开始衰老

骨骼:35 岁开始老化

牙齿:40 岁开始老化

眼睛:从 40 岁开始衰老

心脏:从 40 岁开始老化

肾:50 岁开始老化

前列腺:50 岁开始老化

肠:从 55 岁开始衰老

听力:在 55 岁左右开始老化

味觉和嗅觉:60 岁开始退化

(以上内容摘录自网络)

三毛曾经说:"我来不及认真地年轻,待明白过来时,只能选择认真的老去。"我们谁都会最终输给时间,谁都会最终成为一把骨灰,那么,我们为什么不能好好的珍惜每一个今天,珍惜在我们的生命中出现的每一个人?珍惜生命中每一段不管是好的还是坏的经历?我们总会在某个时刻迎来我们的——终结日,在那个时候,我们会怎样回顾自己的一生？怎么面对曾经走过的时光和岁月？1000 名患者向护士倾吐临终遗言，有了那本《临终前会后悔的 19 件事》，摘录下来，看看其中有你会后悔的事情吗？如果有,那趁时光未老,赶紧去做吧：

1. 没有做自己想做的事。
2. 没有实现梦想。
3. 做过对不起良心的事。
4. 被感情左右度过一生。
5. 没有尽力帮助过别人。
6. 过于相信自己。
7. 没有回故乡。
8. 没有享受过美食。
9. 大部分时间用来工作。
10. 没有去想去的地方旅行。
11. 没有和想见的人见面。
12. 没有妥善安置财产。
13. 没有注意身体健康。
14. 没有认清活着的意义。
15. 没有表明自己的真实意愿。
16. 没有留下自己生存过的证据。
17. 没有看透生死。
18. 没有信仰。
19. 没有对深爱的人说"谢谢"。

这 19 件事情中,有多少件是和自己挣了多少钱有关系的？有多少是和自己的地位有关系的？到生命的尽头,我们后悔的,往往是一些在平时看来微不足道的小事,我记得有一部电影叫《遗愿清单》,在一个癌症病人的最后几个月里,他为自己列出了在死之间要去做的事,在我们还健康的时候,为什么不列个清单,现在就去做呢？

电影《2012》有个情节,在世界末日,一直和儿子冷战的父亲,终于拿起了电话,打给自己最爱的亲人,有时候甚至无法见最后一面,有些道歉来得太迟,有些爱总是错过,有些"我爱你"直到死亡来临,才可以启齿……但是,太晚了,我们甚至无法把握哪怕多一秒的时间。此刻,是 2015 年 12 月 18 日 15:53:33,我坐在成都的一个角落里,写着这些文字,窗外,是金色的阳光,透射在金黄的银杏叶上,我依然年轻,依然可以思维敏捷,依然可以做自己想做的事,这就是最深切的幸福。我们都去做自己真正想做的事吧,认真老去吧,去深刻体会生命赋予我们的一切,不负此生。

十八　面瘫趣事

　　面瘫(也叫 Bells 贝尔麻痹)是针灸科的一个常见病种,分为中枢性面瘫和周围性面瘫,这里介绍周围性面瘫。(百度百科:面神经 facial nerve,是第七对脑神经。由感觉、运动和副交感神经纤维组成,分别管理舌的味觉,面部表情肌运动及支配舌下腺、下颌下腺和泪腺的分泌。)因为它是以运动神经为主的混合神经,它出问题后会出现面部表情肌肉瘫痪,眼睛不能闭,嘴角歪斜,流口水,舌头麻木味觉下降等症状。我们接诊过最小的面瘫病人只有 8 个月大,小孩子躺妈妈怀里哭,因为喝奶会顺着嘴角流出来咽不进食道,小孩子饿了妈妈也干着急,这个病任何年龄都可能发生,年龄跨度从 8 个月到 90 多岁。我妈妈,我堂哥,我姨大,都得过面瘫。并且这个病说来就来。最常见的原因是面部吹了冷风,然后是感冒,中耳炎,病毒感染等,极少数病人有肿瘤方面的因素。

　　很多病人晚上睡觉好好的,早晨一起床,脸就歪在一边不能动弹。很多病人想不通啊,为什么我就睡了一觉,早上嘴巴就歪了? 还有些病人出去旅游,天气热开窗户吹风,也得了面瘫。这里要提醒一下朋友们,当你觉得耳朵周围有紧绷感,疼痛,或者牵涉到面部,颈部,再加上你吹过冷风或者有感冒,这个有可能就是面瘫的早期症状,那别忘了及时去医院就诊。任何人,都有可能得面瘫,预防的办法有:冬天如果风大,户外活动也可以带个口罩,夏天不要把脸对着风扇,空调猛吹,坐车的时候不要把窗户开得过大,晚上睡觉把窗帘拉一下,不要让冷风直接吹脸,至于疱疹病毒引起的一般和机体免疫力下降有关,中医说"正气存内,邪不可干。"我们日常对身体的爱护是必不可少的,身体是一个整体,体质虚弱有可能会引起各种疾病。

针灸治疗面瘫是一个比较好的办法,在急性期的时候不上电针,取对侧合谷穴,颜面部相应穴位,急性期用点激素,甲钴胺,或者肌注维生素 B1,B12 等,正规及时治疗,面瘫大部分病人是可以康复的,并且面瘫复发的几率比较小。我有个堪称经典的病例,一个 14 岁的初中生,刚考上重点高中,他的姨妈准备带他出去玩一趟,结果走之前小伙子左侧脸面瘫了,治疗了两周恢复,我已经给他下过医嘱让他注意不要吃冷的东西,不要吹冷风,他以为好了就无所谓了,偷偷吃了一个冰淇淋,结果右边脸又面瘫了。只是我上 20 年班遇到的一个最奇葩的病例,左右两边先后都得面瘫,这面瘫也有"得一送一"的时候啊?好在治疗及时,再过两周,好了。现在这个小伙子已经是中学的体育老师了,我始终记得当时我面对他,他面对我时两个人惊讶的表情:"你不是好了吗?咋个又来了?"20 年里我只遇到过一个病人得了 3 次面瘫,拿他的话说是已经习惯了,我有点担心他会不会得第 4 次面瘫。

我有个 5 岁的小病人,在家里和妈妈玩,在床上滚了一圈起来,嘴巴歪的跟香肠一样,眼睛也闭不上了,把爸爸妈妈吓坏了,以为得了什么怪病,跑到华西去查血,做 CT,从头到脚检查了一遍,没什么毛病。到我这里针灸了差不多 3 周恢复了。每天要 3 个人按着下手,那小家伙长得胖,劲又大,每次针灸就象要杀他一样,我们的护士都被小家伙挠过。有个姑娘就更纠结了,在结婚的前两周得了面瘫,客也请了,酒席也定了,这下得了个火烧眉毛的病,人生最光鲜的时刻歪着嘴巴怎么见人呢?天天在我面前哭,怎么劝都不行,一定要我在结婚前把面瘫纠正过来。弄得我也压力山大,如果在婚礼前给她治不好我自己觉得也成罪人了。万幸的是,终于在她大喜的日子基本恢复了,姑娘高高兴兴去结婚,婚礼后又来巩固了几次,现在都当妈了,有次她带她的朋友来看病,我开玩笑说你得面瘫时哭得那叫伤心哦,她不好意思得笑了。还有个电视台新闻主播,得了面瘫,这下工作都可能要保不住,也非常着急,直接在华西住院了两周,输液什么的一起上,华西的医生也建议他做针灸治疗,转到我们这里时,我检查了下他的脸部,其实已经恢复百分之六十了,让他不要担心,会好的。还有些孕妇也得了面瘫,背上沉重的思想包袱,到底是顾自己的脸呢?还是顾自己肚子里的孩子?有个超爱美的孕妇,甚至想把孩子打掉先把面瘫治好了再说,那就大可不必了,即使有些穴位孕妇是禁止针灸的,但我们也能选择可以针灸的穴位,对胎儿也没有影响,只是有些药孕妇是不能吃的,恢复就会慢一点而已。

面瘫病人的康复时间要看病情的严重程度,轻微的一般 10 天左右,中等程度的一般 20 天,严重的,一般一个多月甚至更长时间,每年,我们要接诊差不多 800 个面

瘫,但总会有5——7个病人恢复相当困难,这些病人也是让我比较纠结的,他们会反复得问:

"我为什么还没有好?""我为什么恢复那么慢?""我是不是只能这样了?""我该怎么办啊?我去死了算了。"有些病人是曾经在我们这里治疗过面瘫人介绍过来的,介绍人往往好得快,非常信任我们才给朋友说,结果就像帮了个倒忙,心急火燎跑来问我怎么回事,就怕朋友会怪自己。我对他说:"每个人体质是不同的,存在个体差异,比如感冒,有些人不吃药都能好,有些人要吃药甚至打针输液,还有的老年人甚至会出现肺部感染,继而诱发其他疾病等等情况,即使是面瘫,看着是同样的病,也会因为病因不同,程度不同,就会出现有的病人好得快,有的病人好得慢,这是正常的,放心吧。"病人将信将疑,有的病人几天不见效就去其他地方就诊了,有些转了一圈回来,知道是怎么回事了,就安安心心做针灸。即使是华西,也有治疗时间长达一年的面瘫病人,那里就汇集了顶尖医生,我想即使是教授,也会遇到这样的情况,所有大可不必担心。

有一个特别要注意的因素,肿瘤类疾病也有可能引起面瘫,当我们发现病人有其他症状,或者治疗后总是不见效,精神萎靡,消瘦等情况,就会提醒病人去上级医院进一步检查。还有些病人因为有糖尿病,高血压,肺心病等,体质本来就很虚弱了,好转会更慢一些,还有的病人总是以工作忙,没有时间为理由,隔三差五的来针灸,还有个病人一周才来一次,医生都替他着急,但是他不急,"反正我已经结婚了,又不耍朋友,无所谓。"最后老婆看不下去了,每次都是押着他来,针灸的时候还要把手给他握着,有时他还要抽泣两声,来,我给个糖糖给你吃。我有个病人差不多针灸了8个月,才终于康复,不得不佩服她的毅力。脸是一个人的面子,有些自信爆棚的人觉得无所谓,那些爱美得就恼火,特别是要靠脸吃饭的,比如电视台主持人,演员,领导,老师,姑娘,帅哥,歪起个脸好难受嘛,你不要说:"我不可能得这种怪头怪脑的病。"连我自己都不敢保证这辈子不得"歪嘴风",您还是注意点好。

有个面瘫病人是疱疹引起的,耳朵周围长了很多红色的疱疹,疼得睡不着觉,我给她开了治疗病毒的药,外加打针,治疗了好几天她居然一点效果也没有,疼痛也没有缓解,这个就奇怪了,我们的治疗办法最起码应该是有效的。我问她:"给你开的药你吃了吗?""没有吃,我看了说明书那个药副作用好多啊,我不想吃,对我身体不好,对我的肝肾有影响,我看能不能把这个病抗过去。""哎,你有江姐的精神,你去当个地下党员资格是够了的,但是你还是要认清现实,怪不得你总是好不了,你不吃药,只会越来越严重。"我给她分析不吃抗病毒药会导致面瘫遗留后遗症，以后就只能成歪嘴，她才吃了，过了一两天，疼痛好转，让人哭笑不得。

有个病人来自福建，在成都走亲戚，第二天就面瘫了，老太太一直觉得是不该来这趟，说是中了邪了。每天只要来针灸就不停得问我针灸几天能好，她总是见不得我坐下来，只要我一坐下来，她立马扒拉开她身边的病人挤过来，用我听着相当费劲的普通话介绍病情，她说的话我只能听懂一半，然后声泪俱下不停数落老伴不该带她出来走亲戚，不停要我给她开最好的药，争取两天能好，任我百般劝说也无济于事。在第5天的时候我实在是被她弄得没有办法，只能给她说要不你去华西看看。去华西看了之后，教授几句话就把她说来闷起了，这下开始安安心心治疗，再也不拉着我要我两天就治好了。

以我的临床经验，只要病程在一年以内，正规治疗，大部分面瘫病人都能恢复，只有极少数病人会有后遗症，比如面肌痉挛、耳鸣，或者听力下降等等，这个与病人的年龄，有没有其他疾病，治疗是否及时有很大关系，当某一天早上起来突然发现自己嘴巴歪起了，别紧张，别害怕，就是个常见病——面瘫，把自己交给正规医院的正规医生，排除肿瘤等因素，基本没有太大问题。

十九　面子和里子

很多人好面子,我有时候也未能幸免,因为生处这个看颜值看荷包胜王败寇的时代,有时候身不由己。现在的人们,在乎的无非就是:票子,位子,房子,车子等等。别人比自己有钱,羡慕嫉妒恨啊,别人位子比自己高,心里总是疙疙瘩瘩。心理学家说,其实人多多少少都有嫉妒的劣根性。这并不是说人不能没有欲望,但有时候我们会为了所谓的面子,弄得自己身心俱疲,赢了面子,却输了里子。

我的病人即有亿万富翁,也有普通人,还有一贫如洗的乞丐,我曾经天真的以为,亿万富翁应该是烦恼比较少的吧,他们可以满足自己很多的欲望,可以住别墅,开豪车,玩游艇,享受奢侈的生活,但他们也在我面前抱怨,他们也失眠,依靠安眠药才能睡着,他们也会因为陪各种人物往死里喝酒,有个我认识的开发商老总已经因为胃出血住了几次院了。他们也会在我面前说:"过得好恼火,活着真没意思。"有个富翁年轻时做工程,太辛苦把身体弄垮了,他现在是华西,成都几家医院的常客,右肺切了三分之二,全身几乎就没有一个地方是好的,到处都是毛病,才50多岁看着就象70岁一样。他给我说:"想想那时候真苦啊,有时候一天就吃一顿饭,跑工地风里来雨里去,到处培笑脸,到处求人,有一次去要工程款被人在头上砍了三刀,真 TM 不是人过的日子。房子全国各地到处都有,美国澳洲也有,可是能住几次啊?如果能再活一次,我真不该那么拼命挣钱了,以前节约舍不得花钱,现在大把大把得送进医院,竹篮打水一场空啊,真羡慕那些没什么钱的人,天天过得那么开心,我们做生意的,累啊。"没钱的也在说:"狗日的某某,又换车换房了,不知道整了好多钱。"

2011 年 8 月出版的《滇池天下》杂志有篇报道:"中国富豪死亡调查":19 个月 19

名富豪相继离世,生前最高财富超 14 亿,最年轻的仅 39 岁,平均年龄 50 岁,其中自杀身亡的有:金利斌——内蒙古包头惠龙集团董事长;高庆国,万昌科技董事长;卢光强,珠光集团钢结构有限公司董事长;贺旭亮,华光股份总经理;张树鸿,佛山利达玩具董事长;赵恩龙,山西鑫龙集团董事长;徐凯,陕西金华集团副总裁;赵庆斌,哈工大高科技风险投资有限公司总经理;魏东,九芝堂集团掌门人;乔金岭,前河南首富,黄河集团董事长。疾病猝死:李学军,成都百事通总经理;王嘉民,兴民钢圈董事长;江上舟,中芯国际董事长;吴征,百视通 COO……

　　大街上到处都是行色匆匆,面无表情,凝重疲惫的脸。浮躁与不满,是当下最常见的情绪,这种情绪就像病毒一样,到处传播着。我已经不记得自己什么时候放过长假了。我休息的时间很少,开诊所初期,整整 1 年,没有休息过一天。有时候我问自己,这是干什么呢? 我要的生活是什么呢? 我为什么要这么透支自己? 为什么不能停下来? 有时候会觉得来自心底的彷徨与迷茫。我们没有来自内心的安全感,我们常常为了所谓的面子,为了不被现实无情的抛弃,为了能结婚,为了能住上房子,开上好车疲于奔命……明明知道这些没有太大意义,不是自己真正想要的生活,但我们没有办法抗拒,没有办法脱离,这就是自己短暂一生该追求的生活吗? 我们虽然知道自己想要什么,但是我们却总是被人群裹挟着没有退路。

　　我也可以过简单的生活,可以粗茶淡饭,可以闲云野鹤,世外桃源,可是,总的住房子吧? 孩子总得读书吧? 读书就要选择好点的学校吧? 选学校就要给钱吧? 家人会生病吧? 生病就得住医院吧? 人总会老吧? 老了得要生活费吧? 总得吃饭吧? 有时候得参加同学会吧? 你的老婆总得有一两件 LV 吧? 英雄也会为五斗米折腰。这是我们这个时代无法逃避的现实。我去了澳洲,美国,新加坡,新西兰等国家,那里的基础实施很多没有国内的好,有些街道坑坑洼洼,楼房破旧不堪,很少看到有巨型的广场,那里大部分都是纯天然的乡村,路边就是杂草丛生,没有国内的那些人造景观,也没有像我的家乡,挖平了几座山,就是为了建一个人工湖,我们城市的规划者们想过对生态环境的破坏吗? 生态环境一旦破坏,要修复起码要好几十年,原始的,没有经过雕琢的风景,才是最美的。国人好面子,目光所及,到处都是高楼大厦,大广场,大马路,路上跑的豪车比发达国家的还多,奢侈品销售世界排名前三,而发达国家的人好里子,就连华尔街也是一条凹凸不平的小巷,他们对环境对资源的保护做到极致,谁才是真正的聪明人,不言而喻。我们什么时候才能真正的重视自己的内在,让自己内心强大而不只是外表光鲜?

面子，说白了就是一个人处在什么样的社会阶层。刚开始在单位上班的时候，曾经有钱的朋友请我去 5 星级酒店吃饭，我看了看菜单，掂量掂量自己的钱包，自惭形秽。一顿饭就是我两个月的工资。从那时候起，我就觉得某一天我也要理直气壮的到那里去消费，我不是想过奢侈的生活，但我不想这辈子就做个酒店玻璃门外匆匆而过的人，去那种地方连底气都没有。因此，付出了比他人多得多的精力与时间，当某一天我做到的时候，我终于可以坐在玻璃门里面，在短暂的虚荣心满足了以后，我也发现这不过如此而已。我并没有以前想象的那么开心，那种历经艰难终于企及的目标实现了以后，突然就觉得有点空了，有句话是这么说得：世界上有两件事最让人痛苦，一件事是你想一个东西总是得不到，第二件事是你终于得到了。

所谓的面子，只不过是昙花一现的虚荣而已。面子，真的那么重要？当我们终于达到自己想要的高度时，才发现高处不胜寒，空荡荡的一无所有。我们说不定已经遍体鳞伤，说不定已经疾病缠身。我们如何在严酷的现实面前，在经历那么多的艰辛与挣扎以后，不至于迷失，不至于连回心灵的路也找不到了。做为医生，我能更清楚得看到，那些外表光鲜的人背后，是一件千疮百孔的袍，在强颜欢笑的背后，是一个人独自神伤，一个人看着伤口慢慢愈合。我很佩服那些经历太多困苦依然面带微笑的人，他们的内心是坚强执着的，没有人能真正击垮他们，他们就是一片宁静的湖，几颗石头只会在水面泛起一点涟漪，随后便是心静如水。有个 50 岁的中年大叔，他自己就有糖尿病，高血压，已经并发腔隙性脑梗塞了，并且家里还有两个瘫痪的老人，但是他的脸上看不出一点疲惫和沧桑，他的脸温柔厚道，属于那种一眼望去就会让人觉得踏实的那种，并且，在他治疗的那个月里，我没有看见他的情绪波动过，任何困难一肩抗，并且他的口碑人缘极好，他总是尽自己所能帮助别人，他带得学生过了几十年依然会给他打电话，来看望他，这就是人性的力量，他是我学习的榜样。

为了面子，我们应该努力争取，奋力相前，为了里子，我们应该在适当的时候，停下来；这其中的平衡点，就是你对自己，对健康的态度。千万别因为一直向前，而忽视了自己的里子，世界上没有后悔药可买，也没有从头再来这么一说，什么时候为了里子停下来？什么时候应该对各种可以推脱的负担说："不"，什么时候可以爬上山顶，什么时候可以下山，而不是这山望着那山高，永远没有尽头。生活其实是公平的，你某些方面可能比别人强，但是别人玩得忽而咳哟，别人睡得四脚朝天，你却起早贪黑，熬夜，喝酒，陪笑脸，被人欺负了泪往肚子里流……真的，做为一个医生，看到太多的疾病疼痛，看尽了世间冷暖之后，我懂。我能理解那些光鲜背后的孤独与落寞，奢华背后的独自黯然神伤,觥筹交错之后的暗自垂泪。那些太多身体,心灵的折磨,那些太多的不能对任何人说的,伤口与疼痛……

　　给自己找个平衡点吧,可以是一个爱好,可以是和朋友家人的长谈,可以是大汗淋漓的一次长跑,可以是一次被窝里痛快的哭泣,可以是一次一个人的旅行,可以是山顶上一次痛快淋漓的呐喊……实在抗不住了,可以去找医生,还可以去找心理医生,因为身体是自己的,心也是,别只在乎身体是不是有病了,心灵更需要你的呵护。不要失眠,不要为了一个目标寝食难安,更不要为了达到一个目的,而彻底得放弃一些东西,即使某一天你终于得到了,你的里子已经彻底变了。再也找不到自己了。面子,里子,孰轻孰重,其实就在你的一念之间。不要为了面子,伤了里子,最后一切都灰飞烟灭。

二十　没有口福的痛风

世界上最远的距离，不是生与死，而是面前摆着一顿大餐，痛风病人却不能下口。据文献记载，在古代，饥荒年代痛风病人是很少的，只有在物质供应充足的和平年代，痛风病人才会增多，并且多见于达官显贵，所以痛风也叫"富贵病"。现在该病多见于需要长期应酬，大鱼大肉，烟酒过多的人。每次我接诊痛风病人，都会给他们嘱咐很多不能吃的食物，成都是吃货的天堂，病人们常常叹气说："唉，这日子怎么过啊，都是我喜欢吃的，咋个受到了？我只有看到别个吃我流口水，造孽，造孽。"

我父亲因痛风引起双侧肾脏结石，肾萎缩继而诱发尿毒症去世。我们家族就有痛风遗传，我爷爷那辈有痛风，我爸那辈就我爸和几个堂叔是痛风，我这辈我有两个堂兄是痛风，我们的下一代已经有 20 多岁就已经痛风发作的亲戚了，想想就心碎啊。我也有可能在某一天晚上睡觉前还好好的，早上起床关节突然就痛了，甚至床都不能下，那有什么办法，家族给我的厚礼，只能接着。所以我坚决不能让自己长胖，因为一但胖了，得痛风的机会就更大。我爸 60 岁痛风第一次发作，我给点降尿酸的药以后就能控制下来。我爸有时候不忌口，家里是开饭馆的，他最喜欢的，就是肥肠汤，肉汤里的嘌呤含量是最高的，导致经常反复发作，2004 年他住过一次院，当时体检各个系统还正常，第二年我发现他的脸色有点苍白，精力也大不如前，到医院查肾功，当时很意外，肌酐严重超标，又去了其它几个医院查，最后在省医院确诊：尿毒症。然后就是腹膜透析两年，血液透析 4 年，开始和各级医院打交道。他一共在华西住院 13 次，其中大大小小的手术做了 6 次，望着他日渐憔悴的脸，看着他慢慢得衰竭，我深感内疚与无助。明明知道尿毒症只能靠血透维持生命，但还是希望有奇迹出现。当最后一次造瘘失败,我把他送回老家,我一生勤劳坚强的父亲,为了儿女含辛茹苦,到该享福的时候却摊上这个病,这是最大的遗憾。我在一个论坛上发了一个帖子——《带上父亲远行》,记录我当时的心情:

我的父亲今年72岁,3年前在四川省人民医院确诊为肾衰竭。小时候的我淘得厉害,记忆最深刻的是有一次爬树捅马蜂窝,结果下树时踩到一只马蜂,马蜂蜇人特别痛,我就在树底下痛得活蹦乱跳,脚很快肿了,然后父亲背了我整整两个星期去上学,风雨无阻。然后就是离开父母,读书,工作,那几年很忙,很少回家。直到有一天父亲病了,我带着他辗转在成都的几家医院,最后在省医院确诊。那天我在医院的阳台泪如雨下,才发现这么多年,很久没有认真和父母在一起了,他们已经日渐衰老,他们已经满头白发,而我,却因为工作很少回家。"树欲静而风不止,子欲养而亲不在",我不能让自己有这样的遗憾,然后调整自己的时间,然后经常回家,在他们眼前晃来晃去,我知道他们是高兴的,我还是他们的淘气小儿子。

有时候自己的努力其实很简单,就是想让父母看到。曾带着父母去旅行,曾开着车带着父亲去成都周边游玩。我知道他的时间可能已经不多,我只是想让他在生命的最后一刻,享受到我应尽的孝顺。父亲年轻时非常辛苦,他所付出的,比我给予他的要多得多。那天我带他去爬一座很小的山,他是在我的搀扶下上去的,他的背已经不再挺拔,当时心里一阵酸楚,依然记得小时候他背着我走在上学的路上⋯⋯

老爸在华西肾内科住院的时候,我惊讶得发现,那么多的年轻人,那么多看上去很健康的人得了尿毒症。其中就有一些是痛风引起的。因为生活方式,饮食结构的改变,我的痛风病人越来越多,这个"富贵病"正在人群中悄悄的发生。如果你不幸得了痛风,或者说你的家族中就有痛风病人,那你就要小心了,痛风的第一次发病会让很多人摸不着头脑。因为它来的太突然了,痛风痛风,来去无踪。晚上睡觉前好好的一个人,第二天早上某个关节就痛了,大部分首发部位是大脚趾,有些病人疼得只能让人扶着,或者背着来,我遇到过大小伙痛哭流涕的,这时候家属往往半信半疑:"真的假的哦,昨天你跑得飞快,今天就那么严重? 有没有那么痛嘛? 你是不是装得哦?"没有得过痛风的人体会不到那种痛苦。如果你不幸成为一个痛风病人,那么,请听听我的建议:

1. 先来弄清楚痛风是怎么回事。痛风概念,摘录自《内科学》第四版,上海科学技术出版社:是一组遗传有关的与嘌呤代谢紊乱和(或)尿酸排泄减少所致的高尿酸血症所引起的疾患,男女比例为:20:1。临床表现有急性发作的关节炎,痛风石形成,尿酸性尿路结石等,严重者可并发全身痛风石,晚期可并发高血压,尿毒症。2000 年 7 月我曾经接诊过一个严重痛风病人,全身只要有关节的地方,到处长满了大大小小的包块,就连头上也有几个大包,耳朵一个口子流着血水,破溃后流出白色豆渣样物(尿酸钠结晶),手指,双脚因为痛风肿胀变形,右脚只有一根小脚趾还在,其它的都已经断掉了,面如死灰,奄奄一息。一般人看着这样的病人头皮都要发麻,家属介绍说得痛风 30 多年了,一直好酒如命,即使病入膏肓,还是想喝酒,自己把自己的身体折腾成这样,回天乏力。我们只能对症治疗,减轻病人的痛苦。

2. 必要的饮食控制是必须的:烟酒,生猛海鲜,火锅烧烤,肉汤豆制品,动物内脏等等该忌口的,你就应该忌,别老是觉得痛风又不是什么大毛病,死不了人,该吃吃,该喝喝,痛了就自己找个药店配点药,把痛止住了事。1998 年我遇到过一个病人 20 多岁就得了痛风,并且他特别嗜酒,每次痛风一发就吃止痛药,实在不行就吃激素,激素虽然见效快,但是不作为一线药物,因为副作用太大。结果 3 年不到双侧股骨头坏死,那时候做一个股骨头置换术费用大概是 6 万多元,双侧就是 12 万,那时华阳当地的商品房价格每平米 600 多,她爱人说他的屁股上安了两套 100 平米的房子。四川人都喜欢火锅,烧烤,干锅之类的,这些食物高盐,高胆固醇,高油脂,高嘌呤,再加上喝点啤酒白酒,痛风很容易就复发了。网上可以搜食物嘌呤含量表,日常我们常吃的食品嘌呤含量都可以查到,多了解了解,按照它的要求去吃,痛风复发的可能性会小一点。每天要多喝水,保持在 2000ml 左右,多吃素菜,少吃肉类,在痛风没有发作的时候适当锻炼,肥胖的病人建议不要长跑,以免加重膝关节关节退变,锻炼要循序渐进。

3. 有个原因可能有些病人会忽略,过度的疲劳也可能诱发痛风发作。有些病人就觉得奇怪了,我明明很注意饮食啊,为什么痛风还是爱复发?那你经常熬夜不?生活压力心理压力大不?长时间工作,开车,打麻将等等,过于疲劳,心力交瘁,都有可能诱发。痛风后期容易影响肾脏,因为尿酸结晶沉着,容易引起肾结石和肾萎缩,后期就会出现高血压和尿毒症。

4. 请注意保暖,特别是下肢的保暖。很多痛风病人自己觉得身体刚刚的,大冬天都不注意。寒冷刺激也有可能诱发痛风,痛风过于频繁的发作一来影响生活质量,二来你看看治疗痛风的药,对肾脏的伤害是很大的,再加上痛风容易引起尿路结石,这几管其下,你脆弱的肾脏能经得起几年折腾?如果得了尿毒症,你的整个人生将发生天翻地覆的变化,你将终生与腹透,血透为伴,非常痛苦,我父亲的病友,有几个血透过程中就去世了。即使换了肾,一个肾只能维持 10 年左右又要换,我知道的两个换了肾的病人,每个月的排异药费是 5000—7000 元,这么高昂的医药费往往使病人的家庭举步维艰。

5. 别轻易相信那些能根治痛风的各种药物,病急乱投医,这个可以理解,但如果你知道痛风究竟是怎么回事,你就明白,那些所谓的根治药,基本就是一骗局。当你注意饮食,注意生活方式,适当运动,你就会发现,痛风发作的次数会越来越少,那你和健康人,没有什么区别。姚明说的:"你怎样对待你的身体,你的身体就怎么对待你。"

痛风病人们,请推掉不必要的应酬,请戒烟限酒,注意饮食,当你有一天因为痛风得了尿毒症或者其它不治之症,即使你是高官富甲,也会因为疾病提前把自己送入火葬场,身体是你自己的,它才是你生命中最重要的支撑。

二十一　重预防，还是重治疗？

很多朋友对疾病的认识，还是以治疗为主，我们总是在身体出现小问题的时候忽视它，拖延他。人体有强大的代偿机制，它可以硬挺着让你暂时不出问题，但是代偿期一过，它的病变就覆水难收，再怎么治疗，也恢复不到健康的状态了。但是，你也是可以不生病的，有很多疾病是可以通过合理的饮食，坚持锻炼，良好的生活习惯，心理调节等避免的。现在中国到处弥漫着金钱的味道，到处充斥着浮躁与脏乱，我们为了钱忽视了健康。很多人都是这样想的，生病了，有钱就可以了，住最好的医院，找最好的医生，但是有些疾病就目前医学水平而言是没有办法解决的。前段时间在网上看到一个帖子，很多年富力强的中青年人健康形势严峻，因为长期的应酬，劳累，精神紧张，工作压力，失眠，焦虑，等等得了不治之症。李开复在查出得了淋巴癌后，感慨到："现在觉得为了事业牺牲健康是不值得的，那时候和同事们比赛着加班，有时候一天只睡两三个小时。"李开复可以在最好的医院用最好的仪器治疗，但是普通人呢？以自己生命为代价，换得所谓的成功，成功了，人死了。

关于预防疾病，以下是我的几点建议：

1.每年体检一次，基础体检就两三百块钱，可以了解你的身体状况。体检完了，很多人就把体检报告丢在一边。当查出问题了，哪怕是小问题，也不能忽视；有些人是鸵鸟心态，以为自己不去关注，健康问题就不存在一样。比如临界高血压，初期没有任何症状，任其发展就是一级，二级，三级高血压，心脏，脑血管，肾脏就出问题了。（我曾经遇到过血压高达 190/110mmhg，但是还是没有症状，病人红光满面，精神抖擞），医生的建议也当成耳边风，吃药也是有一顿没一顿的，记着了就吃，没有记着就忘了。还有高血脂,糖尿病,转氨酶异常,蛋白尿等等,很多人不重视,小问题长期累积就是大问题。

2. 戒烟限酒。那些需要应酬的成功人士,当你端起酒杯的时候,想想它就是你的慢性毒药,抽烟就更不用说了,国外的烟盒上印满了触目惊心,让人作呕的恶心图片,国内的只有一行小字——吸烟有害健康。有朋友就说了,我就那么一点小爱好,全部戒掉,那活着还有什么意义呢? 说这种话的人,其实是对自己的健康不负责,有很多病人在我面前说,戒烟限酒很难很难,但是,当我问起偏瘫病人还会抽烟喝酒吗? 他们自己就把烟酒戒了,他已经知道这个后果了,虽然已经太晚。所谓没有恒心没有毅力,那只是因为没到万不得已的时候。当你因此而生了重病,不用医生提醒,你自己就会戒掉,当然也有宁死不屈的,好吧,你赢了,但是你输了你的命。

3. 放弃一些东西,人不能太贪了,什么都要得到,你真觉得大房子,豪车,同学会,面子那么重要吗? 你真的觉得 GUCCI、DIOR、CHNAL,名表重要吗? 你愿意用生命去换这些吗? 我们现在干得很多事情,就是用我们的命在换,尽管有时候身不由己,但是我们总还是可以选择对自己的身体健康最小的伤害方式,去实现自己的梦想。事业和健康并不冲突,"若有恒,何须三更起半夜眠,最无益,一日爆十日寒。"当今天的工作完不成时,那就明天继续做,明天太阳照样升起,来日方长,君不见太多长期熬夜的 IT 人士倒在办公桌上。钟南山院士在成都的演讲我去听了,他说健康是玻璃球,掉地上就碎了,而事业是皮球,掉地下还可以弹起来,因此,事业和健康同等重要。

4. 工作别人可以帮你一把,但是生病,哪怕是你的亲人,也无能为力,没有人帮你痛,也没有人帮你分担。甚至,你会失去你的爱人,亲人,有句俗话:"久病床前无孝子",我见过很多儿女细心照料父母的,但是,也有很多对老人不好的,当你成为一个家庭的累赘,连夫妻都会反目,因为生病被家人抛弃,凄凉度余生的我也见过不少。到那时候,你即使想喝一杯水,也要别人端给你,记得一句话:"没有任何人,任何事,值得你赔上自己的生命。"

5. 从每一天做起,别等到 30 岁,40 岁,别以为年轻就可以为所欲为,长期不爱惜自己,就连汽车都需要保养维护呢,更何况你那精细卓绝的身体。我刚开始进健身房时,发现凡是身材好的,不管是男士还是女士,都是喜欢锻炼的人。我在网上看到一幅漫画,当别人开始晨跑的时候,你还窝在床上睡觉,当别人开始健康饮食的时候,你窝在沙发里吃着爆米花,当你坐在电脑前电视前一动不动的时候,别人还是在锻炼,结果是你嫉妒得说:"凭什么那个女的身材那么好?"我用了两个月时间减掉了自己凸起的肚子,人的整个精神面貌好多了。一周两次,每次一个小时,就可以让中年大叔的身体恢复到健康状态。就不要给自己找借口没有时间了。即使你不去健身房,你在家里也可以买个哑铃,一根跳绳,跑步机都不用买,网上无器械锻炼视频一搜一大把,平板支撑在地上做都可以,这只需要你用一集电视剧的时间,一次刷朋友圈的时间,你的身体将会发生让你惊喜的变化,何乐而不为?

6.不要对医生抱有太多幻想,别对现代医学有太多的奢望,既然你那么讨厌医生,讨厌进医院,那么你完全可以把自己身体养好,对医生医院不屑一顾。我们可以把人类送上太空,可以发现上百亿光年外的天体,可以发明超级计算机,但是我们对细菌,病毒,H7N9,SARS,埃博拉,AIDS,肿瘤仍然无法攻克,对我们的身体仍然有很多未解之谜,仍然有许多无法治疗的疾病。每天医生接待数十个病人,你只是他的一个匆忙过客,有个网友写道:"既然你们是白衣天使,就应该让病人有在天堂一样舒服的感觉。"看到这句话我情不自禁的笑了,您的要求真高啊,医生已经累成狗了,我们有时候都自身难保,还要让我们伺候您,让你觉得象在天堂一样?

7.了解你的家族病史。有些病是要遗传的,你的家族有些什么样的病,你的亲人去世的原因是什么,都应该心里有数,然后积极预防。美国女明星安吉丽娜.朱丽因为家族乳腺癌遗传,提前切除双侧乳房。我们家就是个痛风家族,我妈妈有糖尿病,很多次晚上当我足趾头有一点痛的时候我就心头一紧,:"完了,痛风发作了。"还好目前为止没有发生过。这和我注意饮食,平时也要锻炼,并且绝对不容许自己太胖有关系。有时间的时候多和父母聊聊天,顺便了解下上几辈的健康,寿命情况,这样,你就会知道,在日常生活中可以避免一些危险的诱发因素。

8.敬畏某些东西。别天真的和一些你驾驭不了的东西挑战,比如挑战酒驾,比如拼酒,比如挑战悍匪,挑战你身体的极限,冲动是魔鬼,别为了一些很小的事情,挑起争执或者打架斗殴,你有可能骨折,有可能重伤,有可能伤及头部昏迷休克甚至死亡,有可能搭进去自己的后半生。佛说:"根本不必回头去看咒骂你的人是谁,如果疯狗咬你一口,难道你也要趴下去反咬他一口吗?"

不管你的身体是高矮胖瘦,丑还是美,只要它是健康的,你就可以活得没有那么痛苦。现在不知道那些第一批选择用奥美定丰胸的女士们怎么样了?她们把有毒的东西注射进自己的身体里,CCTV报道全国有很多注射奥美定出现严重病变的人,丰胸是会有癌变机会的,你值得吗?那些拼命减肥的,那些为了取悦他人对自己的身体动刀的,你想没有想过,哪怕你是奥黛丽.赫本,也有容颜老去的一天。大S曾经说,只要有人对自己说,这杯水喝下去你就会变美,哪怕明明知道这水有毒,她还是会选择喝下去,估计这是她开得一个玩笑吧,以自己的身体健康为代价的美,都是昙花一现。人更多的应该是丰富自己的内涵,保持自己的身心健康,你就可以一直美到100岁。

"上医治未病。"我们每个人,都是自己身体的上医,当没有生病时候我们先预防,先保养,所花费的精力,时间还有金钱比生了病再去治疗少得多。有空的时候我们都应该去医院看看,那些深受病痛折磨的人,他们是我们的警钟,如果我们不想某一天象他们一样,我们就应该防患于未然,把疾病控制在初始阶段,我们才会无病一身轻,延年益寿,颐养天年。

二十二　偏瘫之痛

　　偏瘫,是针灸科临床接诊较多的病例。发病急,病死率高,致残率高,是老年人的三大死因之一,最近几年发病年龄更加年轻化,我们接诊最年轻的脑出血病人是23岁。这个病人没有其他爱好,就喜欢喝可乐,每天小瓶装可乐要喝3瓶,再加上在糖果厂上班,平时爱吃糖,结果糖尿病(并没有家族遗传史)诱发脑出血,80ml的出血量,在华西做了手术后转到针灸科,当时我接诊的时候他是坐着轮椅来的,他的父亲抱着他8个月的孩子,一家人没有一点生气。30——40岁的病人也不少,青中年偏瘫,家里的顶梁柱塌了,上有老下有小,生活状况可想而知。

　　偏瘫是脑血管疾病引起的一个症状,最常见的有脑出血,脑血栓,脑梗塞,另外颅内肿瘤也会引起偏瘫,这种情况相对来说发病率少一点。缺血性脑血管疾病(脑血栓,脑梗塞)前期有一个很重要的症状叫短暂脑缺血发作(TIA),病人出现一过性眩晕,短暂性口齿不清,手脚发麻等症状,但是一般会在24小时左右恢复,当你或你的亲人出现这样的情况,那么你要高度重视,因为5年左右有高达25%—40%的病人发生中风,还有的病人出现大腿外侧麻木,从中医角度来说,这也是一个中风先兆,及时去医院体检是必要的。

　　以下部分内容摘录自《内科学》,上海科学技术出版社第四版:

　　脑出血:发病急,一般在情绪激动,用力做事,运动后发生,半数病例有呕吐,昏迷,肢体瘫痪等,出血部位不同症状不同,出血量过大,抢救不及时病死率很高。我们接诊的脑出血后期康复病人发病的时间地点各种各样,有倒在麻将桌上的,有和人吵架发脾气的,有酒桌上发病的等等。脾气急躁,性格外向,A型人格发病率较高。

脑血栓:发病较慢,多在夜间安静或者睡眠时发生,我的病人非常想不通为什么睡着睡着就瘫痪了。在发病早期常有头痛,眩晕,记忆力下降等。症状预后与梗死面积大小及部位有关系。脑血栓发病虽然没有脑出血凶险,但是它预后比脑出血更差,康复期更长。

脑梗塞:指脑动脉被进入血流的固体,液体或者气体堵塞,发生脑栓塞,常见的有风湿性心脏病,心肌梗死,二尖瓣脱落等,多见于青中年,随时都可发生,起病迅速,这类型的病人往往是家里的顶梁柱,如果梗塞面积过大,常常遗留严重后遗症。

中风偏瘫的常见原因有:1. 高血压;2. 糖尿病;3. 高血脂肥胖血液粘稠;4:大量饮酒,暴饮暴食;情绪激动,过度疲劳等。其中,高血压和糖尿病是最危险也是最常见的诱发因素。

当一个人得了偏瘫,是严峻残酷的。原本正常的生活完全被打乱,平时很好强,现在连翻个身都困难,拉屎拉尿都要人护理。我曾经看到很多瘫痪病人眼里的泪水,他们望着头顶的天花板,目光呆滞涣散。有一个宜宾的 37 岁偏瘫病人,我记得他姓李,一家建筑公司的老总,因为长期烟酒饮食疲劳导致高血压脑出血,这对一个正当壮年的男人来说是无法接受的,原本气度不凡的一个人现在只能简单得说几个字,连自己的名字都说不清楚,口水长流,只能在两个人的搀扶下勉强走几步。他的事业,他的家庭,基本就崩塌了。老婆在华西照顾了他 3 个多月,看着他已经没有太大希望恢复到从前,一走了之。两个孩子一个初中,一个小学,父母已经白发苍苍,白发人照顾黑发人,这也是大不幸。在针灸了差不多 2 个月,情况略有好转,因为出血量太大,肢体功能只能恢复到 40%,他的后半辈子怎么过?

有些病人偏瘫后性格会发生变化,原本内向的人会变得话多,有些病人相反,原本开朗的人会变得沉默不语。还有的会失去记忆,痴呆,有的并发癫痫等等各种症状。我有个农村的老大爷每天念叨:"葱葱,蒜苗,韭菜"没完没了,他已经不认识他的家人了,在他的意识里,只记得那一两亩地里的庄稼。中风病人的预后与 10 大因素有关(百度可以直接查到),还有一个重要因素,那就是家庭支持和病人的康复意愿。家庭支持,对偏瘫病人是相当重要的。我既接诊过干干净净没有异味的病人,也接诊过蓬头垢面,屎尿糊着,长着褥疮的病人。有少数家属是希望偏瘫病人早点死的,他们觉得这就是一个累赘,恶语相向,不给病人翻身,不给病人洗漱,甚至吃饭也是饱一顿饿一顿,这已经构成了遗弃罪吧?如果护理不到位,很容易出现三大并发症:褥疮,泌尿系感染,呼吸道感染。有个老大爷 5 个儿女,每次来针灸 4,5 个家属,但是把大爷抱上床以后，就消失的无影无踪，有去喝茶的，有出去溜达的，有去买东西的，我们叫都叫不住，"交给你们我们放心的很，我们出去一会儿就回来。"每次都要护士给大爷脱衣服，有好几次在针灸过程中拉屎拉尿，儿女回来一顿乱骂，大爷抿着嘴巴无声的抽泣，可想而知大爷能活多久？

有些病人，本来梗塞（或出血）面积并不大，也不是关键部位，预后是很好的，但是，有些家属照顾不了多久就不耐烦了。康复的最佳时间是发病后的前三个月，就在这最佳康复时间里，有些家属也不会送病人过来治疗。即使治疗，也不会坚持多久。眼看着病人一天天好转，医生护士都很高兴，但是，病人家属还是嫌慢，他们觉得偏瘫就象感冒一样，几天就能好，我们常常耐心得解释，家属还是不听，放弃治疗，我们只能看着没有办法。病人就在家里有一顿没一顿的耗着，有病人坚强点的，可以支撑着自己活几年，抑郁的，过不了多久就会逝去。

偏瘫康复是需要医生患者互相配合的，除了常规的康复针灸理疗以外，还有康复治疗技术 PT（物理治疗），OT（作业治疗），ST（语言治疗），病人自身也要加强瘫痪肢体的锻炼。有些病人把康复的所有希望寄托在医生护士身上，一天的治疗时间毕竟很短，更多的时间，还是需要病人和家属自己锻炼，活动各个关节，促进瘫痪肢体功能恢复。有些家庭条件好的，儿女孝顺的，会迁就病人，总是让他们休息，休息，反而不利于偏瘫病人恢复。在医生护士指导下，学习日常生活技能，逐步生活自理，青中年要求就更高，他们担负了养家糊口的重任，以回到工作岗位为最佳康复目标。

有一个不能忽略的因素，偏瘫病人复发率很高，著名医学杂志《柳叶刀》的一篇论文写到：有 15% 的病人，会在发病 1 个月内再次中风，发病 1 年以内，这个比率不断上升。有学者把中风归纳为："四高一多。"即发病率高，死亡率高，致残率高，复发率高以及并发症多。据国外一家医学网站统计：脑血管疾病存活者中，在 5 年内有 20%—47% 的复发率。我接诊的病人中，多次复发的比例占到 30%。即使我们一再嘱咐病人，一定要控制血压，控制血糖，戒烟限酒，保持健康生活方式，但还是有病人以为中风康复了，就万事大吉，继续折腾自己的身体，药也不按时吃，很多病人觉得没有哪里不舒服就不吃药，还有的病人敞开了吃大鱼大肉，抱着"宁愿疮流脓，不愿嘴受穷"的心态，结果一两年又再次复发。第一次中风症状一般比较轻微，恢复很快，病人基本能回到正常生活，和健康人几乎没有区别。第二次，第三次复发，就会越来越严重，康复也越来越困难。当你的亲属曾经中风，一定要经常让他监测血压血糖，定时体检，注意健康生活方式，只有这样，才能减少复发的机会。

现在,越来越多的社区,乡村,街道在开展体检服务,越来越多的医生护士们进入社区,下村下乡,他们给老百姓带了最基础的健康保健,这是减少脑血管疾病发病率的一个积极因素,预防所花费的时间精力金钱成本,比起得病后的治疗要少得多。当体检时发现你的血压,血糖不正常了,你的体重超标了,你的血液粘稠了,你出现眩晕,手脚发麻了,那你就要按照医生护士的要求,尽快控制血压,血糖,治疗心脏病,和过去的不良生活方式再见,积极锻炼,中风偏瘫会离你越来越远。

二十二　偏瘫之痛

二十三　敬畏你的身体

　　我们的身体,是一个复杂得让人叹为观止的东东,牵一发而动全身,你对身体,最应该保持的一种态度是——敬畏,因为它的精密程度完全超过了任何一个机器,它的每一个系统,每一个功能,甚至每一个细胞,都是那么的精细卓绝,你的每一个生命活动,你的每一次喜怒哀乐,无不牵涉这复杂的体征,它如此脆弱,脑细胞最多能耐受缺氧 4 分多钟,它又如此强大,一个寿命 80 岁的人,一生中心脏共搏动 30 多亿次,射血总量可达 20 多万吨,就象汽车需要保养一样,身体也需要你精心呵护,不要以为它永远不知道疲倦,"身体不是你的小浣熊,玩不起你的其乐无穷",对它的细致呵护,对它的尽心调养,是你应该认真对待的一件事。在生命的旅程中,我们不至于痛苦不堪,我们无法改变死亡的必然结局,但我们可以颐养天年,不那么痛苦的离开人世。对自己的身体健康负责,因为没有任何人能象你自己一样爱护自己,如果一个人,连自己都不爱护,那么,等待他的,将是无尽的病痛折磨,也许现在你的身体没有一点毛病,但当它出问题的时候,就可能完全散架了,不要对医生,或者现代医疗技术抱着太大的期望,有很多病医生是没有办法治疗的,在病面前人人平等,生了病很多人都会去拖,直到出大问题了,才去注意,但是为时已晚。

　　我接诊过很多身患重病但依然乐观开朗的人,病痛在他身上没有留下痕迹,他们的脸上一直是淡淡的,看不出对病痛的屈服。有个大爷车祸后双下肢瘫痪,他的老伴在推轮椅时把他推翻了摔倒在地,我们赶紧去扶他起来,老大爷瞪了太婆一眼,微笑着说:"要么,你就对现在的老公我好点,要么,你就去找个新的老公。"她老伴又好气又好笑,捶打了大爷几下,这是在秀恩爱的节奏呢。我们一起把大爷抬到床上,看着大爷一副悠然自得,把太婆尽在掌握的感觉,我们都笑了。

我们每个人都会走过生,老,病,死,一辈子不得病的也有,那是太少了。君不见黄泉路上无老少,记得在肿瘤科实习的时候,那些已经被判死刑的病人们,有得面如死灰,有的依然微笑从容,中医附院有个主任医师体检的时候发现肝脏有个肿瘤,当时就瘫起了,不到两个月就去世了,而他的病人同样的肝癌,比他多活了两年。我们小区有个癌症病人,在放化疗的时候历经痛苦,依然坚强乐观,她反应大的时候根本吃不下东西,总是呕吐,但是她就吃了吐,吐了又吃,终于在她的抗争之下,她多活了10多年,到现在依然非常健康,面色红润,如果她不说,根本看不出她曾经是癌症病人。人的身体有强大的自我修复能力,当你不幸得病,最大的战胜疾病的勇气来自于你自己。当你处在悲观,失望,抑郁的情绪中难以自拔时,你的身体会每况愈下,当你乐观,开朗,坚强的时候,你的身体即使不会痊愈,也会减轻痛苦增加延续生命的机会。从身患重病的人身上,我学会了坦然面对,相比他们,我们平常所遇到的困难,可以不值一提。

有些人就不理解了,我一直好好的啊,为什么一下就生病呢?昨天我还在路上走呢,怎么今天就化验我得了"癌"。没有不可能,只有会不会。

当医生提醒你:"少喝点酒。"你别嘴上答应着,心里说:"老子就喜欢这口,管你屁事"。

医生提醒你别抽烟,你就是要"饭后一只烟,赛过活神仙"。

"少吃油腻,""天天吃素?老子又不是兔子。"

医生要你监测血糖,"屁大个事情,我没得时间,我要去打麻将。"

要你每天吃降血压药:"天天喊我吃药,好球麻烦哦,少吃一顿又不得咋子"结果我就遇到过少吃几顿降压药结果脑出血的病人,后悔有什么用呢?当我把一张长长的痛风病人需要忌口的食物清单给病人的时候,10个起码有9个都喊恼火,啥子都不能吃?活起还有什么意思嘛?

你的身体带给你多彩的世界,带给你悲喜交集的人生,带你去远方,带你去爱,去感受,去领悟,去做你想做的,做你乐不思蜀的。因此,不要轻易的伤害它,用烟,用酒,用焦虑,用发怒,用无休止的加班摧残它,用无休止的纵情享乐去消耗它,有一天它会彻底罢工,让你在床上动弹不地,甚至一命呜呼。用健康和生命去挣钱,这是最不值得的生活方式。最好的办法是钱要挣,命也应该有,身体应该是你的支撑,而不是成为你的负担,让你心有余而力不足。不是每个人都可以无病无痛活到终老的,如果说后 30 年你将在病痛中度过，有些病是会让人非常痛苦的，让你求生不得求死不能，有些病对你身体的损伤是不可逆转的，就是说没有任何办法可以恢复到健康状态，这与你有没有钱，或者当多大的官没有任何关系，即使你是亿万富翁，也奈何不得。

去过几次殡仪馆，去送医院的冯爷爷，我的父亲，婶娘，还有师母。看着他们的遗体慢慢拉入火炉，关上炉门，悲痛难当。过一个多小时，就剩一副七零八落的骨架，颅骨已经成了一压就碎的纸……那时候我想，所有的名，利，痛苦，幸福，丢不下的，放不开的，想不通的，都已成灰，曾经以为生命牢牢把握在自己手中，可是，目睹亲人的逝去，目睹殡仪馆川流不息的人群，一拨拨的送葬队伍，心情沉重脸色哀伤的各种人们，高高的烟囱，冒着黑烟。这是我们每个人最后的归宿，在不久的将来，你或者我，也注定会在殡仪馆里被浇上柴油，几根锋利的大钢钎扎破肚子（据说是避免燃烧的时候肚子爆炸），一把火烧得只剩骨头，有个学者是渐动人，在临终的时候幽默得说："不要把我烧过头。"……想到这点，你就应该明白，没有什么，是值得你去拼命的，也没有任何人，是值得你付出全部的，有些人会为了情，为财，为色，殚精竭虑，提前把自己送入火葬场，何苦来哉？当然每个人都有选择自己生活的权利，快乐幸福总是很短暂，痛苦悲伤那么多是时候在等我们，如何让自己的一生尽可能的轻松惬意，个人的健康维护，个人内心的调节，与他人和睦相处，怎样面对痛苦，艰难，意外，死别，都是一种历练。该吃吃，该喝喝，该玩玩，天塌下来当被子盖，再也不一天到晚的忙工作了，有时候我们都应该慢下来，停下来，不要一直拼命赶路，就让我们有一次恣意的发泄，有一次不顾一切的爱情，有一场说走就走的旅行，有一次想要的自由。

我们有时候应该去墓地转转，最好是一个人，去看看那些曾经鲜活的生命，那些年轻，年老，甚至是小孩子，都已在墓地长眠，那些依然在微笑的黑白相片，都在述说一个个故事。我们总会殊途同归，总会有一天成为历史，成为墓地的居住客，在活着的每一天，是不是应该更珍惜，或者说活得更写意自然呢？那些名，利，权，爱情，朋友，地位，荣誉，等到了生命的尽头，再回过头来想自己的一生，会有什么样的遗憾呢？有个癌症病人是我的朋友，35 岁查出了恶性脑瘤，她的微信签名写着："这么多年来，都没有好好的爱过自己，给自己说声，你辛苦了，在以后的日子里，我会好好爱你。"非要得到健康已经无法挽回，才想起去好好珍惜，可是，还有再来一次的机会吗？

其实人真正舒服的时间不会超过 30 年，所以，在你舒服的 30 年里，在你还能自由自在活动的那 30 年里，工作，生活，享受，都应该是你用心经历的。要不等你老了，就没有那个心劲,也玩不动了,何不乘着青春年少,好好去活出生命的精彩?

　　电影《非诚勿扰2》的那个桥段,活着的时候给自己办个追悼会,或者说多想想自己某一天突然不在了,这个又不是没有可能,车祸,卒死,意外,等等,把今天当成生命的最后一天,或者能让我们想明白很多事情。人生就是一场修为,每一天都是上苍给与的恩赐,每一天,都值得你用心去体会,用心去好好生活。

　　健康与生命总是这样,它脆弱,它坚强,它春暖花开,它凄风冷雨,它精彩,它无奈,行到水穷处,坐看云起时……,在网上看到过这样一句话:现在生活的每一天,都是余生中最年轻的一天,就象许魏有首歌的名字_____每一刻都是崭新的,我们的每一个现在,都是全新的,新生喜悦,心生喜悦。

二十四　下一个癌症病人是谁？

　　我不是肿瘤（癌症）科医生，只在肿瘤病房里实习了2个月，从2008年起，即使我们是针灸科，也遇到越来越多的癌症病人。包括我身边的有些亲戚朋友查出来得了癌症。针灸科接诊的绝大部分都是慢性病，但是有些颈腰椎病，治疗效果不明显，病人又有点虚弱，疼痛厉害的话，我们会让病人进一步检查，怀疑是癌症的确诊不少。2014年的1月份，我曾经在一周之类接诊了四个癌症病人：肺癌2个，肝癌1个，骨癌1个，基本都是放化疗痛的受不了的病人。针灸对这样的病人也无力回天，最多缓解一点点疼痛而已，看着我曾经健康的病人一点点衰竭，作为医生无能为力。

　　癌症病人抛开家族遗传等因素，现在各种污染太严重了。PM2.5有时候已经严重超标，我们生活在一个充满灰尘，化合物，汽车尾气的环境里，现在肺癌已经是最多的肿瘤之一，以下数据来自百度：2012年中国癌症死亡人数为220.5万人，约占全球癌症死亡人数的四分之一，而肺癌死亡率狂飙465%。我们为了GDP，把全国几十个城市的空气变成雾霾。我们的肺还能在这样严峻的空气里支撑多久？中国工程院院士钟南山，他提出雾霾比SARS更可怕，对人体的呼吸系统，脑神经系统，心血管系统等产生威胁，特别会导致肺癌。北京十年来肺癌增加了60%，大气污染是一个大环境，比非典可怕，非典可以隔离，大气污染人们基本上都逃不掉的。中国环保部2013年1月29日监测显示，雾霾面积130万平方公里。北京城区750平方公里上空悬浮着4000吨污染物，个人的生活方式，例如不抽烟，不喝酒，在抵御肺癌面前也是杯水车薪。权威医学杂志《柳叶刀》日前发布了一份名为《2010全球疾病负担评估》的报告，这份报告出自于西雅图华盛顿大学，卫生计量评估研究所牵头进行的全球疾病负担研究项目。该项目对全球 187 个国家或地区因疾病、伤害和健康风险因素造成的公共健康问题进行了研究。数据显示可悬浮颗粒物成为中国第 4 大健康风险因素。据估计,2010 年中国有 123.39 万人的死亡与空气污染有关。当我们坐飞机要降落的时候就会发现,整个天空弥漫着黑色的灰尘,遮天蔽日,生活在下面的人根本无法逃掉。

柴静拍了一部反映雾霾的纪录片——《穹顶之下》,我仔细看了两遍,其中介绍的空气污染触目惊心。柴静做为一个弱女子,拍了一部真实反映空气质量的纪录片。让人费解的是,网站上出现了差不多各占一半的倒柴派和挺柴派。倒柴派抓住片子里的一些小瑕疵津津乐道,甚至还扒出柴静的私生活,扒出她的赞助商是美国的一家石油公司;这就是对一个说出真实情况的人的态度? 不知道倒柴的人们,有没有亲戚朋友因为空气污染患病,他们怎么会对实实在在的雾霾装做视而不见? 其他东西我们可以逃脱,但是空气污染却没有人能躲过,就是一个穹顶,全部笼罩在里面,充当人体吸尘器。在我们以雾霾为笑点,编着各种段子的时候,吸着北京的雾霾,四川的雾霾还在比较着各自的味道,还有各种风趣的打油诗在朋友圈里传播着,但我们在开心一笑的时候,想过有一天我们会得肺癌吗? 2006 年上映的纪录片《难以忽视的真相》,一部反映全球变暖问题的记录片,有一句话是这样说得:“在来得及的时候,为什么不知道清醒?”在我们还没有得癌症的时候,为什么不知道用有效的方式去改变,去杜绝,去发现真相?

2013 年 2 月 25 日《成都商报》:环保部 2 月 20 日发布《化学品环境风险防控“十二五”规划》称个别地方因环境污染出现癌症村,一份公益人士制作的“中国癌症村地图”,河南,江苏数量最多;辽宁海城市污水排放造成地下水大面积污染,附近一个村 160 人因水而亡;北京浅层地下水普遍检测出了三致(致癌,致畸,致突变)物质;根据 2000 年—2002 年国土资源部的全国地下水资源评鉴,全国 195 个城市监测结果表明,97% 的城市地下水受到不同程度的污染,40% 的城市污染趋势加重,南方 14 个省会城市中 3 个污染趋势加重,北方 17 个省会城市中 16 个污染趋势加重。我们赖以生存的水源,到处被污染着,我家乡那条曾经布满泉水的清澈小河,夏天我们就去河里捉小鱼小虾,泥鳅螃蟹,那是我童年最美好的回忆,现在已经被污染成了一条鱼虾绝迹的臭水沟,家乡已经面目全非,再也回不去了。

食品污染,也是个太严峻的问题,中国人的聪明才智已经发挥到极致,可以轻易调出各种味道,可以用各种乱七八糟的腐肉,老鼠肉,调制出牛肉,羊肉。可以用一点化学制剂调制出骨头汤,鱼汤,还有蘑菇汤,可以用工业盐做腌菜,卤鸭,我们吃进嘴里的很多东西都是对身体有伤害的。网上说中国人不把元素周期表全部吃一边,都不好意思说自己是中国人。面对如此严峻的污染,每一个国人都无法置身事外,也无人幸免。有个名人说:"中国人有一种看热闹的心态,只要不是自己出了问题,大家都觉得与自己没有任何关系。等有一天自己得癌了,才发现,原本的观望无视,到头来也是受害者之一。"当你在挣了钱,在某个地方暗自窃喜的时候,你也会掉进别人给你挖的坑里,说不定有一天你或者你的亲人就得癌了。君不见即使豪华酒店也用各种添加剂的。我亲眼见到一家规模庞大的餐饮名店用得是转基因大豆油。网上报道有个五星级酒店的老总交代厨师长:"添加调料的原则就是不要把客人吃死就行了。"

一个精神矍铄的老农民曾经对我说"中国人,自己害自己。"他家在种植枇杷,他说:"要少吃枇杷了,全是药弄出来的,从还是花苞开始,全是药,不用药的话,根本就收不成,虫子病菌早就把小果毁了。我们家里人从来就不吃,还有现在的蔬菜,也是要用各种农药,现在生活是好了,但是,病也多了,我们村里已经好几个癌症了,这全是药泡出来的东西,吃了不得病才怪,中国人啊,自己害自己。"就象柴静说得:"空气中也漂浮着钱的味道。"堂堂中华名族,连最起码的进口的东西,都无法保障,这不是自己害自己吗?对吃不起有机食品的大多数人来说,我们,只能已身试毒?因为太重利了,太爱钱了,把所有的底线全部逾越,已经没有什么东西可以让人觉得放心了。还有一直存在争议的转基因,这个我是门外汉,一点不懂,但从很多媒体上看到相关报道,转基因的危险因素确实存在。CCTV已经报道了,近年癌症大爆发可能也与转基因有关系。中国人早晚会被自己人害死,那么多移民的人,如果国内好,没有人愿意背井离乡,他们无法改变,只能选择离开,做为一个普通人,我们不应该做沉默的大多数,因为谁都会成为食品,空气,污染的受害者。

马云说:"十年后中国三大癌症将会困扰每一个家庭,肝癌,胃癌,肺癌;肝癌很多可能是因为水,胃癌是我们的食物,肺癌是我们的空气。"我的同学,35岁死于肺癌,我老家的同乡,32岁死于肝癌,我一个朋友刚结婚不久,小两口没事就喜欢到处去吃香喝辣,专吃各种火锅,香锅,烧烤等等,结果是男的死于胃癌,女的死于白血病,连肚子了8个月的孩子也没能保住。我爱人的大舅,肝癌,婶娘,骨癌......那个老农民说得话我至今依然记得。据国家权威机构报道,我国耕地面积的20%已经被严重污染,不适合耕作。泱泱大国,我们连最起码的生存的根基都没有了,我们何以为附?好在我们已经逐渐知道为了所谓的GDP付出了怎样沉重的代价,这不顾环境只求经济发展带给我们的恶果。就象妖艳的罂粟花,带给我们快感,也带给我们死亡。下一个肺癌,食道癌,肝癌,淋巴癌会是谁? 你,我,他,任何一个人都有可能,不要觉得运气没有那么背,在这样的环境下,每个人得癌的机会大大增加。洁净的水源,清新的空气,安全的食物,这些都是我们赖以生存最基础的东西,我们每个人都应该从自己做起,爱护环境,保护我们的各种资源,只有那样,我们才不至于年纪轻轻就得癌症,我们才可以健康,舒展得好好活着。

二十五　看病注意事项

当你病了,首先要明白人生病是很正常的事情,先别怨天尤人,也别期期艾艾,在医生眼里,除了癌症,都是小病,所以,先别背上沉重的思想包袱,并且,医生的诊断率并不是100%准确的,即使癌症,也有很多病人即使被医院判了死刑也活了很多年,因此没有什么大不了的,我们开始想办法吧。

先去找医院诊断,你可以选择诊所,社区卫生服务中心,各个级别的医院。国内的医院分级是这样的:有三级医院,二级医院,一级医院;三级医院里面再分三甲和三乙,二级医院再分二甲二乙,其中,三甲医院又可以分为6个不同等级,你可以根据你病的严重程度选择医院,当然,三甲医院集中了最顶尖的医护人员和最好的设备。另外熟人介绍的医生是个不错的选择,那些开了很多年依然存在的诊所也不错,去的时候别忘了找找《医疗机构执业许可证》,如果你一坐下就被医生口若悬河的忽悠买各种药,或者动不动就上千的药开给你,那你就要提高警惕了,说不定遇上了骗子,那三十六计,走为上策。

医生诊断是需要体检报告的。当医生要你去体检的时候请不要拒绝,医生不是孙悟空的火眼金睛,也不是X光机,能轻易看出你哪里出问题了,检查是必须做的。当您伸出一只手让我摸摸你有什么病或者说某个大师可以看一眼就全部了解病情,那首先我还没有修炼到那个程度,再说中医也讲究"望闻问切,四诊合一",这个世界上不用患者说话就能看病的只有兽医。那又有人说了,这是不是过度医疗过度检查?而今眼目下,医患关系成了火药桶,医生护士们肯定会给你检查清楚,以避免麻烦,当你用一种不信任的态度跟医生说话时,医生是会尽量给你做检查的,因为他们也是迫不得已。但是大部分医生是有医德的,他希望自己的病人能得到满意的诊断与治疗,也会设身处地的体谅病人的难处。当你检查出了身体有问题,那么先去百度一下吧,百度百科是比较靠谱的,它能比较全面的给你解释你的病是怎么回事。那么我们就来看看你的病是不是严重,有些病是可以痊愈的,有些病是无法根治的,有些是可以控制的,还有就是不治之症,不要以为医生可以包治百病,药到病除,真那样这世界还有死亡发生吗?

请至少选择两家医院来搞明白自己的身体出什么问题了,医学上这个叫"第二次诊断",找两个不同医院的不同专家,相对来说更加靠谱。(我给我爸爸选择的是三家医院:四川省人民医院,成都市第五人民医院,成都市第一人民医院明确诊断,治疗是在华西医大)。即使是美国日本的确诊率也不是百分之百的,那么有可能不同医生有不同的诊断结果,如果还有疑问,那就继续吧,但有些疾病是诊断不出来的,我有个肿瘤病人,是一个中学校长,她到死,都没有确诊她的肿瘤长在哪里,包括去了北京协和医院,还是没有确诊。抱歉,不是医生学业不精,就目前的医学发展水平,人体,疾病还有很多未解之谜,因为医学是所有自然科学中最难的一个学科。还有些病诊断出来以后是找不到病因的,全世界都找不出来。当你检查没有问题的时候别说:"傻瓜医生,花了我那么多钱还是没有什么问题。"你应该庆幸而不是抱怨,我们叫你忌食某些东西的时候你别偷懒或者不放在心上,这总比我们叫你赶紧回去想吃什么就吃什么好吧?

当你是小感冒,小胃疼,小伤什么的,那自己去药店配药,但"是药三分毒",这个是有道理的,比如感冒其实大部分是病毒引起的,多休息,多喝水,一周基本就能好,可以不用吃药。但如果您是类风湿,痛风等,不要经常去药店或者黑诊所配药,有的黑诊所是给你开了激素的,当时吃了立马见效,但是副作用相当大,会诱发一系列的健康问题。还有不要轻易就吃抗生素,或者打吊针,中国是全世界抗生素用得最多的国家,不要让自己的身体成了抗生素的垃圾堆。

怎么去医院看病呢?下面是我整理的小贴士,供您参考:

1. 首先您不是参加派对,不是去逛街,那么女士就最好别化妆,医生才能根据你的脸色判断一些基本情况。

2. 前一天晚上最好别吃太油腻,早上空腹,因为有可能会抽饿血检查。

3. 着宽松的衣服,不要穿紧身的,不要穿束腹带什么的,那样做检查的时候非常不方便。别在医生面前秀车钥匙,大金链,普拉达的包包,您的重要会议,上亿的工程项目,您说这些只能让医生觉得您是土豪,暴发户,如果您不想当冤大头的话,还是低调点吧。据说某个美容医院要给护士培训什么是货真价实的名牌,什么是 A 货,哪些是最新款的,以此来给美容客户推荐价位不同的项目,如果您是豪,那也无所谓。

4. 说病情的时候抓住重点,您在其他医院的检查资料最好带上,医生作为参考。

5. 请不要把脚翘得老高,直接放在医生的办公桌上以显示您的韧带或者关节非常灵活。或者直接把手摸到医生身上说:"就是这里痛。"我们会觉得很别扭的亲。

6. 医生也需要休息,他们基本不会给您私人电话,他们也不可能随时恭候您的电话以便提供咨询,如果遇到紧急情况请致电 120,(手术后患者除外)。非紧急情况请在工作时间拨打,不要凌晨 5 点过的时候打电话来问医生今天上不上班,或者询问医生附近有没有好吃的,打电话给成都交通台的飞哥更靠谱。我就遇到过病人要我去隔壁的餐馆帮他定位置,简直没有把我当外人,也挺好。

7. 请先对您的身体有个大概的了解,您对您自己身体的感受会更清楚,在表述病情的时候力求客观,不要用"大概""也许""让我想想""让我感觉下"之类的话。

8. 请配合医生,当然是要分清楚哪些是必要的,如果遇到动不动就上千的药品开给你吃,那就要小心了,怕是遇到了不良医生,情况不对,赶紧撤退吧。

9. 请依次排队,不要急,不要忙,医生需要一个安静的环境,如果您是在看病就不要说自己特别忙特别忙,谁都有事情,那请在看病的时候不要催促医生护士。

10. 每个人都是不同的,当护士给您输液的时候如果没有一针见血,请给与谅解,有些老年人,或者血管弹性不好的人是有这种可能的,请不要立马翻脸骂人,再好的医生护士也是人,不是神。

11. 一个科室就那么多医生护士,当你等候的时候耐心一点,医生也需要喘气上厕所,也需要在繁忙的工作中稍事休息,医生护士不是铁打的,照样会生病甚至猝死。

12. 你生病了心情不好可以理解,但医生并不是您的亲人,没有义务要时时刻刻关注你的感受,在他们忙碌或者怠慢您的时候请理解。

查出了病,那么,我们就开始治疗。你可以选择的地方也很多,方法也很多,你可以去比较咨询最适合你的治疗方法。但是有个前提你要明白,药到病除的情况有,但是用了药效果不是很明显的也有,有些病是需要长期、足量,以及坚持用药的,这是你自己的事情,也不能把这个责任推给医生。当你效果不佳的时候你可以进一步检查或者治疗,也请不要把你的上个医生骂的一无是处,我们都希望自己的病人康复,但有时候也会事与愿违。开始治疗后也请用心,即使是感冒也不一定两三天就能好,你不能说自己太忙没有时间就推脱，甚至一周才去医院一次，你在单位或者公司的地位没有你想象的重要，你病了死了找人代替你是分分钟的事情。所有，治疗要及时，医生也无法给你精确的康复时间，很多病人都对我说："我这病几天能好啊？"我想即使教授也不敢肯定得说你3天，7天，15天好吧？每个人的体质不一样，别人好得快不一定你也好得快，这个你也要理解。治疗有时候也是需要耐心的。

医生患者互相配合是治疗有没有效果的关键，当你找到一个值得你信赖，口碑技术都不错的医生时，你必须要配合他，一个巴掌拍不响，医生给你好的方案，你不配合，医生技术再好也是白搭，孤掌难鸣，他给你的建议你要好好记着，都是为你好，很多病是因为生活习惯不好导致的，你不能口头答应着背后继续不健康生活方式，那即使是华佗在世，也无能为力。治疗结束了，恭喜你康复了。不要觉得你从此可以高枕无忧，很多病都是要复发的，我觉得就没有根治这一说，你现在好了，并不表示你永远不再生病。你以前不好的生活习惯，不好的饮食习惯等等都必须改变了。这也是你自己的事情，与医生无关。当你病过一次以后，你就会明白健康才是最重要的，什么名利什么豪宅汽车都是浮云。

如果您不幸得了绝症，也别万念俱灰，我身边就有一些医院判了死刑又健健康康活了几十年的人，人的身体有强大的自我修复能力，那些与各种绝症，癌症抗争了几十年的人都是你的榜样，去向他们取经，去找寻心灵的寄托，积极治疗，也顺其自然，开心快乐，人连死都不怕，还有什么病是值得害怕的？生老病死，是自然规律，我们每个人都会死的，所有，没有什么是非要伤心的。当您病了，记得医生护士是你最可信任的伙伴，他们会陪着你渡过难关，你要相信大部分医生护士都是认真负责的，把他们当成您最可靠的健康守护神吧。

二十六　我怎么会生病呢？

这是我在门诊中听到的最多一句话。"我一直身体挺好的呀，几十年不吃药，怎么可能会得病？""医院是不是把我的片子拿错了？我咋个可能得那种病嘛？""你们医生不就是靠嘴吃饭的么？说什么都有道理，我又不懂。""不行，我就是不承认我是那种病。"然后我们就拿着片子，苦口婆心，病人在半信半疑中吃着半信半疑的药，但就是觉得，我不会生病。人为什么会生病捏？别急，让我从中医的角度给大家说道说道。

来看看我们的老祖宗是怎么解释人为什么会生病的。汉代张仲景著《金匮要略》指出："千般灾难，不越二条，一者，经络受邪入脏腑，为内所因也；二者，四肢九窍，血脉相传，壅塞不通，为外皮肤所中也；三者，房事，金刃，虫兽所伤。以此详之，病由都尽。宋代陈无择著《三因极一病证方论》，提出了"三因学说"。第一：六淫'风，寒，暑，湿，燥，火'天之常气，冒之则先自经络流入，内合于脏腑，为外因所困；七情，人之常性，动之则先自脏腑郁发，外形与肢体，为内所因；其如饮食饥饱，叫呼伤气，金疮崴折，疰（zhu）忤附则，畏压溺等，有背常理，为不内外因。"

中医讲人生病无非就是三种原因，外因：包括天气，自然，地域因素等等，内因：情绪失常，过度劳累，衰老等因素。其他原因：包括饮食不节，损伤，意外，房室等因素。一个人从怀在母亲肚子里开始，就会面临各种考验。我曾经接诊过很多脑瘫患儿，脑瘫孩子挺不幸，一出生，就面临比普通人辛苦得多的人生。在妈妈怀孕的时候，病毒感冒，细菌感染等，或者吃了不该吃的药，产前，产中，产后妈妈出状况都有可能损害胎儿。在分娩时，缺氧，也是个很大因素。我曾经遇到过一个孩子，她的奶奶，找算命

108

先生说一定要在某一天的12点准时生出来。结果孩子提前要生了，已经开始窒息缺氧了，医生护士一再要求家属必须立即做手术让孩子生下来，但是奶奶还是要坚持12点才做剖腹手术，结果孩子因为缺氧得了脑瘫，挺乖的一个女孩子，3岁多了仍然不会走路，这辈子都会因为脑瘫备受折磨。脑细胞能耐受的缺氧时间只有4分多钟，超过4分钟后脑细胞的损害就基本不可逆转。在这里奉劝那些迷信的朋友们，有时候真不能违背自然规律，因为一个迷信让无辜的孩子背负一辈子的病，太不值得了。

人生活在自然界中，四季更迭，风、寒、暑、湿、燥、火，这是自然界最常见的变化。人的适应能力很强，大部分都是能适应的，但是有些人长期处在那种身体无法耐受的环境中，人的调节是有限度的，身体出问题是早晚的事。有些人总是觉得凭着自己年轻，身体棒，不太在意顺应四季变化，总是觉得多穿件衣服少穿件衣服无所谓，却不知道，外感，有时候就象是一个导火线，它直接，间接引起的疾病相当多。我曾经接诊过几例类风湿关节炎病人。虽然类风湿的病因直到现在还没有完全弄清楚，但从中医的角度，长期接触过多冷水，长期接触冰冻的物品，有可能会导致类风湿。我印象最深的是诊所附近一个卖冻鸡爪的女士，她当时34岁，刚开始出现手部关节疼痛，当时查血风湿四项正常，诊断类风湿有10条标准，起码要7条才能确诊，当时我给她说你最好戴个厚手套，不要直接接触冻过的鸡爪，但是她觉得戴个手套不方便，没有听我的，一年后确诊，类风湿，现在手脚关节已经变形了，45岁走路都困难。还有个病人是做蘑菇的，也是需要长期接触冷水，也是首发关节疼痛，也是不愿意戴个厚手套，过不了多久类风湿。我不是做研究的，不知道类风湿与接触冷水有没有相应的研究案例，但我接诊的类风湿病人，有很多都有长期过多接触冷水的病史。当你的工作必须要接触冷水的时候，买一个里面加了绒毛的塑料手套，穿上保暖性好的雨靴，或许你可以减少得类风湿的机会。类风湿号称"不死的癌症"，看看那些晚期病人在床上蜷缩成一团，生不如死。

适应环境很简单，天冷了，多加件衣服，太热了，注意防暑降温，（中暑也是要死人的，我接诊过一个中暑休克，导致严重瘫痪的20岁小伙子），淋雨了及时把身上擦干，洗个热水澡，喝碗红糖姜水。人的生物钟是进化好的，不要违背它，早睡早起，适当运动，注意这些，你起码会少得几十种病，一辈子很长，工作可以明天再做。日出而做，日落而息，冬加衣，夏避暑，风吹日晒，涉水淋雨，都要注意保护自己。每天出门关注下污染指数，PM超标时带个口罩，别嫌麻烦，花不了你几个钱。我家在装修的时候，我看到很多装修工人在充满粉尘的房子里干活，他们没有一个戴口罩，我非常不理解得问他们,他们说:"戴个口罩假得很,我们习惯了。"习惯的结果就是身体素质逐渐下降,说不定就是个尘肺或者白血病。在家里多种点绿色植物,去大型超市,比如欧尚,路过买绿色植物的柜台时,我可以感觉到那个位置的空气是不同的,你的家里也可以多种可以净化室内空气的植物,对你的呼吸道有好处。流感高发时不去人多的场合,不过多接触对身体不好的东西,这些只是举手之劳,你的身体,值得你去保护它,适应自然与环境,这是不生病的第一要素。

七情六欲,人之常情。但是,而今眼目下,有多少人可以拍着胸脯说:"我是个能控制自己情绪,心理健康的人?"就我的病人来说,有心理问题的不少,包括我自己在内,心理医生还需要看心理医生呢。人是生活在社会里的,不可能离群索居,那么,总会遇到不如意的人或者事。推荐大家看看网易公开课,里面有个 TED 的节目,来自纽约的心理学博士深入浅出得一段演讲——《滚蛋吧,小情绪》,还有很多心理方面的视频,哈弗大学,斯坦福大学的心理学讲座,那些都是顶尖心理学家,我们常常关注自己的身体健康,却忽视了心理健康,七情六欲只有过度,才会对身体造成损害,以下是从中医的角度解释情绪心理因素损害健康的特点:

(1)直接伤及五脏:七情过激,或情志刺激过久,可直接伤及内脏,不同的情志变化,又可以伤及不同的脏腑,故《素问·阴阳应象大论》说:"怒伤肝""喜伤心""思伤脾""悲伤肺""恐伤肾"等。

(2)影响脏腑气机,导致升降失常:七情内伤影响内脏的气机升降,使气机的升降协调关系逆乱。表现为"怒则气上,喜则气缓,悲则气消,恐则气下,惊则气乱,思则气结"

临床中我遇到太多因为情绪不好导致的疾病了,内向型的病人喜欢钻牛角夹,为了一点小事坐卧不安,长期下去,不是胃病就是胆结石,女士有的会出现乳腺增生,妇科包块之类的。性格内向,沉默寡言,心胸不宽广的人容易出现肿瘤。脾气急躁的病人,高血压,心脏病是比较容易发生的。有个病人因为一点小事,生气直接倒地不起,一命呜呼。你要相信存在的,就是合理的,这世界千变万化,各种合理的,不合理的事情比比皆是,你生气是生不过来的,只会把自己先气死了,周瑜和诸葛亮的故事,大家都知道,人这一辈子多短啊,犯不着为了小事生气,话虽这样说,要做出改变真不容易,但是,还是要注意。

(3)情志异常波动,可使病情加重,或迅速恶化。

那个被自己的老婆天天骂的瘫痪大爷,那个找了小老婆,被自己的妻子孩子抛弃的男人,那个孤苦伶仃的偏瘫老人,每天都生活在情绪的压抑或者波动中,对他的疾病康复是非常不利的。有时候家属给予病人的支持和希望,比医生护士的治疗更加管用。当我们的亲人或者朋友生病了,好好的陪伴,温暖的话语,也是灵丹妙药。、

情绪引起身体,心理出问题,对于目前我们身处的这个时代来说,是相当普遍的。这是最差的时代,这也是最好的时代,这个让我们欢喜也让我们困惑的时代。好好调节自己的情绪,好好梳理自己的各种不当情绪,好好的交一两个知心朋友,没事的时候聚聚,侃侃,把心里积郁的负面情绪发散出去。现在不是提倡正能量么? 去交正能量的朋友,也带给身边的朋友正能量,你的情绪会越来越好,你的身体心理也会越来越好。

(4)饮食,意外,损伤,房事等等。

人生总是有那么多不确定的因素,有些意外防不胜防,就象地震,海啸之类的,遇上了,那也没有办法,这是我们无法控制的。"食色性也",掌握一个度,就对身体很好,过了,就是病态了,特别是现在很多的性传播疾病。你要知道安全套也是不能阻隔尖锐湿疣的,也是不能百分之百能预防艾滋病的,人体的所有体液都有艾滋病毒(眼泪,唾液,汗水都有),只是含量多少而已,接吻都有被传播的风险。你要多多了解这方面的知识,了解的越多,那么你就会控制自己,哪些行为是安全的,哪些行为是危险的,皇帝都会感染花柳病而死,凡夫俗子就别去逞那个能了。

饮食是可以控制的,现在有多少人是自己做早餐吃的? 我知道很多人都是不吃早饭的,包括我们诊所的一个美女护士。有一天上班时我看她捂着肚子,我说你怎么了? 她说饿着了,没有吃早饭。买个懒人电饭煲,熬点粥,喝点牛奶,吃个全麦面包或者馒头,一个鸡蛋,胃能舒服整个上午。外面的东西有多少是干净卫生的? 我的很多同事都是在外面胡乱对付一顿,买那些看着就不太卫生的各种煎饼油条。你想想,你的胃差不多10个小时没有进食了,你给胡乱塞一点东西,长此以往,不得胃病才怪。特别是外科医生,我知道很多人都有胃病,我的带习老师就是严重胃病,想想挺寒心的,干着那么辛苦的工作病人有时候还不理解。我以前胃也不好,就是因为乱吃东西。工作了一日三餐定时定量,很少吃火锅烧烤,多吃水果蔬菜,慢慢的胃就好了。当你实在没有时间去做到定时定量时,你可以随身带点可以垫底的东西,办公室可以放一袋高能麦片,加干果的那种,或者一个蛋糕,面包,饿了就垫垫,这些都可以保护你的胃不得病。要说四川的美食那就太让人垂涎了,过于辛辣的,我们偶尔吃点可以,但是,长期吃胃就受不了了,现在有太多年轻人得胃癌,都是因为过多吃那些垃圾

食品造成的,有一次我路过一个大型农副产品批发市场,准备去买点海鲜,路过一个卖毛肚的地方时,闻到一股刺鼻的气味,我很清楚那是什么味道,那就是我上解剖课时福尔马林的味道。工人们把地上成堆的黑色毛肚用大铁铲倒进一个装着黄色液体的大缸子里,鼓捣鼓捣,过了不久捞上来,就变成了白色,然后在机器里过一遍,就成了我最爱点的千层肚,我曾经也吃了那么多,以后最好不吃了。我有个朋友超级喜欢吃烧烤,几乎每天或者隔一天就会去吃烧烤,撸串,喝冻啤酒,已经因为胃病住了两次院了,但是出院了隔不了多久又会去吃,铁打的胃也经受不住这样的折腾。

以上这些,只是粗略概括我们生病的原因。总之,对自己好一点,从一顿营养丰富的早餐开始,从一个新鲜水果开始,从一次酣畅淋漓的运动开始,从一次推心置腹的谈话开始,从一次好好的睡眠开始,从你重视你的身体健康开始,身体是你自己的,你怎么对它,它就怎么对你,你所有对身体的造次,都会在某个时刻一点点甚至变本加厉得还给你,无病一身轻,身体才是唯一陪你一辈子的坚强后盾。

二十七　医患之间——患者不容易

病人得病前,原本钢铁一样强健的身体,突然之间,出毛病了。人体器官,健康的时候你觉得所有地方都好象不存在一样,你能自由指挥自己的身体,得心应手,如鱼得水。本来干得好好的事业有了起色,正是收获的季节,是含辛茹苦把儿女养大成人,该享福了,是经过山穷水尽,终于柳暗花明,但身体一下就出毛病了。着急,生气,焦虑,不安,痛苦,气愤等等负面情绪萦绕脑海,心理素质再差点的觉得天已经塌下来了。医生是什么? 医生是救人于水火的白衣天使,是观世音菩萨,眼巴巴盼着医生能一下把病扣下来,甚至病急乱投医,或者烧香拜佛,或者迷信巫医,迷信广告,想尽办法只求早点康复。

来看病,常常准备了一大堆话,想跟医生倾述。他想知道自己得了什么病,会影响什么,有什么严重的后果,能做手术吗? 能根治吗? 以后能走路吗? 会不会是癌症? 有没有生命危险,以后会不会经常复发? 等等等等。脾气也大了,以前身体好好的,几十年了,也没得过什么病,最多感冒,有时候药不吃都能抗过去。以前生龙活虎的,现在只能躺床上休息,工作,娱乐,麻将,KTV,喝酒,抽烟,大鱼大肉,统统放在一边,这活着还有什么意思嘛? 头痛了,肚子痛了,发烧了,瘫痪了,昏迷了,说不出的难受劲,难受了就想发火,遇到一点点事情就毛焦火辣,气急败坏:

"我都病成这样了,医生也不来问一下我"。

"我的伤口流了那么多血,狗日的医生还慢吞吞的。"

"做了那么多检查,啥子都没有查出来,你这个医生不知道是怎么当的。"

"我花了那么多钱,病还是没有好,把钱退给我。"

"医院医院，医完医完，医生就是黑起心整我的钱。"

"输液好痛哦，我不干，你技术不好，我要换护士。"

"老子是病人，你是应该给我服务嘛。你娃敢不给我弄好，不弄好老子弄你！"

"我就是个糖尿病嘛，点大个问题，龟儿子医生都治不好，笨球的很！"

"老子就是不听医生的，就是说些话来吓病人，他又不是我肚子的蛔虫，他就是唯恐天下不乱。"

"看到那个医生就烦，皮笑肉不笑，问他问题也不详细给我解答，敷衍我，瓜戳戳的。"

"我以前从来不得病，就是那个医生给我开药吃了，才出现的问题，就是他们把药给我用错了。"

"看到医生护士就烦球得很，笨球的很，治不好我的病！"

"医生是瓜娃子，神经病，只晓得挣黑心钱！"

遇到这样的情况，医生百口难辨，只有默默忍受下来，现在病人是上帝，也是衣食父母，不注意点就要被投诉，更严重的说不定就会挨打挨骂，挨刀挨枪的，说不定会被告上法庭。读书的时候老师就说了的："医生，一只脚在病房，一只脚在班房。"战战兢兢，如履薄冰，小心侍侯着。有个偏瘫病人得病前特别能干，在县医院住院的时候，隔不了几天就要和科室的医生护士大吵一架：

"你们是啥子医生嘛，住了一个星期院还没有好，手还不能动，我来的时候是好好的，还可以走路，就是你们诊断错了，才把我弄成这个样子的，我要转院，我要复印病历，我要去华西，我要去法院告你们。"天地良心，所以的医生护士都在尽心尽力得给她治疗呢，有时候她会大哭一场，为了自己不能动弹的手和脚。遇到这种情况，医生们只能好言相劝，可是根本就听不进去，本来脑梗塞就是得病快，恢复慢，康复也有一个过程，哪里能象感冒一样说好就好嘛？医生只能自己宽自己的心了，有时候特别委屈。很多朋友平时很少生病，又特别不注意饮食，往往是三高人群，一得就是脑出血，心肌梗死之类的大病。昨天晚上睡觉还是个好人，今天早上就不能起床了，有些甚至猝死一命呜呼。本来是个自尊心极强的人，万事不求人，现在大小便都要人帮助，原本好好的生活一瞬间彻底改变，没有征兆，没有做好一点心里准备，猝不及防给你一个天大的"惊喜"，能不着急上火吗？有的病急乱投医，本来没什么大病的，结果背上沉重的思想包袱，弄得人心惶惶。大医院小医院，喝神水，弄偏方，找巫师，拜菩萨，求上帝。什么检查都要去做，从头检查到脚，"你给我做个全身 CT 吧"或者"你给我做个全身彩超,钱不是问题"。等会去交费的时候又惊爪爪的叫:"啥子嘛,800多,抢人吗？那么贵!!!"

没查出问题更担心,是不是更严重,检查不出来？连医院都没得办法了？食不知味,坐卧难安。听别人说哪里有好医生就去,有什么好偏方就去试,吃药要吃进口的,抗生素要用最好的。我有个老病人,是个70多岁的太婆,她从60岁开始找我看病。有时候喉咙痛了,她说"医生杂个办嘛,我得了食道癌。"一会关节痛,"医生,我恐怕是骨癌哦,肯定活不了多久了"。有时候头痛"遭了,我肯定脑壳里头长了个瘤子,我要去做手术把它割了。"太婆硬是可以哦,癌都要得好几种,我给她说"你这个纯粹就是自己怀疑得的病,哪里有那么多癌嘛？一个癌就把你弄来起不了床了。""我晓得你是宽我的心的,谢谢你,我就是得的癌,我估计过不了冬天哦,说罢眼泪水就流起,别个每天还是走我诊所门口过,精神抖擞得去买菜,不过等不了多久她还是会来找我,估计她在身上又发现了新的癌。

很多的电视,网络广告就是抓住了病人的这个特点,疗效吹的天花乱坠,宣称已经攻克了糖尿病,类风湿,一种药可以治疗300多种病,吃了某种药以后能彻底根治某病,永不复发。能溶解增生的骨头,能把体内的毒素过滤掉,能洗清血液里的自由基,穿条裤子就能包治百病,贴张膏药就可以把类风湿变形的关节恢复……其实哪里有说得那么好,纯粹是忽悠人的,但还是有很的多人上当,并不是上当的人傻,如果一旦得了病,再拽再牛B的人也只得软下来,巴不得用个什么药,用个什么器材就把病抠下来。有太多病人就喜欢尝试各种广告药品,动辄成千上万得买,大把大把得吃,反而引起严重肝肾功能损害,身体直接弄垮了。

"我是国防身体从来不得病",说这种话的人一般平时身体都很不错,根本不把医生放在眼里,他们觉得医生就是没的病找病,就是为了挣钱。要我戒烟戒酒,说我高血压糖尿病,几年前有个医生就说过我,现在我还是好好的。喊我生活有规律,我要出去应酬,要陪领导,要我多吃素菜,少吃肉,不吃肉哪里行嘛？我又不是兔子。真得等到某一天得了大病,悔之晚也。有个大领导在体检的时候查出有严重的高血压,医生叮嘱说:"尽快来住院,把血压降下来,要不会脑出血。"领导一听就不乐意了,我当过兵,身体一直杠杠的,高血压算什么嘛,你们医生就是乱说的。结果两周不到,因为喝酒突发脑出血,在华西抢救过来,住遍了成都各大医院,还去北京协和医院治疗了一段时间,但还是遗留下很多后遗症。走路也不利索,口齿不清,一说话吃饭就不停得流口水,原本很精神的一个人彻底废了。到我诊所针灸的时候颤抖着舌头说"早知道……早知道这……这么严……严重,该……听医生的话,降.....降血压。"还有个病人是痛风,根本不听我的建议,每天起码两台酒,放开了吃嘌呤含量高的食物,经常复发,有时候一痛就去药店自己买药吃,为了所谓的效果快吃激素,34 岁就已经是股骨头坏死,只能手术换关节,痛苦不堪。还有个公务员也是痛风,每天应酬,他说他完全是身不由己,想忌口,但没有办法,到最后成了尿毒症。其实很多病如果早期预防,是完全可以控制下来的,不要等到已经发展为严重的并发症以后,再回头治疗,那是已经为时过晚,无力回天了。

因为职业习惯,医生总会给病人建议点什么,吃什么东西注意啊,戒烟戒酒戒麻将,注意饮食注意睡眠注意性生活,病人烦医生的很。医生就象一个老太太在他耳边哇啦哇啦说,又像是罗嗦的唐僧,他能听进去才怪。我就是喜欢喝点酒,我就喜欢饭后一支烟,赛过活神仙,我就喜欢晚上去歌厅 HAPPY,去找点刺激,我就喜欢大鱼大肉的。"医生把我那点爱好都给我剥夺了,反正人都要死的,早死早翻身,我就是要活得痛快一点。"等真的到那步田地,又哭丧着脸说"医生我错了,你救一下我嘛。"还有些病人不着急,他能拖,他觉得凭自己坚强的意志,完全可以把疾病打得满地找牙,君不见黄泉路上无老少,每天医生都会看到那些富可敌国的,高官显要的,被疾病折磨的奄奄一息。很多病最忌讳的是——"拖",往往简单的病拖成大毛病,一个普通感冒也可以引起一系列的问题,很多老年人就是死于感冒引起的并发症。

很遗憾,大部分病人都把看病当成一种消费,他举得一手交钱,一手交货(健康),是再正常不过的事情。但是他就没有想到有些病是治疗不好的,有些病医生也没有办法。他就是想不通,我花了那么多钱了,我那么尊重你,我那么信任你把自己交给你,你给我治疗不好,这是为什么? 你凭什么挣了我的钱,你又没有治疗好,那你总要给我个说法吧? 不管医学怎么发达,总有太多的问题我们是无法解决的,不要把自己的身体折腾的破破烂烂,以为甩几个钱给医生,医生就可以药到病除了,那还不如上庙里拜拜菩萨呢。

当你从一个健康人变成了一个病人,请你记住,"解铃还需系铃人"而那个系铃解铃的人都是你自己,而医生,只是陪你走过一段路,帮助你一下的人,以后的健康之路,还是要你自己去走,你的身体健康,只有你自己才能真正负责。

二十八　医患之间——医生难当（1）

看到这个标题就有人不屑一顾，"滚粗，医生好轻松嘛，坐在那里摸一下，用听诊器听一下，写点单子，开个处方写得乱七八糟的，字也认不清楚。开药又贵，还有回扣拿，三下五除二就把病人打发了，天底下哪有这么轻松的事？"医生们听到这话已经哭晕在厕所了。

亲们，你们看到的，只是表面，我作为一个上了20年班的医生，接待了数不清的病人，个中辛苦，不是三言两语说得清楚的。我们每天面对得都是愁眉苦脸的病人，我遇到的还是一般的慢性病，最辛苦的是急诊的，心脑血管的，手术的，他们压力更大，《青年医生》里有一集，几个带习老师和实习生差点累瘫了"怎么那么多病人啊。"我们一天到晚说话说得口干舌燥，并且同样的话要重复一百遍甚至一千遍，我的慢性咽炎十年前就得了的。现在医患关系紧张，我们长期处在那种很焦虑的状态中。有人说医生冷漠，因为医生见得太多了，生离死别，病痛折磨，某些疾病医生也没有任何办法，目前全世界都没有办法，我们能怎么办？你让医生给你开一副包治百病的药，你觉得医生就应该给病人治疗好，不管是不是不治之症。常常，面对一双双充满期待与信任的眼睛，我们也只能愧疚得在心里对你说一句："I'M SORRY"。还不敢当面对你说，一说，你可能就嘀咕了，医生给我道歉，肯定治疗有问题啊，哇塞，那就讨个说法呗。

我曾经听过北京积水潭医院一个全国顶尖的教授的课，他做的股骨头坏死手术在医疗界非常有名，他的一个朋友的朋友，一个公司的老总是股骨头坏死，做了第一期手术后必须在第二年的夏天再做一次，本来第一次手术效果很好，第二次手术时间到了,因为是朋友的朋友,教授打电话去约病人,你猜老总怎么说:"别来烦我,最近忙着呢,没时间。"结果错过了手术时机不说,到后来腿彻底瘸了,正在和教授打官司呢。教授说起来连连摇头,这能怪我吗? 我已经把所有的厉害关系给你讲清楚了,也预约了你的手术时间,你自己不来,你一个成年人,我不可能求着让你来或者拿绳子捆你来吧? 但病人就觉得是你没做好手术,就要找到你扯皮。全国知名的教授,他一肚子的委屈能向谁说?

有一天无意中看到在 CCTV 的一个节目:一个产妇大出血需要紧急切除子宫保命,病人昏迷,家属拒绝签字,医生不能眼睁睁看着病人死去,只能紧急手术,手术中医生拍了相片,护士和医生无奈得说:"我们知道不管做不做我们都会面临一场官司,但我们没有办法选择,你要告我们,就去告吧,我们没有任何办法。"说得让人非常心酸。华西的一位护士怀孕好几个月了,坚持上班,没想到被一个蛮不讲理的病人一脚端流产。有个外科医生因为自己的病人死了,被病人家属用菜刀把手指砍断,再也没法拿手术刀了。外科医生的手,那么珍贵,这相当于是他们的命,培养一个外科医生有多难? 还有被病人捅刀子的。那些骂医生的,打医生的,抗个摄像机取证的,不闹不赔,越闹越赔的职业医闹们,医生一点办法也没有,只能在上班的时候小心又小心。深圳一家医院的六个医生被病人砍伤,以下就是我在网上看到一些评论,说实话,看到这些,常常产生一种深深的挫败感:

网易上海市网友 ip:114.84. ∗. ∗ 2011 - 02 - 01 20:24:09 发表

捅的好,杀死这帮开药拉回扣 盲肠炎开死人的畜生庸医顶

网易山东省济南市网友 ip:113.128. ∗. ∗ 2011 - 02 - 01 21:25:38 发表

医生也不是什么好鸟!!!

吃病人,喝病人!!!

最后治死病人!!!

反正还有后来人!!!

哪位医生敢发誓自己没拿过医药公司回扣???

网易山东省东营市网友[chuanshuo_66]的原贴:1

白衣恶魔

网易北京市网友[ghytu]的原贴:2

白衣不是恶魔。社会病了,怎么治? 隐患关系糟糕的结果是患者倒霉。

SARS,灾害的时候,大葱也这么说!!!

没有钱治病疗伤的患者,送进医院轻伤让你变重伤,重病让你横着抬出去,这也是不争的事实。

照这位兄弟这么说,大而化之,医院就只有进没有出了···大家都住院吧··

网易江西省赣州市网友:2011 - 02 - 01 22:19:14 发表

虽然我想同情医生,可是我发现我做不到!

我相信没有任何一个人会无缘无故去采取如此极端的手段来讨回公道!

比如遇到强拆的被拆迁者的自焚!

偶尔发生一两次这种事件,是个案!

经常发生这样的问题,那就是社会机制体制有问题!

医生不是什么好鸟,我看你也不是什么好鸟。

按照你的想法,你住院了,要好吃好喝的招待着,收了你的钱就不对,就是回扣。因为以你的身体素质,估计不医疗都会自己好的。

所以,所有的医生都是畜生。你本来好好的,进了医院反而病了

强烈要求取消医院,把所有的医务人员丢进大牢!!!!!!!!!

医生还是商人? 看病救人非得先给钱? 妓女是卖下面的,医生是卖嘴的。

世界上曾经有过一个国家,医生、华人、甚至是戴眼镜的,一律处死

网易山东省东营市网友(119.185. *. *)的原贴:1

谁是暴徒??? 老百姓是天,是无比善良的群体

网易广东省深圳市网友[yaoda.1983]的原贴:2

医生不是老百姓?????

患者杀医生,病态社会病咋治??????????????

以上的评论只是冰山一角,由此可见,现在医患关系已经到了非常紧张的地步,曾经以为自己的职业很高尚,现在觉得没有一点职业尊严。这是医生目前最大的悲哀。这边就有人说了,你们不想当你医生你们就辞职吧,如你所愿,现在很多医学院已经招不到人了,我们班上50多个同学,现在还在医疗行业的不到一半,我知道已经有很多医生护士辞职或者转行了,全国的儿科医生因为风险高,待遇差越来越少,甚至三甲医院也开始停儿科的门诊了,医患关系紧张的恶果开始逐步呈现。

做医生一辈子,没有任何人敢打保票说自己一辈子风平浪静,不会遇到一些完全

超过自己意料的事。林子大了什么鸟都有,病人多了什么病都有可能发生。首先你要明白,人的生命是有限的,不可能长生不老,也不可能永远活着,当你把身体折腾得千疮百孔,再让医生给你东拼西凑,再让医生给你返老还童？这个可能吗？有些病如果过了代偿期,这一辈子都得吃药,医学完全可以用浩如烟海形容,即使干了一辈子医生,也仍然会遇到很多束手无策的时候。刚上临床的时候,遇到棘手的病人,或者病人出现一些异常反映的时候,我就会很紧张。原来还觉得是因为我经验不足,有次和上了几十年班的老医生聊天,他们也紧张。有个医生一听到护士喊:"冯医生,你的病人输液反映有点大。"她的心就"扑通扑通"得跳。急诊科遇到抢救的病人更恼火,经常全科室的医生出动,抢救过来还没什么,如果病人去世了,又遇到不讲道理的,那就等着扯皮吧。

　　有个病人是车祸,颅骨骨折,进医院的时候是清醒的,但病情加重后就昏迷了。结果家属一口咬定是因为抢救没及时,反复说进医院那个是清醒的,结果病人后期康复在我的诊所做的,我看了他的 CT,颅骨多处骨折,脑出血 75ml,能把命保住,已经是万幸了,但现在,还在和医院打官司,你说医生冤不冤？我父亲在华西住院的时候,和他一个病房的一个病人是癌症晚期,已经下了病危通知了,刚入院的时候意识还比较清醒,住了一天以后陷入昏迷。家属则一口咬定是医生的过错,住进去一分钱也不交,每天找他的主管医生闹,医生焦头烂额,我看着憔悴不堪的同行不免心生同情,还好华西是个大单位,有专门的团队负责处理医疗纠纷,只是我看到那个面色苍白,没有一点精神的女医生,不由的替她难过,做医生做得那么憋屈,还有什么意思？

二十九　医患之间——医生难当（2）

外科医生做手术风险更大，因为每个人的体质不同，有很多医生也无法意料的各种意外。前一分钟病人一切正常，说不定下一分钟就立即休克甚至死亡。我在读初中的时候，就在我的老家，发生过一件事情。有两个 12 岁双胞胎，恰好都得了疝气，哥俩手牵着手去当地的医院做手术。给他做手术的医生是当地医院去上级医院请的，一个教授级别的老医生，结果，哥哥在手术过程中死了，具体原因不明，那个做了几十年手术的医生这辈子也没有遇到过一个小小的疝气手术，就死人的情况，赔了一大笔钱之后医生一下子苍老许多，从此退休，再也不拿手术刀了。在他大半辈子的医学生涯中，这是最惨痛的经历，他估计到现在也无法释怀，对病人家属，对那个死去的 12 岁小男孩，愧疚难当。有个三甲医院的教授做了一个腘窝囊肿，这对他来说简直就是个小儿科，结果损伤了腓总神经，病人的脚不能背伸，走路跛了，整整康复了差不多一年才完全恢复，这也是属于阴沟翻船的特例。实习的时候我看过几台手术，一站几个小时家常便饭，不说吃饭了，上厕所都不行，有次我的老师胃痛，边做手术边冒汗，坚持把手术做完，差不多虚脱了。病人非常不理解得来了一句——你们医生还要生病啊？这话说的，医生也是血肉之躯，杂个可能不生病嘛？医生就应该随时满面春风，笑脸相迎，不管遇到多么难缠的病人也必须忍着？医生，常常背负着沉重的心理压力工作，那份艰辛，如果不是设身处地，永远无发理解。

那些吸毒的，醉酒的，浑身散发着恶臭的，那些鲜血淋漓的，那些传染病，非典，结核等等，非典中医生护士被传染的是最多的，第一批接触非典的医生护士死了很多，直到现在，我在一家网站上看到，还有很多曾经抗战在非典一线的医生护士，遗留下严重的后遗症,他们,已经被遗忘了,他们曾经用生命去与非典抗争,有些付出了生命,可是,有谁会记得他们? 2014 年非洲埃博拉病毒肆虐的时候,美国是把他们的医务人员撤离,而国内是把 100 多名医生护士送到一线,那些在机场送自己亲人的七尺男儿哭得痛不欲生,因为他们知道有可能这就是永别! 地震的时候那些在废墟中忙碌的身影,那些几个昼夜也无法休息的医生护士们,我们小区里的一个已经退休的老护士毅然回到医院坐上救护车奔赴灾区,他们的付出,他们的幸苦,不足为道。也许你可以说:"那是你们应该做的事情。"确实是,如果某一天发生什么特殊事情,我也肯定会义无返顾的去救人,但我们同样也在付出,为什么还是有那么多的人不理解??得到是谩骂,诋毁和伤害?? 为什么我们任然要被骂被打被杀?

有年春节在云南旅游,坐火车从昆明到大理,在即将开车的时候,广播里开始通知"本次列车有没有医生? 4 号车厢有个病人需要你的帮助。"我当时已经在床上躺着了,赶紧起来,"我是医生,我去看看。"正好前一节车厢也有个女医生,大概 50 多岁,北方人,我们的车厢在最后一节,马上就开车了,女医生说,来不及了,我们跑吧。我们两个就顺着火车跑,到了 4 号车厢,一个小女孩发烧,腹泻,女医生是内科,大概检查了一下确定是急性胃肠炎,不会有大问题,补充水分,休息就可以了。看完火车已经开动了,我们就顺着车厢往回走,聊了几句,她是哈尔滨一家医院的医生,干临床差不多 30 年了,有个旅客对我们说:"你们的工作很不错,把病人治疗好了,好有成就感哦。上班又轻松。"我和女医生相视一笑,个中滋味尽在不言中。她和我一样是一个普通医生,遇到这样的情况,我相信任何一个医生都会挺身而出。尽管我们的《执业医师法》规定这样是不符合法律的,(我们不能异地执业),我问了很多医生护士,当遇到紧急情况的时候你们会不会去救人,他们都说会的,没觉得有多么高尚,只是因为你是一个医生,你就应该去尽自己所能,去挽救任何一个人,这是一个医生护士最起码的职业道德。

我们的考试太多了,从上班第一天开始,每年都会有各种考试,职称,执业医师考试,计算机,外语,继续教育等等多如牛毛。当医生有处方权,在给你开得处方签上他的名字时,他已经经过了 N 多次考试了。每次考试我都会掉头发,失眠,吃东西没胃口,白天精神抖擞得上班,晚上加班加点得看书,熬夜那是家常便饭,考执业医师那段时间我从来没有凌晨 2 点以前睡过觉,腰上长了一个皮脂腺瘤,做了手术以后不能坐,只能站着给病人开处方,以前医院的很多医生有个伤风感冒即使输着液呢,照样给病人看病。其他行业不知道是不是这样,我觉得医学是永远也学不完的。因为你

永远也无法预料,你的下一个病人会不是你以前从来没有见过的。有个笑话:

同学月经不调去看医生,把完脉之后,抓着笔在处方上停了老半天,突然开始拨电话:"喂,是 XXX 吗? 我 XX 啊! 最近还好吧...哦,还行啊...你爸妈还好吧...是,老人家就是这样...你闺女呢,该考大学了吧...那得抓紧了...那个啥,我问你啊,XXX(某个药方)有哪些药来着?......",估计这个医生把汤头给忘了,遇到脾气急点的病人,肯定立马翻脸:"靠,你连个汤头都记不住,还开得哪门子药啊。"问题是很多病人你上一辈子班估计都不会遇到。有些病人的症状千奇百怪,书上没有,百度也没有,我遇到过最牛 B 的病人,跑遍了全国各大医院,他的诊断仍然不明。有时候真的可以用束手无策来形容面对病人的感受。有个刚上临床的医生很纠结得说:"病人的症状,杂个都跟书上写得不一样呢?"如果所有的病人,都按照书上写得那样生病,那当医生可是很轻松的一件事情了。即使是最普通的感冒,也能变化出千人千面的不同。上临床久了,再也不敢说当医生容易,因为即使你的病人只是一个非常简单的肘外髁炎,也能让你寝食难安,一个普通的外踝扭伤,也可以治疗长达半年时间。我就遇到过一个病人在成都一家影楼上班,下楼的时候扭了一下脚,片子也照了,骨头没问题,韧带什么的也没有太大问题,她辗转在成都大小医院差不多 3 个月,仍然没有好,下地就痛,华西,省医院,体育医院等等,试了各种方法,可就是不好转,在我这里做针灸做了差不多 2 个多月,我都想转走的时候,才有一点效果,差不多治疗了半年,才终于康复,你说说,就是一个简单的扭伤,要医生付出多大的心力啊。最怕给熟人看病,朋友介绍来的,恰恰这种病人最纠结,怎么呢? 医生治病又不是开商店买东西,熟人来了打个折,或者多送点什么,这有时候很简单的病吧,可就是老治不好,辜负了朋友的一番信任,在朋友面前觉得很丢面子。

"站着是根草,死了是块宝。"我不只一次听到有病人这样说,这就为医闹提供了最好的理由,很多人觉得既然我把病人送进医院了就不应该死,如果死了,那你医生护士肯定的有责任的。你医院医生肯定是救死扶伤,死了人吗,肯定就要拿话来说。网络上还要报道说一个病人在手术前就写好遗嘱,如果手术失败,就要找医院赔偿,不低于 30 万,并且要停尸,还把这 30 万一一做了安排,真是让医生护士寒心。所以,现在的医生胆子越来越小,用的药可能会副作用越来越小,有些效果好,但风险大的药,即使对病人有很大作用的,也可能会放弃,为什么? 完全是不得已的自我保护,这是没办法的,遇到出了事情电话,短信,诊室里,医院门口围追堵截,放花圈设灵堂,任何医生都招架不住,医生常常一肚子委屈无处申述,只能自认倒霉,就连四川省人民医院都有因为医闹自杀的周晓辉医生，当医生当成那样，还会觉得我们是白衣天使吗？

任何一个医生，他和病人没有仇，没有怨，都希望找自己的每一个病人都能康复，但医生不是神仙，不可能来一个好一个，不可能把已经病入膏肓的人，已经没有任何治疗希望的病人治疗到生龙活虎，很多人就把医疗当成一种消费，就是买件衣服，不满意吗，还可以退换嘛，咋个我花了那么多钱，我的病还治疗不好不说，有时候还越来越严重。凭什么呢？医生纵使有千张嘴，也说不清楚，你说，医生容易吗？到我的诊所来看病的，我不能保证每一个病人都能治好，有些病人要么就不是我的科目范畴，要么就是必须上大医院进一步检查确诊，那些动不动就吹嘘自己可以药到病除，穿条内裤，带根项链就可以包治百病的，除了忽悠，还是忽悠。

每天，结束紧张的工作之后，我有种被掏空的感觉。精力，耐力已经处在极限的边缘。我不知道其他同行是不是和我一样，有时候我总觉得做一辈子医生对我来说是一件不能完成的任务。有时候我在扳指头算我退休的年龄，想想以后不用每天说那么多话，可以不用半夜辗转反侧难以入眠，可以不用担心某个病人的病情，可以到任何一个地方不会有电话打扰，可以理直气壮的面对任何人……

有个三甲医院的医生在辞职信中写道："穿上白大褂，我就是担负沉重责任的医生，我担负不起了，脱下白大褂，我就是一个普通人，我就想过普通人的生活。"医生，曾经是个让人羡慕也让人尊重的职业，现在，成了让人倍感憋屈，倍感无助的行业，现在中国紧张的医患关系让我们觉得纠结，我们也是普通百姓，我们也需要你的理解和支持，当越来越多的优秀医生辞职，当我们病了，我们还有希望得到最好的治疗吗？我们本应该是一个战壕的战友，共同面对疾病，与你并肩作战，而不是成为彼此厌恶，刀枪相见的敌人。

三十　医生的十味杂陈

1.过劳死。医生的平均寿命只有50多岁,这个和长期超负荷工作有关系。自杀率也是各个行业中排名前三位的。现在有很多报道外科医生,内科医生,麻醉医生猝死的,还有病人下了手术台,医生又上手术台的。每天高度紧张的工作状态,长期的压抑无处申诉,对有些病人无理的指责敢怒不敢言,面对严重病人深深的无力感,现在医患关系紧张,一个小小的失误往往导致严重的后果,或者说有些病人完全是不按常理出牌,有时候即使翻遍教科书,依然会遇到根本无法预料的情况。繁重的工作,紧张的医患关系,无助,气愤,郁闷……象一座座大山,压得人喘不过气,很多医生就是因为受不了这个改行了。我的同班同学现在搞专业的不到一半,我知道成都很多家医院的医生护士都去买健康保险了,他们觉得那样让他们活得更有尊严。

2.憋屈感。现在病人是上帝,领导曾经说病人是我们的衣食父母。有些单位领导们不上临床一线了,遇不到那些蛮不讲理的病人,也要医生护士们忍让。人上一百,形形色色,不是每个病人都能通情达理,也不是每个病人都能理解医生的工作,更多时候,病人把治疗当成一种消费,给了钱了,就必须有效果。而不管这个病究竟是不是可以治疗的,还是可以控制的,或者说只能通过医学手段维持生命的,或者说根本就是没有任何办法的。医生都希望病人好转,都希望自己的医术能让病人起死回生,但有时候我们也没有办法。但是病人不理解,他就觉得你是医生,你就必须让我好起来,如果你没有效果,那就是你不认真或者误诊了,并且现在确实有不良医生,有极少数害群之马乱给病人下诊断,一味的坑病人,让病人失去对医院医生的信任,他会觉得所有的医生都是骗他的。我经常遇到那些在别的地方看病,没有效果的病人,在我这里把医生骂得一无是处，我知道如果他在我这里看病也没有效果，他同样会在其他医生面前骂我，刚开始上班我挺憋屈的，现在想明白了，既然做了这个工作，就必须要承担这个误解。

3. 愧疚死。有个医生，现在已经是一家医院的院长了，他在华西进修的时候，他的床位上有一个白血病女孩，她长得很乖，但是她的病情非常严重，有一天晚上，他去查房，在他要走的时候，女孩子叫住了他，他俯下身去，女孩子小声说："叔叔，请救救我。"这句话让他不禁黯然神伤，但后来女孩子还是死了，因为这句话，他在心里记挂了很多年，一直难以释怀。我实习的第一个科室就是肿瘤科，有时候面对癌症晚期病人对生命渴求的目光，对医生充满期待的眼神，让人不忍对视。当我们的亲人，也同样身患重病，我们同样无能为力的时候，那种愧疚感让人难以承受。当我的爸爸尿毒症后期全身血管已经没有一个地方可以造瘘，看着他一天天衰竭常常深陷自责。

4. 着急死。有些病人是不会听医生话的，有些就是要跟医生对着干，他不会遵医嘱，也不会把医生说的话当回事，他觉得有钱就是大爷，你医生护士就得鞍前马后得伺候着。我遇到一个病人用极其轻蔑的语气对我们医生护士说："你没看到我们来了啊？你们怎么不开门迎接下我们呢？"兄台，我们这是诊所不是夜总会，难道我们还要站成一排对你鞠个躬，喊一句"欢迎光临"？我遇到过两天的药一顿就吃了的病人，还跑来气势汹汹的质问我："我想多吃点药好得快点，你当时没给我说。"这饭也是一顿顿吃的，不可能一天的饭一顿就吃完吧？有个大爷，来找我看颈椎病，他说，我一直身体很好，就是爱打麻将，脖子不舒服，然后他把脖子象鸭子一样一前一后动，说"我一动，两只手和脚就麻，不动，就不麻"这有可能是颈椎间盘突出压迫脊髓了，我说："大爷，你别那么动了，压迫脊髓厉害了，有可能引起瘫痪。"大爷更动得厉害"你神经病哦，没技术的医生，我就动了，没事呢，我还动一下，还是没事，纯粹乱说。"说完还瞪我一眼，我彻底无语，看这着他边摇脖子边扬长而去，我真替他担心，说不定有一天他就彻底废了。这个时候医生只能干着急，病人不听你的，你能怎么办？世界上有两件事情最难，一个是去扶倒向你的墙，我觉得还有一个是说服一个倔脾气的病人。各位看官，您想想，当你生病的时候，有多少时候是把医生的医嘱当回事的，表面上答应了，一转身该吃吃，该喝喝，该潇洒潇洒，等真出了大问题，医生是没有办法救你的。

5. 压抑死。我觉得做医生经常很压抑，每天面对愁眉苦脸的病人，随便望一眼，都是老弱病残，我的快乐，我的喜悦，我的激情，都在每天的这种消耗中，无影无踪了。我透支着自己的生命，有这种感觉的医生不会只有我一个。医生很多时候都是提着心过日子的,本来好好的病人,说不定一下就挂了,有时候连原因都找不到。吃饭的时候,睡觉的时候,旅游的时候,半夜三更,一个电话,就能让医生所有的美好心情跑个精光,医生会因为自己的病人出状况,失眠,紧张,焦虑,如果说真的有一天能轻松,那就是彻底退出医疗系统的日子,因为你无法预料,你的下一个病人会是怎样的让你寝食难安,坐卧不宁,你永远也无法真正的快乐。这个病人好了,下个病人又会来,并且没完没了,永无出头之日。

6. 成就感。还好做医生也有让我们骄傲的成就感,特别是把疑难杂症治疗好以后,那种成就感是其他任何东西也无法取代的。当看着病人一点点好转,当看着他们可以重新开始走路,开始微笑,开始回到正常的生活,医生会由衷的,发自内心的喜悦。我的成就感来自在诊所门口放的鞭炮,送得锦旗;来自那个在华阳转悠三天就为了找到我的太婆,来自失语病人口齿不清,喃喃的一句"谢——谢——",来自治疗好后病人发自内心的微笑,来自那些朴素的小礼物,那些红薯,那些鸡蛋,那些放在门口却不知道是谁送的蔬菜。正是因为这么多年的欣慰与感动,支持着我走到现在,我想有许多和我一样的医生,正是因为这种其他东西无法取代的成就感,才会那么多年的坚持下去。我以前单位的冯爷爷80高龄,依然在上班,即使他去世很多年了,依然有病人在念叨着他,这种信任与依托是医生最大的欣慰。

7. 挫败感。有时候连最简单不过的一个"网球肘",也能让人焦头烂额,上临床久了的医生都知道,有时候看似简单的病,治疗起来非常棘手,康复难度甚至远远超过你的想象;有时候很严重的病人,病理检查,CT,核磁共振等等确定是个很严重的病人,但说不定一天一个样,好得非常快。有时候就连最起码的感冒,都不能掉以轻心。阴沟翻船的事情并不是年轻医生才会遇到,上几十年班的医生,说不定就会因为一个小病弄得灰头土脸。我遇到过一个做妇科手术的病人,手术很成功,但就是因为她的腿放在支架上时间过长,可能当时支架的衬垫移位了,铁架直接挤压在她的腘窝处,结果造成神经损伤,一年多才彻底恢复。老家那个做疝气手术死去的孩子,还有那些做个阑尾,取个牙齿就出现严重后果的病人……遇到这样的情况,那种内心的挫败感会长久得让人难以平静。每天的工作状态有时候可以用"战战兢兢,如履薄冰"形容。特别是当自己的亲人身患重病自己也无能为力,内心深处的挫败与无力,常常在夜深人静的时候,黯然神伤。

8. 孤独感。有时候和同行聊天,他们和我一样,有时候会深深得沉溺在不被理解的孤独中。医生专业性很强,基层的医生往往比大医院的医生生存处境更难。您看报纸上媒体中披红挂彩，成名成家的，还是大医院的医生，那些在基层工作的医生护士们，他们的工资不高，更别天真得以为所有的医生都有回扣，都能吃香喝辣，你看到的，你接触到的，一线医生护士们，他们往往付出最多，处于各种舆论讨伐的风口，他们的辛酸没有人能体会，那些被打骂，被捅刀子，被砍短手指的医生护士们，他们背负着最沉重的工作压力，他们，就像是利益链条最下位的一颗无足轻重的棋子，他们也有一家老小，他们也是为人父为人母，他们也会生病，也会得癌证……我父亲也是华西的老病号，住了很多家医院，我和那些医生护士打交道，没有送过红包，但他们一样和蔼。有很多同学改行，几乎很少有医生护士会让自己的子女再接自己的班。这种难以言表的孤独感，不是医生护士，永远无法理解。这些苦恼，我们能向谁倾诉，能向谁说？有个同行在一个论坛发了一个帖子，讲述自己做医生的不容易，结果招来骂声一片，看到那些漫骂的回帖，真的让人很难受。可能你把生活中遇到的不公平，把自己生病后所有的负面情绪，把所以的不满全部发泄在一线医生护士身上了，问题是这是应该医生护士承担的责任吗？

9. 严酷的环境。有时候我们尽力而为，但病人的病情会突然恶化，有时我们哪怕拼尽全力，也无力回天。我在实习的时候就经常和老师一起抢救病人，那时候医生的生存环境还没有现在这么恶劣，我们和带习老师常常在半夜披衣下床，在过道里奔跑，有时候一场抢救下来，我的全身都是软的，当时我还是不起主要作用的实习生，主要负责记录，拿抢救仪器，配合老师给病人治疗。而现在如果没有把病人抢救过来，很有可能被病人打骂，还有可能惹上一场纠结的官司。再加上几乎一边倒的新闻报道，加上医闹，医生还有什么地位呢？被打，被骂，被捅刀子，被杀，被监视，被恐吓……医生护士在非典中的付出是应该的，5.12 地震的付出也是应该的，医生没有任何理由把病人治疗好也是应该的；有时候我们期待的，往往只是一句——"谢谢。"有个老医生曾经无奈得给我说："有时候想想挺没意思的，病人治好了吧，有时候谢谢都不会有一句，治疗不好吧，就想找你扯皮，这医生简直没法当了。"有谁会客观得为医生护士说句话，有谁会在报道的时候听听医生护士们的声音？就连医生护士为了纪念即将搬迁的手术室，忙碌 8 个多小时保住了病人的一条腿，在网上发了几张照片纪念一下，结果却恶评如潮，当事医生护士被处分，主任流着眼泪，而与此形成鲜明对比的事，国外的医生护士也存在手术完了以后自拍，但都没有出现这样的情况，这是为什么？我们也是有血有肉的普通老百姓，我们也希望被尊重和理解，我们也希望我们辛勤工作，取得成绩然后晒一下，可是，有时候我们为什么就那么的不受人待见呢？

10.高昂的医疗费与红包。医疗行业和很多国内的其他行业一样,水很深。有个社会学家说:"中国没有一个行业是干净的。"医疗行业也不能幸免。只是你们想想,为你服务的第一线医生护士,是不是最大的受益者?药价是不是医生护士能定的?病人往往因为高昂的医疗费,把气撒在医生护士身上,在三甲医院实习进修的时候,我也遇到过因为筹不够医药费自杀的病人,你可能以为开点回扣药就那么高昂?错。那些盘综错结的各种内幕,复杂程度超过你的想象。现在不是提倡和谐社会吗?那些严重病人的治疗费用不应该被忽视。可喜的是现在国家的医疗保障体系正在逐步完善,当更多的人能享受到医疗保障时,我们医生护士就不会被那么多的人骂成:吸血天使。医生护士有时候只是替罪羊而已,我们承担着本不该我们承担的责任。至于红包,请问,现在办什么事情不送红包呢?为什么医生收红包就被那么多人骂呢?你送小孩读书不送红包,你去找人办事不送红包?你去谈生意不送红包?我并是为医生护士开脱,任何一个行业都有类似的情况存在,难道就该打翻一船人,觉得整个行业已经没有好医生好护士了?就该把医生看成是:"披着羊皮的狼?"有个医生在网上发了个帖子抱怨工资太低,有个网友回复:"你既然选择了当医生,就应该甘于平淡。"你的意思就是医生就应该处在社会的底层,为上流人物服务?或者说医生就不应该住房子,医生就不养孩子,不照顾父母?不吃喝拉撒?我知道不管我说什么,有些键盘侠会谴责,痛骂,没办法,因为医生注定就是个费力不讨好的活,不求人能理解,但求问心无愧。有人觉得去吃顿饭花个百十来块,正常;去KTV唱歌花个几百几千,正常,去洗个脚,烫个头发,几百也正常,就觉得医疗费用贵,给医院划不来啊,我最起码是享受了,最起码我高兴了,去医院,狗日的医生护士态度又不好,打针又痛,吃药又苦,拿钱买罪受,哪个待见医生嘛?最气人的是,花了钱,还治不好,更要骂,您说,医生冤不冤?

2010年8月,世界知名医学杂志《柳叶刀》发表一篇文章:《医生,在中国成为危险的职业》中说,"自身安全是中国医生最为关注的问题。中国医生经常成为医疗纠纷涉及的暴力事件中牺牲者。本是"白衣天使"的中国医生现状变得岌岌可危。"医生这个职业,真的是酸甜苦辣,十味杂呈。这个行业现在所面临的困境,我能切身体会,做为医生中的一份子,我还是无悔前行吧。我希望我的同行们,好好珍惜自己,想开点,看淡点,快乐点,别只顾着给病人看病,结果自己成了病人,自己精神抑郁了,别把自己的命搭进去,病人的命重要,我们的命也同样重要不是吗?我们就象在黄连树下弹琵琶,苦中作乐吧。

三十一　为什么与不信任

当我面对病人，我感觉自己就是一个针灸科版的《十万个为什么》，我就是为回答病人的为什么而生的：

为什么我会得这种病？

为什么别人和我岁数差不多身体好好的？

为什么我不能继续喝酒？

为什么我要一直吃降血压药？为什么我不能停药？

为什么我花了那么多钱，病还是没有好？

为什么针灸那么神奇，它的原理在哪里？它会不会有副作用？你们会不会扎错了病人就瘫痪了？

为什么你们不用真正的纯银针，银子不是祛风湿的么？

为什么针灸了两次我的腰椎间盘突出还没有好？是不是你的技术没有过关哦？

为什么有些医生对我的诊断和你给我的诊断有区别，我该相信哪个？

为什么我要早点休息？我要加班，我要生活。

为什么你给我开这种药？这种药有副作用吗？吃出问题你会负责吗？

为什么我要听你的？如果我听你的，你要给我写个证明，如果出了什么事我就来找你。

为什么这么点点大个病，不就是脑袋里出了点血嘛，拿个东西抽出来就行了，你们医生就是没有给我治疗好，你们的书是怎么读的？

为什么我要做那个手术，我害怕得很，为什么不能通过针灸保守治疗，针灸不是可以治疗很多病么？

为什么不能给一个准确的时间？一周给我治好行不？我很忙的。

为什么检查了那么多还是没有查出来？医院的仪器是不是坏的哦？

为什么我平时做那么多好事，为什么还是要得病，不是说好人一生平安么？

为什么你不能尽快给我治好？你是不是拖着医好多挣钱？

为什么要我忌口？味道淡了我饭都吃不下，多吃点盐，有什么大不了的呢？

为什么这种药这么贵？你们就不可以打折？为什么我要花那么多钱？

为什么针灸一次就要 45 元？不就是几根针么？有什么技术含量？我学一周就可以学会。

为什么我不能打麻将了？那是我唯一的爱好。

为什么你们医生总是要我这种不能做那种不能做？我来找你就是想让你在不影响我爱好的情况下，把我治好。

为什么同样的病别人好得快我好得慢？

为什么你总是要我休息，休息，我的孩子你帮我养，我的房贷你帮我还？

为什么那些当官的，有钱的不会得病？为什么我要得病？

为什么我花了钱的，买个东西不满意还可以退呢，你们没有给我治好，是应该把钱退我嘛。

为什么就这几种药就是 30 多元？市场里肉才 12 元钱一斤，你的药比肉还贵，你们简直是在抢人。

为什么我要坚持治疗？为什么医院的医生要让我打胰岛素，我就是不打，死了算球，早死早翻身。

为什么没有一种药可以治疗我的病，现在科技那么发达的，你们就是太笨了。

为什么我现在没有上班了，没有干活了，病这么多，我以前担一挑喊一担，从早忙到晚却没有生病？

为什么你不能根治我的病？

为什么我老太婆就是个帕金森，你们就不能拿个什么仪器给她固定住么？这样她就不抖了嘛。

为什么我的颈椎病要复发？你前年就没有给我治疗彻底，你为什么不给我保证可以治断根？

为什么要我配合你？为什么我要听你的安排？你说得就是对的么？凭什么要相

信你?

2013年4月我曾经遇到过一个老婆婆,直到现在我都记得她是一次性问我为什么最多的一个。我记得那天下午病人比较多,她提着自己的片子来咨询。坐下后,第一句话就是:"我是石油系统的,我儿子女儿都是石油系统的领导。"我愣了一下,这和您的病情有关系吗? 然后她接着说:"为什么我条件那么好,还要生病呢?"我心里想,这皇帝条件够好吧,不还是要生病么? 然后她开始讲述自己如何含辛茹苦得把孩子带大,然后上大学,然后经过他们的奋斗当上了领导,我说:"婆婆,您还是说您的病情吧,这个和您的病情没有太大关系。"婆婆用眼神挖了我一眼:"这是我的背景,你们医生看病不了解下我的背景么? 这个是我的既往史(说得好专业,既往史)"我知道今天遇到神仙了,刚好有病人叫我去针灸,我只好说:"我先去一下马上就过来。"5分钟后我过来坐下,没想到的事情发生了,婆婆眼泪汪汪得看着我,抽泣着说:"为什么你这个医生没有一点医德? 我相信你才来找你看病,你居然不听我把话说就走了,我这么大岁数了,为什么你要欺负我?"然后就开始哭了:"我有高血压,还有心脏病,你把我气到了我会晕倒。"然后马上做出一副心累气紧,要支撑不下去的样子。这是哪跟哪的事啊? 况且我也没有哪个地方做错了啊? 我明白了,这个婆婆可能是儿女不在身边,平时没有人说话,来找存在感的。只能耐着性子:"那您接着说,接着说。"婆婆掏出手绢,翘着兰花指,擦了鼻涕眼泪,继续轻描淡写的说着自己的艰辛与不容易,继续她的既往史。旁边一大爷按捺不住了。"你这个太婆才怪哦,这些婆婆妈妈的事,你回去给你孩子,给你亲戚朋友说吧,医生是看病的,你们家条件那么好,你就直接去华西医院看嘛,他们这里只接待我们这些没有钱的。"太婆瞪了大爷一眼,大爷毫不示弱得瞪了回去,旁边几个人也开始着急催促,太婆眼看HOLD不住全场,只能退到诊断室外,等到我快下班了,才开始谈她的颈椎病。然后又是长达半个小时的各种症状描述,各种为什么,各种让人无语的要求,最后,我只能苦口婆心得说你这个病只有华西的教授才能治,我们这里是没有办法的,如果把这个婆婆接了,她来一次我就不会消停一次,最后太婆送给我一句话:"你这个医生态度还是好的,只是技术有点差。"好嘛,您老慢慢走。

如果遇到一个不信任医生的病人,我起码要花上差不多20分钟,给他解释他的病情,以及因此产生的各种症状和注意事项。我能深切得感受到他们眼神里的不信任,他们觉得要不医生就是没有诊断明确,要不就是用药有问题,不听从,不配合,不满意。他们可能是因为受了媒体的影响,觉得医生护士这个群体已经烂透了,他们往往辗转在各个医院,诊所,对接待的每个医生都抱怀疑态度,遇到这样的病人,您累,医生也累。我们给了您很好的建议,但是你不听从,还是按照自己的意思来,想怎么样就怎么样,或者自作主张乱用药,觉得张三说这药行,李四说那种疗法好,马上就把换医生了,或者不吃药了,改吃保健品。曾经有病人提着一大袋各种保健产品来找我,要我开药的时候不能影响他吃保健品。还要给我推荐各种保健品。到头来出问题了,病情加重了,又会跑来说医生把您怎么样了,这跟医生有什么关系? 医生不是你的父母,不能24小时监督你,也不可能陪在你身边,管住你,所以在把责任推给我们之前,请先想想自己是不是严格按照医生的嘱咐注意改变自己的生活习惯了? 注意饮食了? 在我们给你讲的时候麻烦你用点心听,请不要觉得医生可以召之即来,挥之即去,花了钱了就应该体会"顾客就是上帝"的感觉。

世界上很多国家,医生的咨询诊断费是相当贵的,我们历尽千辛万苦才有资格和你面对面,才可以回答您的为什么,才可以在处方,病历上签上自己的名字,您的不信任有时候会让我们觉得心灰意冷。白岩松曾经写过一篇文章《医生的五重价值》:7年前,因为踢球骨折,我在北医三院做骨折手术。在手术台上,大夫问了一句:"你有什么要求?"当时,我的回答是,"我会做一个模范患者。这是您的专业,一切都听您的。"手术效果非常好,在手术半年后,我回到了北医的大院踢了一场球,为我做手术的医生也在场,当你信任对方的时候,对方给与你更多,当你一开始就带着怀疑的眼神时,恐怕你才是最大受害者。我相信这句话是道出了很多医生的心声。当我们面对一个怀疑的患者,我们想到的是第一我们很难说服他,第二如果有什么问题他肯定会来找麻烦的,那么我们惯常的也是最稳妥的做法还是请您另请高明吧。

白岩松是信任医生的,他说这个行当介于上帝,佛和普通职业之间。他说医生有五重价值:

1. 生命价值。体现在医者仁心,治病救人。

2. 社会抚慰价值。患者有很多痛苦,很多折磨,需要医生安慰。

3. 情绪价值。社会上很多戾气,抱怨几乎到处都有,如果大家都有一个健康的心态,医患冲突就会减少。(话说,这个是我们最希望见到的结果。)

4. 社会信心价值。现在中国最缺的就是信任和信心。

5. 科普价值。如果医生有极大的道德追求和责任,帮助病人不得病,晚得病,得了急性病不转化为慢性病。

我觉得最重要的一条就是社会信任价值,但这个也是最难达到的,这也是中国目前最缺乏的。当您带着满腹疑问希望从医生这里得到答案时,那就请您相信我们,相信我们是为您好,为您的健康负责。我也曾经做为病人,或者带着我的家人去找医生,接诊我的医生护士大部分都是让人能产生信赖的,我们会为您答疑解惑,也希望得到您的支持和信任,这是恢复您健康的最好方式。

三十二　我个人的医患相处之道

　　我和患者相处的还算融洽。20 年工作经历,没有和病人发生过严重的冲突,一方面和我接待的病人有关系,我接待的病人大部分都是慢性病,没有生命危险的,相对来说要好处一些;二来大部分病人都能理解医生的工作,也能积极配合医生治疗,有极少一部分病人属于"抬杠"型的,遇到这样的病人就要小心了,我的个人经验是多与病人和家属交流,有时候多说一两句话,能起到关键的作用,还有不要犯一些低级错误,比如开照片单左右不分,比如询问不清楚就下药,比如上班时间敷衍了事,病人的眼睛是雪亮的,如果他发现你的一个小错误,肯定会抓住不放。我在省人民医院实习的时候,就发生过一次这样的事情。有个病人急诊,当班的医生积极抢救了,但病人最后心力衰竭死了,但家属唯一不满意的,是因为医生当时带着耳机,可能是在听音乐或者学外语,就因为这个,家属带着一大群人在省人民医院急诊科闹得乌烟瘴气,最后不知道处理结果怎么样,但这件事对当事医生确实是一个教训。病人怀着急切的心情来看病,他肯定受不了医生的心不在焉,他觉得他的任何一点疼痛,都应该引起你足够的重视,这在刚上临床的医生中最容易出问题,以为病人是轻微的,就不加以足够的关心与重视,不出问题则已,出了问题,病人是会找你要说法。所以,哪怕是一个最简单的病人,也不能掉以轻心。

　　语言和蔼很重要。"好话一句三冬暖,话不投机半句多。"病人已经是毛焦火辣,痛苦不堪了,再遇到一个说话顶顶冲冲的医生,不抓狂才怪。但医生也恼火,每天说话说得嗓子冒烟,有些病人同一个问题问你好几遍。熬成教授级别的可以三句话就把病人打发了,我父亲在三甲医院看病,那个教授一看化验单,"你这个是尿毒症,已经没救了，只能血透维持生命。"我爸一听脸就苍白了，这说话也太不注意了嘛，当时差点跟那个教授吵上一架，即使您是教授，您能顾及下病人的感受吗？您能委婉一点吗？有个老婆婆是股骨头坏死，华西的教授更牛，用手在太婆的大腿上一比画，"腿保不住了，从这里连根切了。"把太婆气得转身就走，我好好一只腿，你说锯就锯，老子死了都不得找你了，啥子几吧教授哦。"有个太婆稍微罗嗦了点，当医生问她："你从什么时候开始得病的？"太婆刚一开口就被打断了，医生不耐烦得说："不要讲故事。"太婆也抓狂得不轻，到我这里一通数落："我才说了一句话，就喊我不要讲故事，我的病是要慢慢说三，那个狗日的医生态度点儿都不好，走的时候我骂了他几句，你不想听故事你就不要当医生嘛，你穿起白大褂装神唆？"有时候不注意的一句话会让病人耿耿于怀几十年。再怎么说，医生也是健康人，有时候委婉的一句话，会让病人觉得亲切，那种由此而生的信任感，会更好得让病人配合你的治疗，并且不会故意抬杠，让你难堪。两边都皆大欢喜，何乐而不为？医生态度不好，有个很大的原因就是他们太累了，每天接诊的病人实在太多，去华西一看到黑呀呀的人我就发憷，那些长期奋战在一线的医生护士们真辛苦啊。在日本每个医生每天的接诊量只有10——20个，他们有更充分的时间和耐心和病人沟通交流，但是国内呢？病人实在是太多了，甚至有因为医生不加号就砍医生一刀的情况发生。病人也很难，常常排了几个小时队，有的还是熬更守夜排得号，可是医生也需要休息也需要吃饭上厕所，病人却觉得我他妈等了几个小时，你说不看就不看了，凭什么呀？两边都有理，现在有那么多的医生因为长期超负荷工作猝死或者患病，病人和医生能互相体谅体谅吗？

我对自己对员工的要求是：尊重，倾听，微笑，宽容。尊重每一个病人，不管他是穷是富，是高是低，哪怕是一个乞丐，我们也没有任何理由去轻视他。我记得上海图书馆的一个管理人员，当一个衣衫褴褛的乞丐走进图书馆坐下来看书时，他旁边的几个人厌恶得投诉给他，但是他说了这样的话："你可以选择不和他坐在一起，但是我没有权利要求他离开。"每一个生命都值得尊重，每一个走进我们诊所的病人，都应该对他们心存感激，那么多医生，那么多医院诊所，他选择了你，有时他们都是抱着试一试的态度来的，如果他来看病你笑脸相迎，即使不是你的专业范畴，也用心给他介绍其他更适合的医院医生，他会从心里感谢你，他会给你介绍其他病人，他会一直追随你，成为你的朋友或者牢固的FANS。我就有一大群跟随了我们20年的病人，他的家人，他的亲戚朋友一大群人，只要是我的专业，都会给我介绍病人过来。因为那份对我和诊所的信任，因为他们相信在我这里可以得到好的建议与治疗，这份信任来之不易，它需要你日积月累,他需要你用心去体贴,关注病人,一份付出,一份收获,甚至你的付出微不足道,但你的收获却是满满的。

倾听,有时候病人有一肚子话,只能给医生讲。给家属讲,他说一次两次,家属就会觉得烦了,家属会说"你跟我说起什么作用嘛,去给医生说,医生晓得想办法。"所以一般的病人话都会很多,有些"挤牙膏"型的病人问诊时更要仔细,要不然会犯一些完全可以避免的错误,给严重糖尿病,高血压上激素,给有胃溃疡的病人上有可能会诱发胃出血和穿孔的止痛药,轻微扭伤或者摔伤不照 X 片的,结果十多天一看,骨头居然是断的,永远也别相信自己的所谓经验,有时候该做的检查必须得做,有些病人嫌麻烦,以为没事,拒绝检查,如果遇到比牛还倔的病人,死活不去,还说:"没有什么事情的,即使出了事情也不得找你。"不找才怪,有点点事情都会找你要说法,如果实在遇到一个象泰山一样盘古不动的病人,那么详细的记录是不可以少的,完了要让病人签字,真的遇到问题了,医生才不至于把自己搭进去。在不忙的时候,我们会和病人或者家属拉拉家常,或者询问下他的生活,病人会觉得医生很亲切,会更加乐意接受你的治疗和用药。

微笑,当我还是小孩子的时候,我的老家有一个非常有名的内科医生,我记得他姓罗,我记得有次感冒发烧,我妈妈带我去找他,那时候他应该只有 20 来岁,戴着一副眼镜,温文尔雅,他在摸我头的时候微笑着说,没有什么大问题,吃点药就行了。他的微笑直到现在依然记忆犹新。成都的王静安,也是每天乐呵呵的,跟了他 20 天,我就没有看到过他一次不高兴,常常把病人和家属逗得哈哈大笑。我没有那么丰富的幽默感,但我觉得,有时候一个微笑,可以让病人觉得温暖,让他们觉得医生是有人情味的,在他们备感无助的心里,医生护士的微笑,常常是无声的安慰。美国医生特鲁多的墓碑上有一句名言:"有时去治愈,常常是安慰,总是去帮助。"医生的最大使命不仅仅是治疗,更重要的,是安慰和帮助病人,给他们战胜疾病的信心和希望。

宽容,我先得承认,我性格不好,脾气急噪,经过 20 来年的磨砺,我已经疲软了,每天,都是面对的病人,他们往往准备了太多的委屈,痛苦,来找我倾诉,我得提起 12 分的精力去应对。常常觉得是在严重透支。我不难理解,有次华西医大的医生看着看着病人就哭起来了,估计是累哭的,委屈哭的,遇到不能理解医生的病人,那就更难,现在医患关系恶化,遇到难处理的病人心情会有影响,每天只能自己宽自己的心。回家,我几乎是不开口的,LP 经常说,你跟病人那么多话,为什么回家就一句话都不说,真的是不想说话了,已经说得嗓子冒烟烟了。对那些脾气不好的病人,对那些气势汹汹的病人，对那些要求苛刻的病人，我更多得是选择宽容。病人生病了心情肯定不好，再加上家庭工作等等原因，他们已经扛着重担了，已经心力交瘁，有时候脾气不好可以理解，也可以给他们谅解。马云说男人的胸怀是委屈撑大的，医生的胸怀也是病人撑大的。

　　我始终觉得既然选择了医生，在我没有退休之前，我就应该给我的病人们带去微笑和快乐，让他们觉得在我的诊所看病起码心情是舒畅的。我无法保证来找我每一个病人都能药到病除，但是我会给他们建议，给他们面对疾病的勇气和力量，我觉得这是一个医生最起码的道德素养。医者仁心，在穿上白大褂的那一刻，就应该放下自己的情绪，疲惫，压抑，认认真真给病人看病，只有那样，才能最大限度得缓解医患关系，有时候医患关系紧张并不仅仅是病人的原因，我们医生也应该反思一下，我们是不是做得不够好，我们是不是能站在病人的角度理解他们的困境，当他们感到绝望的时候，我们是不是应该拉他们一把？感同身受，一个微笑，一个善意的眼神，一个体贴的关注，更能让病人感到温暖，一个巴掌拍不响，当我们付出真诚，付出关爱时，病人是可以体会到的，每个人都希望得到关注与爱，作为医生，我们更应该少一点冷漠，多一些温暖，医患关系才不至于会越来越紧张，病人心情舒畅，医生护士心情也舒畅，那才是和谐的医患关系。

三十三　医生一人，一世界

（一）我的同学——范小军。

2012 年 10 月 15 日早上 5 点 25 分，迷迷糊糊收到一条短信，打开一看竟是——"小军离世了"，心里一阵激灵与疼痛，今年 2 月查出的肺癌，还不到 9 个月，4 月份还和几个同学去看过他，那天他精神很好，看不出有什么问题，现在……30 多岁的人，他和他爱人，是我们班上唯一成功结婚的一对，两个人毕业后分到了不同的地方，好不容易调在了一起，小军在单位干得也很出色，正是苦尽甘来的时候，却查出肺癌。虽然经过很多治疗，但无力回天，依稀记得他在球场上打篮球的样子，很精神很健康，现在已是阴阳相隔。

下午三点赶到峨眉，正好遇到他爱人去给他选墓地，我们就陪她一起去。在峨眉山公墓，我们走在长长的石阶上，所有的语言都是苍白无力的，我的同学面容憔悴，这几个月来对她和去世的小军来说，都是一场痛苦的煎熬，她已经心力交瘁，上有老人下有小孩，她的艰辛可想而知。我们几个同学安慰着她，逝者已去，生者唯有坚强。

小军是我们班上走得最早的一个，35 岁，正值壮年，回成都的路上，我们不竟感慨唏嘘。生命有时候完全是不确定的，脆弱的难以把握，对生命而言，我们只能以敬畏的态度，仰视它，呵护它，珍惜它。小军，一路走好。

（二）时光

诊所门口就是一棵黄槲树，有空的时候我会站在门口，夏日阳光透过树影投射在马路上，班驳摇曳，感觉时光，是不是在此刻，不再流淌？小姑娘扎着小辫，战战兢兢的骑着自行车，从眼前晃过，小巷深处，出来一对携手的老人，满头白发。自己有一天也会象他们一样老,感觉很遥远,但是,也许就在弹指一挥间,我们谁都无法逃离时光荏苒,只是此时此刻,可以把握一段美好时光。

不觉就三十而立了,不觉就荣升为叔叔了,看着小葱一样年轻的少男少女,每一个都泛着青春的油光,真不敢相信自己也曾经象他们一样年轻过。就这样过好每一天吧,就这样平凡,但是充满喜悦,就这样坚持,执著,就这样不轻言放弃,其实每一刻,都是新鲜的,我们可以不再衰老,因为我们珍惜,享受,玩味,每一刻:时光。

(三)坐看云起

曾经在高原独坐,面对一湾蔚蓝的湖水,天空高远而恬淡,阳光透过云层,象一把把利剑,射向广漠的原野。天地间仿佛只剩下我一个人,孤独,抑或是惆怅,油然而生;对天地而言,自己渺小的如同一粒砂石,但某个时刻,我真切的在这里出现了,在这里感悟过,在这里领略过,人生无憾。

想起韩信,一袭青衫,一把长剑,独闯天涯。想起徐霞客,走那么多路,见过那么多美丽的风景,写下那么多真切的文字......"人生就是一段旅程,不在乎目地的,只在乎沿途的风景"。

记得 N 年前我遇到了很多波折,开车去山区散心,到一个农民家里,他家穷的让人心酸,但那份质朴的快乐,依然写在他的脸上。他拿出家里唯一的几个核桃让我吃,我坐在他的家门口,一片云雾缭绕在山谷中。远处传来寺庙的暮鼓,尽管他生活的如此艰辛,但笑容依然浮现在他的脸上。那份坚强与乐观,让他可以坦然面对艰难,因为他从没有失去希望。总会遇到挫折的,有时候觉得山穷水尽,但一定得坚持,因为不久就会柳暗花明。

行到水穷处,坐看云起时。

(四)一个人去看海

有时候有些事是需要一个人去做的,比如,去看海。

海对我来说,永远有致命的魔力,我喜欢那种广阔无边,喜欢那种静谧安详。喜欢面朝大海,春暖花开。2012 年 5 月,给自己一个假期,去马来西亚兰卡威看海。一个人坐飞机,一个人在陌生的机场过安检,一个人拖着行李走在陌生的街道,一个人找酒店,一个人住在房间里,一个人坐在海边发呆。

兰卡威机场很小,在马来西亚炙热的阳光里,我旁边就是两个聋哑人,她们快速的手语看得我眼花缭乱,完全不知道她们在表达什么。她们友好得冲着我微笑,坐了 6 趟飞机,遇到不同国籍的人,我把我会的英语收刮的已经差不多了,基本可以没有阻碍。下了飞机，坐上计程车，司机是一个白发的老者，他帮我提行李，问我来自哪里，问我有什么爱好，多大年龄，他是穆斯林，有着那种内敛和稳重。到酒店的时候门口就有专车接送。原来我住到了一个森林里。到处是参天的大树，各种各样的动物在路上跑来跑去。我的房间就是面朝大海的，推开窗户就是一片海。酒店服务很好，房间有100多平米的样子，两面都可以打开的大窗户，我把自己丢在大床上，耳边是隐隐约约的海潮声。我睡了一小会儿，醒来时候我看阳台，有20多只猴子在阳台上呆着。还有几只大大的朱鹮落在树上，我走向海边。

那是傍晚时分，夕阳西下，那片静谧安详的大海，远方就是一艘静止的客轮，还有远处海钓的人。我静静的坐在海边，感觉时间就像静止了一样，我，就在某个时刻，坐在海边，冥想着，空灵着。完全没有人打扰，没有人惊扰这份难得的清净，我喜欢这种人在路上，世界不断在我眼前展现精彩的面貌，不用顾忌别人，我可以完全的放松自己，把自己托付给大自然，托付给那片海。

酒店的餐厅也是正对大海的，有着很开阔的视野，从任何角度看过去都是很美的风景。我点了一条鱼，一杯果汁，还有一些小点心的，我觉得面朝大海吃饭也是件以前没有体会过的事情，真爽。

我们总是忙着各种事情，忙着挣钱，忙着买车买房，忙着人情世故，忙着实现各种理想。难道我们不该在某个时刻闲适下来吗？给一点时间和空间给自己，给自己的心灵一个沉淀，修复，生养的过程。面对大千世界芸芸众生，任何一个个体都是那么的渺茫，沧海一粟。一个人旅行，虽然有些孤单，但是，那种内心的放空与平和是没有办法形容的。

一个人看海，海在那里，我也在那里。

（五）地下铁

晚上，路过一环路@世界路口，堵了10多分钟，旁边，就是成都地铁的工地，不知道什么时候能通车，如果有一天通车了，一定去坐坐，有很多故事是在地铁里发生的，在脑海里，有很多电影镜头闪烁，不竟心生喜悦……

地下铁

有爱的人，会去坐地下铁

看时间在身边

慢慢流转

看身边红尘,交叠

演绎

离别,或是重逢

在某个站台,有一个人

在等你,那份年轻的情愫

在你出现时,微笑

轻吻,拥抱,宛若天使在人间

有时候,回望

那个人依然还在吗？如果不在

那份依恋还在吗？那份等待的心情

还在吗？

或者,相爱;或者,不爱

只是我们要明白

有那个人,在某个时刻等你

就是一种,难以言说的美好

在心里

辗转,低回,渴望

流泪,思念,轻唱

不说永恒,永恒太久

只是我们知道,曾经用心爱过一个人

每次想起,都会心怀暖意

就象一个人的地下铁

黑暗中,灯火闪烁

愿有一个人,会一直在站台,为你守侯

一如初次相约,一如

彼此说好的,

借用彼此一生

珍惜,牵手,温暖相爱

(六)如果下雨

如果下雨,我就在街角的咖啡店等你

如果不下 那我们或许就该说"see_you lala"

很多回忆,就剩云淡风清

路灯还是昏黄的

记得和你曾经一起走过

雨中,依稀有你发梢的轻香,只是这些

都已经不在,连同绚烂的昨天

你在你的世界中坚强的游走吧

我们都不曾彼此伤害,也就谈不上缅怀与不舍

就象一场淅沥的雨

雨过,会有彩虹

空气依然清新

我们只是凡尘匆忙的过客

我们会很快被人遗忘,被流年吞没

只是在下雨的时候

我会记得有一个人

温暖过我短暂的年华

记忆如歌,和着雨的节拍

点滴到天明,爱其实没有永远

只是某个,下雨天。

(七)曾经

人生若只如初见,一切都是那么好

惊鸿一瞥 含笑 低头
最是那一抹淡淡的忧愁

就想牵着你的手在夜晚的城市,默默的走着
什么都不说
想每天见到你,想听到你的声音
看你路过楼下,总是等候在窗口
看着你走远,在你回头的那一瞬间,退回来
怕你看到我在看你

总是想陪在你身边,看着你读书
看着你的发梢
微微上扬的嘴角
听着你的呼吸,如痴如醉

就让这种感觉一直都在吧,就让我一直等你,牵挂你
想你 爱你
就让岁月流淌,就让我们慢慢一起变老
就让我握着你的手,感觉你的微温
就象我第一次 牵你的手一样

为什么一切都变的那么突然
那天在街角遇见你和他在一起
我听见心里破碎的声音,很清脆 很痛
而我却微笑着和你打招呼,擦肩而过
我感觉世界突然变得很空,空得让我窒息

人总是会慢慢长大 经历那么多的不眠之夜
试着忘记试着不去想起,试着走过那个路口
突然回头没有你

你来的时候你是世界
你走了,世界是你

但我还在原地 你不在了
走吧,告诉自己路还很长
未来还很远
我终于可以在心里,保留一个只有你的位置
只有我自己知道
祝福你,谢谢你,在某个时刻,让我懂得爱的美好
曾经我爱过
现在依然等着
在下一个路口　邂逅

(八)静夜

暗淡的灯光,此刻微醺的自己
是梦还是现实?
往事,未来
重要吗? 不重要

此刻我只属于自己
就这样独自一人享受当下的片断
大部分时间,我们只是在扮演
不同的角色 带着面具生活

有多久没有在夜晚独自思考了?
有多久没有记得,还有自己的梦想?
我们都有到不了的过去
无法预知的明天

就在此刻卸下伪装,疲惫,痛苦

不为人知的伤口,慢慢愈合

活得没有自己了,活得没有方向了

活得没有菱角了,没有最初了

坚持不了的终于放手

曾经最鄙视成为的,现在就深陷其中难以自拔

无法认识自己就像,无法面对孤单

眼角的皱纹,不再挺拔的身体

白发失眠,你已经不再年轻

就像从来没有认真活过一样

你就老了

人生很短,短得让人觉得如白马过隙

人生很长,长得让人觉得海枯石烂

不管怎样此刻能活着

就是幸福

因为就在此刻有数不清的人,正在离开这个世界

带着遗憾和不舍

没什么大不了,呼吸着当下的空气

睡个好觉吧 明天又是全新的一天

可以改变,可以新生

可以成就梦想,做回自己

有无限可能

(九)下一站,永别

从出生开始,我们就有一张单程车票

哭泣着,握在手里

牙牙学语蹒跚学步,青葱岁月,情窦初开

我们历经世间所有美好,风雨,绚烂

遇见你,冥冥中似曾相识的一眼

微笑着打招呼,即使是寒冬,也春暖花开

牵着你的手吧,就希望可以一直走下去

在深夜的街头,手心里你的温暖

原本以为一切都是美好的,但是

总是有残缺,误会,失望,痛苦与酸涩

就把这些当成风吧,目送你离开

泪如雨下,却再不回头

重新开始的路,虽艰难却勇敢前行

我们没有回程车票,我们只是世界匆忙的过客

我们没有时间辗转低回,我们只能被人流裹挟

四季更迭,已淡定平和

就好好享受此时此刻吧,我们唯有当下最美的时光

与爱相拥,即使痛苦却依然满怀希望

携手前行吧

我们走过人生一个又一个站台

目的地其实并不遥远

尽管我们总是不舍

当我们不得不说 再见

当我们站在最后一个站台

下一站 就是永别

活过 爱过 不负此生

我依然会在天堂微笑着 等你

三十四　读书，旅行

　　生命是有长度的，从出生那一刻我们就注定会在某一天死去。我们无法延长生命的长度，但是我们可以扩展它的深度和广度，比如，读书和旅行。

　　读书可以让心灵更加丰富和平静，在阅读背后，你会发现书本就是另外一个大千世界，发现还有很多人生活并不见得有你好，发现很多人虽然历尽磨难依然坚强勇敢。我们也许会更清楚得认识到自己真正需要的是什么，我们该怎样去拥有生命中最重要的东西。在你迷茫困惑的时候，书本上就有你想要的答案。我喜欢看各种各样的书，每当夜深人静，听着舒缓的音乐，捧一本书，是我一天疲惫工作后最轻松的时候。"腹有诗书气自华"，所谓的书卷气，淡然，平和，都是书本赋予你的，只有长期的熏陶与升华，才会有内心的自信与从容。医生这个职业，让我更深得体会健康与活着的不易，让我更珍惜每一天平凡朴素的日子。曾经我和朋友去见一个教授，他有多年的从医经历，70多岁，身材挺拔，容光焕发，他的客厅就是一大排书柜，和他闲谈如沐春风，甘之如饴，他言谈举止间的气场让我肃然起敬，不由从心里升腾着两个字——大师，想着什么时候也可以修炼到和他一样，宠辱不惊，气定神闲。

　　2010年冬天，有个病人28岁，通过独自一人努力，从那个千里之外的小山村来到成都，历尽艰辛终于有了自己的一个空调安装维修店，在给人移机时，没有系安全带，从四楼掉到一楼，腰椎压缩性骨折，万幸的是，脊髓并没有完全断离，留下不完全性截瘫，这对一个事业刚刚起步的年轻人来说，是沉重打击。在这里要提醒那些危险作业的朋友们，永远也别心存侥幸，永远也别拿自己的生命开玩笑。我接诊过几例工地上不戴安全帽，有被钢模打中头部脑出血致残的，有被砖头击中偏瘫的，有不系安全带从楼上掉下来摔残摔死的，并且很多都是自认为胆子大的年轻人。我去工地出诊时，那些在高楼依然不系安全绳，在各种狭窄的横梁，墙头走来走去，看着就为他们捏一把汗，一个疏忽，眨眼的瞬间，就会付出缺胳膊断腿，后半生甚至生命的代价，工友们一定要记得做好安全防护措施。

在给他做针灸时，我能感受到他来自内心深处的无助。他的眼神疲惫，但是他仍然咬紧牙关，微笑着承受一切，在面对我的时候他一度哽咽，含着泪的双眼，低下头沉默一会之后，抬起头仍然是一副笑脸。治疗期间，他不象其他人一样玩手机，或者唉声叹气，而是带着各种各样的书，有一次我看到他带着一本 MBA 管理的书，我问他，你在学管理？他笑笑说是的，以后空调店肯定是开不成了，只有找其他工作了。在长达 4 个多月的治疗过程中，他手里的书基本就没有断过，还给我推荐了几本好书，在他终于可以略带一点蹒跚的独立行走时，他笑得像个孩子。两年多以后，他带着一个朋友来看颈椎病，精神抖擞，器宇轩昂，他说他目前管理了两家经济型酒店，并且还在选址，准备自己筹建一家经济型酒店。在他身上，我看到了很多历尽艰难，却依然执着的乡村青年，那一次次秉烛夜读，披星戴月，风雨无阻，不折不挠的向上之路。

我计划在退休后做两件事，第一是去做志愿者，尽我绵薄之力帮助那些需要帮助的人；第二是去我想去的地方，这是我还没有实现的梦想，也是我想要的自由。在国外旅行之后，我感受最深的是：没有身临其境，就没有发言权。我们从媒体上看到的报道，其实很多并不能真实反映国外的情况。国外的人们也并不是生活在水深火热之中，但也不是生活得像在天堂，国外的月亮也和国内的一样圆。那几个发达国家的人们大多温暖，热情，有种来自内心的安详。美国也并不是骄奢淫逸，夜夜笙歌。相反的是一到晚上，路上就几乎没有人了，他们更重视和家人在一起。出了国才知道政府是可以没有门的，可以自由进出。小摊小贩是可以那么开心得做生意的，店招是可以千奇百怪的，可以大大小小不统一的。在马来西亚槟城，繁华的市中区有一栋烧焦的房子，与周围的环境实在是不协调，影响观瞻，问当地人怎么不拆了啊？当地人说：那是私人的房子，政府没有权利去拆。美国几个城市除了市中区有高楼大厦以外，其他地方就是个大农村，低矮破旧的房子就在公路边上，千姿百态的路边摊就开在国家级行政机关门口。标志性建筑，大广场里就有一大群流浪汉，衣衫褴褛，面容憔悴，在冬天料峭的寒风里，搭个帐篷，搂着自己的狗就睡了，也没有人去管，也没有人说影响市容市貌，在进入美国首都华盛顿的路口，就看到有拖着行李包裹，步履艰难，无家可归的人，当时的气温是零下 1 度。

在马来西亚槟城我遇到两位中国夫妇,他们的儿子,在澳洲留学时查出得了恶性脑瘤,在住院那段时间,医生做的治疗基本就是减轻痛苦为主。当医生发现孩子已经没有康复希望的时候,他们转入了澳洲的临终关怀医院。他孩子的事情刊登在当地的报纸上,然后数不清的人开始资助他们,当地教会一批批的教友来帮忙照顾,还有的送菜送饭。在孩子病重期间,没有输液,没有鼻饲,只是做常规的护理。一天早上,痰把喉咙堵住了,他的爸爸请求医生把痰吸出来,但医生拒绝了,他们说这样只会增加病人的痛苦,他们的理念是让病人安详有尊严的离开人世。因为文化的差异,澳洲人对待死亡的态度不一样,他们觉得死亡只是人生的另外一个开始,没有必要为了延续病人生命插各种管子,用各种药物,那样反而增加病人的痛苦。因为得到了很多素不相识的人的帮助,这对夫妇从此加入教会,把失去儿子的悲痛化为帮助别人的力量。

在日本,人性化已经做到极致。高速公路休息站的行动不便人士厕所,配置比五星级酒店还要好,各种公共设施都是以人为本,几乎每家每户的门口,都有精致的绿化小品。在经济高速发展时期,日本也曾经深受环境污染之害,曾经爆发过大规模的环境灾难。而今的日本,光是垃圾分类就达到60多种,从小培养孩子分类垃圾,如果一个成人不会分类,就会有警察上门,带你去参加培训班,如果还是不会,那就继续培训。我也从心里厌恶日本,这个弹丸之地曾经给我们带来深重苦难,但是,我们在憎恶的同时,为什么不可以向我们曾经的敌人学习点什么? 日本的医疗世界排名第一,日本人的平均寿命也是世界第一(中国排名83),但是自杀率也是世界前3位。在日本街头我看到很多装修精致的小诊所,在网上一查,日本办医主体,除了国立,公立医院,绝大多数是民营的小诊所。当我走进一家路边诊所时,态度和蔼的医生护士微笑致意,诊所大概40平米,类似于国内的普通诊所,各种设施药品摆放错落有致,干净清爽。在我住的酒店里,就有一家专门治疗妇科疾病的诊所,从外观看,更象是一个美容院。日本对环境的保护已经到了严苛的地步,他们的自来水可以直接饮用,高速公路边就有可以阻隔灰尘噪音的挡板,据说挡板内还有可以吸附汽车尾气的东东。它的厕所都是整体的,并且有些水可以循环利用,更好的保护水资源。日本街头大部分都是类似于昌河北斗星一样的小车,很少有国内的大排量豪车,他们针对不同的汽车排量收税不同,全民推广节能环保小车,他们却把大排量汽车销售给中国。在冬天2,3度的气温里,穿着单衣,糊着眼泪鼻涕的幼儿园小朋友,背着水壶,气喘吁吁的爬上山坡,去拜他们的神象,摔倒了自己爬起来,整整齐齐站在神像门口念念有词,而这

医患无争

个年龄的国内小朋友,可能还在爸爸妈妈的呵护下迎来送往。

在东京的成田机场,当地导游说机场里有全世界最牛的钉子户。牛到什么程度呢?政府化了几十个亿建成的飞机跑道,因为他们6户人不愿意搬家,结果就没有完工,也就是说,国家损失了几十个亿。更让人惊叹的是,为了保证那六户人的睡眠时间,一个国际机场,每天早上飞机只能在7:30起飞,晚上10点必须所有飞机停飞,国家为了那几家人出行方便,专门为他们修了地铁到他们家门口,这就是一个国家对于私人财产的保护与尊重。(网上也有报道说有两家钉子户被强制拆除了,不知道具体情况,我知道的信息是当地导游告诉我的)日本这方面的做法让人惊叹,看到这些,依然觉得日本内在的强大依然不能被我们忽视,警钟长鸣。

悉尼海边漂亮的海景房有些是国内高官或者富商的,面朝大海的各种豪华别墅,各种奢华游艇穿梭在蔚蓝的海上。如果住在这样的环境里,会去考虑国内的环境污染,空气污染吗?在澳洲,我得到很多陌生人的帮助,在飞机上,我不会弄娱乐键盘,坐在我旁边的女孩子不厌其烦教了我10多分钟,直到我会了为止。在免税店丢东西,两个店员放下手里的工作帮我找;过马路车老远就停下来,挥手让我先走;超市老太太见我手里拿着东西,微笑着示意可以把东西放在她的手推车上。在美国,人民币40元就可以吃一顿丰富的自助餐,80元就可以吃到国内150元左右的东西了,美国人用了60多年时间,锲而不舍得治理沙漠,他们的沙漠没有我们常见的那种漫天黄沙,长满了仙人柱和各种耐旱植物。澳洲凯恩斯森林里修缆车,几乎不砍一棵树,选址那些天然的杂草空地安装基座。很多国家的海边,都有标尺,如果你钓得鱼没有达到规定的长度,就必须放回海里,否则就会面临高额罚款,在国内有些渔民却用各种拉网殚精竭虑捕捞小鱼小虾。马尔代夫因为中国小女孩弄死了一个小海星,罚款3000美元,而在当天的百度新闻里,就有中国富豪开着豪华游艇大肆在国内的小岛挖珊瑚。台湾即使是路边烧烤店,也安装着油烟净化装置,即使是一个鹅卵石,也是要留给子孙后代的。泰国的所有自然的东西,都不能据为己有,那也是上天的恩赐,要千秋万代得传承下去。朋友们别笑话我,因为我是医生,因为我接诊了那么多癌症病人,因为我知道环境,水源,空气对一个人的健康意味着什么。我就像刘姥姥进大观园,世界和我曾经的想象很不一样。我满脸好奇得张望,比较,渐渐的,我内心曾经的偏见与不解消失了,虽然我只是走马观花,还没有深入得去了解某个国家,但以后在看到某些不实报道的时候,可以一笑了之,不会受影响。耳听为虚,眼见为实,出了国你才知道,国外不是天堂,也不是地狱,就是普通平凡的生活,只是环境更美,天更蓝,水更绿,空气更清新,人们的脸上,多了那份自然的微笑。人不能老在一个地方呆着,那很容易就成为井底之蛙,对某些事情的看法可能就会不那么客观。有天一个病人非常气愤得对我说:"我一个亲戚现在在办移民,真的想不通,国内那么好,去外国干什么嘛。"我说你去过其他国家吗? 她说我没有,坐飞机要晕,就在国内玩,我想了想还是没有搭话,如果没有出去过,就不会明白那是另外一种完全不同的生活。

每个人一辈子不可能是一帆风顺的,总会遇到很多这样那样的艰辛,当我们无力前行,在人生的低谷,或者有时候遇到难以逾越的坎,或者经历巨大的伤痛,把自己沉浸在书本里,你能从中找到慰藉与希望。或者去旅行,那是开阔眼界最好的方法,人生何尝不是一次没有回程的旅行呢? 我们来过这个世界,虽然短暂,但是我们总会留下一点痕迹,就像流星划过深邃的夜空,就像凯撒大帝说:"我来了,我看见了,我征服了。"平凡如我,谈不上征服,就是来了,看见了,也不枉在这世界走过一回。

我们一直在路上。

三十五　你是一颗橙子,还是一棵果树?

有句话是这样说的:"你不要象一个橙子,榨干了汁就被人扔掉,你应该象一棵果树,年年根深叶茂,春天开花,秋天收获,为别人给予花香,果实,自己依然茁壮成长。"我觉得蜡烛精神早就该摒弃了,燃烧自己,照亮别人,用自己生命的代价,去为别人无私奉献,那我们且不是太亏欠自己了?

我的很多病人,身体已经出问题了,但是,为了家庭,为了孩子,为了更好的生活,为了父母的医疗费,儿女的学费,房贷,车贷等等,把自己抽成一个不知疲倦的陀螺。他们对得起很多人,可是,他们对不起自己。有个椎间盘突出病人痛得起床都困难了,还得挣扎着起来给儿子儿媳做饭。还有个病人是严重高血压,还是要早上4点过起床,帮老公做水产批发生意。他们以自己身体健康为代价,让家人幸福,而没有想过留一点心思,去照顾自己。外国人的思维方式和我们不一样,他们觉得带病坚持工作是一种不负责任的行为,对自己,对家庭,对公司不负责。一个初次到国外生活的人非常不习惯,一到节假日很多地方都关门了。她曾经想去买一瓶酒,那个老板刚好在关门,对她挥手说已经打烊了,不买了。而我们总是觉得一定要加班加班加班,一定要拼尽全力去成就事业。我觉得人一辈子就是一根蜡烛,长短是确定的,你燃烧的越快,火苗越大,那么你燃烧的时间就越短,你死得越早。如果,你善待自己,不要以身体健康为代价,那你得重病的机会要小的多。我总结了一下,凡是年轻的时候过于劳累的,到了中老年病也最多。你累了,事情做不下去了,可以请求朋友同事的帮助,但是当你病了,谁会替你痛呢? 谁会替你住院呢? 谁会替你去死呢? 这并非危言耸听,我见了太多为了儿女,为了家庭牺牲自己,小病拖成不治之症甚至把命搭上的人,当我一次次得劝病人要爱惜自己的身体时,有些病人边摇头边叹气,我知道在他叹气的背后,有很多难以言表的苦衷。

那我们来想个折中的办法吧。其实你的工作和健康并不冲突,你的奉献精神也与你的健康并不冲突。有时候我们应该知道亲人和我们自己一样重要。我有很多病人即使挣得钱已经完全可以衣食无忧了,但是,仍然要拼命去挣钱。我知道有个老总级别的人,他资产上亿,还有多处以栋为单位的房产。尽管如此,他仍然要起早贪黑得去做生意,并且,对自己生活的苛刻无以复加。经常饱一顿,饿一顿,吃那些路边摊,从他的穿着打扮看,你根本不会想到他资产雄厚。后来,他投资了酒生意,又投资了大型厂房,还投资了股票和信托。因为不太懂,被人忽悠了,结果两年之类把所有家产败光不说,还欠银行一大笔钱外加高利贷,只能亡命天涯了。还有个病人,在新疆做了很多年生意,50多岁了,已经可以享受高品质生活了,有个朋友介绍了一个"大老板"给他认识,第一年找他借了100万,每月定时给他打利息,并且经常带他和家人出去旅游,一年后把钱分文不少得还给他了。建立信任以后,第二年,把他拉去了一个工地,介绍说这一片土地都是他开发的,现在资金遇到了问题,需要周转,病人想到上年的经历,不仅仅自己掏了800万,还找亲戚朋友借了200万给他,好吧,刚把钱打给他,下午就全家失踪了,这下可好,辛辛苦苦几十年,一夜回到解放前。虽然那个人在缅甸被抓归案了,但是钱也要不回来了。这个病人一直很健康的身体一夜之间崩溃了,血压高到210/110mmhg,头晕得连路也走不了。当我给他治疗的时候,他说了几句让我很无语的话:"我还不是为了我老婆,我老婆就是喜欢买包包,买首饰,我想着再去挣一把,就退休了。这下可好,全搭进去了。"

我们不妨来算个账,你病了,首先你不能工作了,然后要花一笔医疗费,现在医疗费用高已经成为众矢之的,当然并不只是国内的医疗费高,放眼世界很多国家的医疗费都是很高的,不过有些国家的医疗费个人负担不是很大,而我国的医疗费有很多是不能报销的。一天几百,几千,上万都有。我的妈妈在华西ICU每天的花费高达1万多,并且很多药都是自费,住了30多天就是20多万。看病是要花钱花时间更不能工作,不能照顾家人甚至还要家人放弃工作来照顾你,几方面都顾不上。那为什么不在日常的生活中留一点时间照顾自己呢?为自己的健康付出一点呢?调整自己的生意和工作,有效休息,调养身体,尽快恢复健康状态,那你节约的钱和时间恐怕不是一点点。并且很多病是不能拖的,你总觉得我以前挺好的,这点小毛病自己能抗过去,其实你的身体已经严重透支了,在某一天它支撑不下去的时候,你就轰然倒塌,说不定就挂掉了。

现在，找一个安静的角落独处，想想，你接受自己的身体吗？你满意自己的生活状态吗？你满意自己的家庭，人际关系，工作和生活吗？你在为他人奉献的时候，留有时间和精力关注自己的健康吗？你为了儿女含辛茹苦的时候想过万一哪天自己瘫痪了，儿女会无私得照顾自己吗？如果你还是那种燃烧自己，照亮别人的心态，那么，是时候关注自己的健康和生活了。有些事情你是可以直接掌控的，你可以决定你自己的体重，也可以决定自己的心情，也可以决定把什么事当成你生活的重心，也可以决定自己是不是需要为奉献他人而失去自己。很多人像是长不大的孩子，总是需要别人的关注和安慰，把自己的喜怒哀乐建筑在别人对自己的态度之上，总是用无休止得付出与奉献去得到别人的肯定，总是觉得爱惜自己就是自私，总是觉得我这辈子就是为了儿女为了家庭付出的，那么可以很确定的告诉你，不关注自己的健康，你离生病和死亡已经不远了。

有一天一个病人在和另外一个病人闲聊。"这人啊，还是要爱惜自己，我们小区有家人死了老婆，这人还没有埋呢，就有人来上门提亲了。"就象那工地上那个提示："如果你不注意安全，你死了，就有人会打你孩子，花你抚恤金，娶你老婆。"有个开发商老总，40 岁得了肝癌，在回天无力之际，他对自己的妈妈说："把我送回老家吧。"他的老家在南充，而他的爱人，却在最后的时刻，不愿意跟他一起回去，不愿意陪他走完人生的最后一步，她的理由居然是："我听人说，去和要死的前夫回老家，我以后就不容易嫁出去。"大家想想，这是怎样的悲哀啊？我们还真得多花点心思心疼自己。

我听到很多病人说：为了孩子，为了爱人，为了工作等等，才得了那么多病，其实这并不是我们不爱自己的理由。这个道理，是在我 30 多岁时才明白的。我记得那天我坐在诊断室里，有一个 60 多岁的老婆婆来看病，陪她一起来的，是他的儿子。老人家丈夫早逝，独自一人拉扯大 4 个孩子，历经磨难，但是在她脸上看不到那种疲惫和沧桑，只有温暖与慈祥。她说在三年困难时期，因为家里已经没有米下锅，她到处去找吃的，饿得路上捉了一只小癞蛤蟆，她就直接吞进肚子里了，她跑到大队干部家里躺着地上嚎啕大哭，说自己的孩子要饿死了，让大队干部救人。她还去偷过各种东西，和那些比她高大的男人女人打架，不顾一切去找各种能下肚的东西，就为了养活 4 个孩子。她说："找到吃的，我首先是自己先吃，再分给孩子们吃，我每次都比他们吃得多，因为我是大人，如果我全部给他们吃，我就饿死了，他们也饿死了。我先要把自己的命保住。"先把自己照顾好，再想着去照顾别人，这是我们应该记住的一句话。"人生不如意十有八九。"凡夫俗子也好，达官显贵也好，总会遇到很多不如意的事情。

凡夫俗子烦恼的可能是柴米油盐酱醋茶,为了生计匆忙劳累奔波,达官显贵愁得可能是官位钱财升迁,君不见亿万富翁也有英年早逝,抑郁自杀的么? 我做为一个小医生,平时烦恼得也很多,各种乱七八糟的事情,人生在世,怎么可能事事如意? 只是,在当下的这个时刻,你是不是还是纠缠在仿佛没有尽头的烦恼中。现在自杀的人,很多是25——40岁的人,正当壮年的时候,放弃自己的生命。我曾经遇到过一个对生活失去希望的病人,在外人看来,他其实过得很不错,但是他对我说得最多的一句话:"活着一点意思都没有。"他是家人,朋友眼里公认的大好人,他把所有的时间和精力都给了家人和工作,但是,他忘了留一点时间和精力关心自己,把自己逼入了人生的绝境,后来听他的邻居说他跳楼自杀了。抑郁自杀死亡率高达15%,抑郁症广泛存在于人群当中,当我们觉得自己是一颗橙子被他人,被工作事业榨干了以后,我们的生活会变得更加艰辛和没有生趣,说不定会象那个中年大叔一样,了却残生,不珍惜自己的代价未免太过高昂。

有个让我觉得很震撼的图片,是一个人,与天地的对比。即使是太阳,对广漠的宇宙来说,都可以是微不足道的一粒沙子,甚至看都看不到,明白了这个道理,就没有什么值得让你焦虑,抱怨的事情,有时候失眠的时候我就开始思考:"人类一思考,上帝就发笑。"就我这小身板,想个毛线啊? 还是洗洗睡吧。我爱人的大姨,一个很乐观开朗的,身体一向健康的老太太,查出肝癌17天,就去世了。直到她去世的前几天,她仍然耿耿于怀,为什么一下就病成这样? 她对她的儿子女儿说:"我就这样就算了?"意思是我就这样一病不起,生命垂危了? 你们就不想想办法了? 华西的医生说癌细胞已经全身扩散,没有治疗的必要了。去世的时候全身肿胀,发黄,连流出的眼泪都是黄色的。就在同一天,我爱人朋友的爸爸,也是死于癌症,也是平时挺健康的一个人,查出来就一个月的样子。天府新区骑龙小区,从2006年搬进小区开始,在不长的时间里就有17人死于各种癌症。很多癌症并不是一夜之间得的,和多种因素有关,但是有个不容忽视的因素是和长期劳累免疫力低下有关。正常人体有差不多3000个癌细胞,当你过度疲劳,免疫力低下的时候,癌细胞就会增多,当它增多到一定程度的时候,癌症就会不期而至。在你为亲人为事业奉献的时候,你还是要留点时间,留点心思保养自己,要不你不仅没有为儿女做多少事情,反而因为生病让儿女背上沉重的经济负担,到头来人财两空。

做一棵果树吧,让自己一直健康挺拔的活着,让自己可以一直就那么坚强骄傲得站在人生的风雨中,去奉献,去保护,也用自己的根不断汲取生命的能量。

三十六　定时炸弹——高血压

当你口袋里有一颗定时炸弹的时候,你肯定会想尽一切办法把它扔得越远越好。当我告诉你你的脑袋里,你的心脏里有一颗定时炸弹的时候,你会引起足够的重视吗? 而这个定时炸弹,就是高血压。在针灸科临床工作中,我们接诊最多的是高血压引起的偏瘫病人,10 多年前常见于 50 岁以上的中老年人,现在这种瘫痪病人中青年人越来越多,因为高血压也越来越年轻化了。越来越多得青中年人因为高血压,引发心脏病,心肌梗塞,中风等等。大多数高血压病人,没有特殊的临床表现,有些高血压病人体检时血压达到 200/110mmhg,依然没有任何症状,还有些病人觉得降压药副作用太大,有些听说一旦开始吃药就必须终生吃药,从心里抗拒;还有的病人迷信偏方,到处找玉米须,找芹菜根以及各种千奇百怪的东西泡水喝,但就是不吃医生开得降压药,食疗有一定作用,但是对 2 级,3 级高血压来说,降压药更靠谱。很多人明明知道自己已经确诊为高血压,但就是听之任之,没有引起足够的重视,导致的结果是身体各个器官因为高血压长期损害出现各种问题,到最后第 3 级极高危,出现一系列的并发症,直接影响生命。高血压,我们忽视它,并不意味着它就不存在,那么我们先来看看这个定时炸弹是怎么回事情,以下资料来自《内科学》:

高血压的诊断和分级:高血压的早期常常是无症状和只有轻微症状,在漫长的病程中它悄悄的发展,往往到了发生严重的和致死性的并发症(如脑出血、急性心肌梗塞、心性猝死)时才被发现,但为时已晚。科学家把高血压形象地称之为"悄悄的凶手"或"无形杀手"。血压,就是人体血液在血管流动时对血管壁所形成的压力,一般都是测量上臂动脉血压。血压的正常范围很宽,在 1996 年以前,世界卫生组织规定成人正常血压为:收缩压小于140mmHg,舒张压小于90mmHg.而1999年,世界卫生组织和国际高血压联盟制定了最新的"高血压治疗指南",18岁以上的成人血压分类如下:

收缩压(mmHg)舒张压(mmHg)

理想血压 < 120 < 80

正常血压 < 130 < 85

正常高值 130~139 85~89

高血压

轻度(1级)140~159 90~99

亚组(临界高血压)140~149 90~94

中度(2级)160~179 100~109

重度(3级)≥180 ≥110

单纯收缩性高血压≥140 〈90

亚组(临界高血压)140~149 〈90

我们在每天的工作中量血压是必须的,特别是那些年龄大,体质偏胖的病人,我们诊所会特别注意,因为这是中风和心脏病的预备军。当我们给病人说您血压高了,需要注意什么时,10个中有8个是不当回事的,他们往往觉得医生就是危言耸听,高血压病人往往气色各方面都不错,很多神采熠熠,容光焕发,他们都觉得自己身体杠杠的,每天过的精神抖擞,医生给别人来一句:"你高血压,不注意以后要得瘫痪。"病人常常严重怀疑:

"你说那么严重干什么?瘫痪了你就有钱挣了嘛。"

"你就咒我嘛,以后我瘫痪了我要找你。"

"杂个可能嘛,我身体一直好得很。是不是你的血压计是坏的哦?"

"高血压不得死人嘛?那有什么大不了得呢?"

"啥子呢?每天都要吃药?遇到鬼了,我弄死都不得吃,你就是图买药好赚钱。"

我有个病人是部队的干部,经常带他的兵来找我看病。有一次他找我咨询,说在体检的时候医生告诉他血压高,要他每天坚持吃降血压药,我给他量了下,发现他的血压已经高到195/110mmhg,我说你这个已经差不多是3级高血压了,必须得尽快吃药,而且要长期监测血压,他不以为然得笑了笑:"哪有那么严重,我几十年都不会感冒一次,冬天我可以洗冷水澡,咋个可能让我每天吃药嘛?我肯定是坚持不下去的。"

"你是不是经常喝酒？""肯定的，部队里不喝酒是不可能的。""那你知道你这个高血压的风险不呢？最严重的后果是瘫痪或者心肌梗塞猝死之类的。""笑人，我就不相信它有那么严重。"看吧，医生劝不服他。过了4个多月，他被他的兵推着轮椅送来了。高血压颅内出血80多毫升，在华西住院2个多月，命保住了，45岁，对一个男人来说正是黄金年龄，即使针灸治疗效果再好，也会多多少少有后遗症的。他的后半生基本就没有指望了。因为是左侧大脑出血，右侧偏瘫，语言功能也严重受损，只能简单得说几个单字，连自己的名字都说不清楚。他看着我眼泪长流，"喔，哦，哦。"，左手不停得在我面前比划，但是悔之晚矣。如果他听我的，及时控制血压，起码不会那么年轻就脑出血。我的初中同学，他的成绩当时是班上最好的，一直很优秀，年龄只比我大2岁，也是因为高血压偏瘫。他的妈妈就是高血压，他爱人告诉我说他30岁体检就已经是高血压了，医生告诉他要吃药，但是他总是有一顿没一顿的，再加上爱喝酒抽烟，熬夜打牌，结果就脑中风偏瘫。他是家里的独苗，老婆也是娘家的独苗，两个家里就指望着他做生意赚钱养家，他的孩子16岁，父母已经白发苍苍，家里的顶梁柱瘫痪在床，一家人的日子该怎么继续下去？

还有的病人已经得过一次TIA，或者腔隙性脑梗塞，或者少量颅内出血了，就是说已经偏瘫过一次了，只是因为不太严重恢复了。我们接诊这样的病人非常多，尽管我一再强调，偏瘫是会复发的，并且一次比一次严重，您一定要坚持定期在你家附近的药店诊所或者卫生站量血压，然后根据你的血压情况适时调整你的降压药，减量或者增加，但是真得听我话的人不到五分之一，大多数病人都是好了伤疤忘了痛，也不会定时去检查血压，定时足量吃降压药，因此我就一次次得接诊复发的中风病人，一次次的惋惜曾经那么精神健康的病人走路蹒跚，口水长流，说话嘟嘟囔囔。有个偏瘫病人听信朋友的话停了降压药，改吃什么牌子的保健品，结果一周不到，颅内再次出血，在医院ICU住了两个多月，还是回天乏术成了植物人。对于这样的病人，我们有什么办法呢？我们已经尽最大努力告知病人要注意，但病人左耳进右耳出，医生只能干着急。

那些偏瘫病人流着口水哆嗦着说："哪个……哪个晓……晓得……高血压……高血压那么严重嘛。"瘫痪康复是漫长的过程，遇到家属护理耐心周到还好说，遇到不孝顺的子女，即使有很大机会康复的，往往气都要被气死。高血压在不知不觉中侵害你的身体，他会一点点破坏你身体的功能，在你身体还能代偿的时候，你觉得你就是个生龙活虎的健康人，并且高血压还会引起以下疾病：

1.心绞痛

2.心力衰竭

3.糖尿病肾病

4.肾功能衰竭

5.左心室肥厚

6.心肌梗塞

7.心源性休克等等

每一个,都足已要了你的命。降压药有好几十种,每种针对不同类型的高血压,具体用药请咨询你的医生。临床试验表明,收缩压下降 10－20mmHg 或者舒张压下降 5－6mmHg,3－5 年脑卒中,心血管病死亡率与冠心病分别减少 38％,20％ 与 16％,心力衰竭减少 50％ 以上。高血压病人家里常备一个电子血压计是必要的。如果你怕记不住吃降压药,那请把降压药放在你的餐桌上,或者放在家里显眼的地方。当你的家族中有人是高血压,或者你的父母有高血压,那么你得高血压的机会和普通人相比大大增加,因为高血压是要遗传的。有时候路过药店,诊所,不妨进去量个血压,大部分诊所卫生站都是免费量血压的,和医生聊几句,关注一下自己的血压情况。检查后当医生说,你血压有点高了,需要你注意什么的时候,请一定重视,我相信大部分医生都有最起码的职业道德,不会希望你得病,别从心里讨厌抵触医生的话,如果你不想下半辈子坐轮椅,或者一命呜呼,还是在发现问题的时候及时注意吧,及时发现高血压,及时控制,把身体里的定时炸弹用适合的方式处置。

三十七　健康是大自在

　　人生有两件事,只有失去它的时候才知道它的可贵,一件是青春,一件是健康。每个人都希望自己健康快乐得生活,每个人都希望可以长命百岁。那怎么才能最大限度得保持自己的健康呢? 我个人觉得,可以先从最基础的吃,喝,拉,撒,睡开始。2015 年世界卫生组织(WHO)的报告,中国人的平均寿命男性为 74 岁,女性为 77 岁。在这两万多天的有限生命里,我们有很多时间是花在吃,喝,拉,撒,睡上的。这也是我们维持生命最重要的几件事情。我们想想这 5 件事,做得好吗? 我们会最大限度得满足身体最基本的需要吗?

　　吃是一门学问。现在心脑血管病人越来越多,三高(高血压,高血脂,高血糖)也越来越多,年纪轻轻就大腹便便。我遇到过 30 岁左右就因为三高引起瘫痪的。有个老教授概括了保健的要点:"管住自己的嘴,迈开自己的腿。"确实是这样,但现在有多少人能管住自己的嘴的? "宁愿疮流脓,不愿嘴受穷。"大鱼大肉狂整,烟酒不离口,火锅,烧烤,盐卤,怎么味鲜怎么来。过度的吃重口味,因为总是觉得享口福是天大的乐事,但忽略了自身的健康。其实我们应该少盐,少荤,多蔬菜,多水果。我有个做生意的病人午餐永远是一碗桶装方便面加火腿肠,我实在不解问他为什么要这样吃,他说他没钱的时候觉得吃方便面火腿肠是很幸福的事,现在终于可以天天吃了。我不禁想起那个经典笑话,有钱了喝豆浆,喝一碗倒一碗。但是他有各种乱七八糟的病,看着挺壮实的一个人,经常感冒,身体虚弱。我一再给他说合理膳食,方便面火腿肠就别吃了,刚开始他听不进去,到最后身体实在抗不住了,才终于听了我的劝告,把老妈从外地接过来,给自己做饭,不再吃方便面加火腿肠了,不到 2 个月时间,整个人精神多了,身体素质也好了。有多少朋友是不吃早餐的?有多少朋友一日三餐是胡乱对付的?成都好吃的东西实在是太多了,很多朋友不喜欢自己做饭,总是嫌麻烦,经常在外面去吃。刚开始工作的时候我一个人生活,在外面小店里吃了一个多月,身体各种小毛病就出来了:喉咙痛,口腔溃疡,感冒,胃痛等等。后来自己也觉得要注意,就买了个电饭煲,自己做饭吃,每天坚持吃两个鸡蛋,喝牛奶,多吃蔬菜水果,各种小毛病自然消失了。外面的各种美食,真得让人放心吗?地沟油,各种食品添加剂,各种千奇百怪调制的美食,凉拌菜一大勺鸡精味精往里放,中国人把元素周期表都吃了个遍。我们怎么才能最大限度得避免一日三餐对我们身体的伤害?我个人觉得自己做饭是最简单靠谱的办法。现在微波炉,电饭煲都是智能的,定时煮饭,买点鸡蛋牛奶蔬菜水果比在外面吃更卫生,而且更便宜,花不了多少时间。当你在工作或者做生意时,如果饿了,那就给自己提前准备一袋麦片或者一个全麦面包,或者酸奶,2 分钟时间搞定。我的诊断室里就有麦片和豆奶,病人多累了就冲一袋垫垫。白领们中午最好带个自己做的便当,也比吃小店卫生,身体不是解毒工厂,也不是垃圾站,当你只是为了口舌之欢大吃大喝时,你的身体功能会慢慢退变,保持健康,先从一日三餐定时定量开始吧。

人体的75%是水组成的,水对人体的重要性不言而喻。但是现在很多人用各种勾兑的饮料,可乐代替水。据网上一个统计,现在儿童白血病多发也和各种饮料有一定关系。我有个病人,28 岁,他最喜欢的就是火锅烧烤冻啤酒,一周最少得吃3——5次,晚上加班熬夜就吃烧烤冷饮冻啤酒,他当时是因为颈椎病找我治疗的,但是看着他消瘦的脸庞,萎靡的精神状态,我感觉不会只是颈椎的问题,一查——胃癌晚期。我有个肾结石团队病人,他们是一家水电公司的 10 多个员工,他们全部是肾结石病人。原因很简单,他们经常去那些水质偏硬的山区修水电站,他们喝的水有问题。我们可以开针对肾结石的中药给他们治疗,常常一抓就是 20 多付。还有那些因为过于贪吃腌制品,泡菜,烟熏肉导致食道癌,胃癌的病人。如果去查中国癌症病人地域图谱,你就会发现有些地方是食道癌高发,有些地方是胃癌高发,有些地方是肝癌高发,这和当地的饮食习惯有很很大关系。"病中口入,祸从口出",但有些人要改变自己的饮食习惯非常困难,特别是自己的一些嗜好,一些好象无足轻重的小习惯,但往往就是这些看似让人不以为然的小习惯,往往会对身体造成持续性的,无法弥补,无法复原的伤害。

再说喝酒,中国现行的安全饮用标准为每天酒精摄入量不超过 15 克,世界卫生组织的建议是不超过 20 克。人体肝脏每天只能承受 20 克左右的酒精,超过了对肝脏细胞就有损害,长期酗酒的最后结果是酒精肝,肝硬化等等。"无酒不成席",中国的酒文化源远流长,有多少人是倒在酒桌上的？我知道有太多朋友都是身不由己,为了前途必须得端起酒杯,但是,当你端起酒杯的那一刻,这就是你的慢性毒药,事业重要,身体更重要,在必要的时候,还是少喝点更好。我们最需要的饮料,就是一杯温热的白开水,或者一杯淡茶,这就象是平凡朴实的人生,真味是淡,至人如常。

拉撒,也是个不容忽视的问题。人体吸收了食物精华,有进就有出。养成定时大小便的习惯是必要的。有些朋友习惯憋尿,长期憋尿会引起很多问题,比如尿路感染,尿失禁,膀胱炎等。还有些会出现尿液逆流回肾脏,诱发急性肾盂肾炎,水肾,甚至出现肾功能衰竭。有很多便秘的病人深受其苦,便秘有些是因为没有养成定时排便的习惯,不要小看这个习惯,因为它会让你的身体非常清爽。要养成定时排便的习惯不难,给自己确定一个时间大便,长期坚持,让身体形成一个条件反射。早上起来喝杯白开水,多吃红薯,香蕉,蔬菜,少吃辛辣少吃肉,平时锻炼身体,良好的二便习惯可以让身体更好的排毒。

针灸科接诊了很多失眠的人,我有时也失眠,特别是遇到棘手的病人,或者准备考试,或者人到中年各种生活压力。失眠是一件非常让人头痛的事情。睡眠对人来说是非常重要的,据网络相关报道:睡眠是一种重要的生理过程,对人体的精力,体力的恢复及生长发育有着十分重要的作用。睡眠又是一个有周期型节律的主动生理过程,很多内,外因素可以影响它而发生改变。长时间剥夺睡眠或失眠的危害性很大,给人体造成过度的消耗。失眠是最常见的睡眠障碍问题,约有 20％ --40％ 的成年人不同程度地感到睡眠有障碍,女性常多于男性。它可能由某种精神障碍,吸毒,饮酒,呼吸及精神活动损害极大。失眠初期会感到注意力不集中,记忆力减退,情绪不稳,长期失眠会感头晕脑胀,心慌胸闷,甚至血压升高,心脏疾患。研究表明,失眠病人患心、脑血管疾病 的几率高于正常睡眠的人数倍。

现在失眠病人越来越多的出现在我们的诊室里,大部分的原因,都是生活不如意,家庭问题,个人工作,仕途不顺等等。针灸对失眠有效,但最重要的,还是自己内在的调节,但有时候,人就是那么傻,明明就知道不应该去纠缠一些人,一些事,但就是控制不了。失眠见于各个年龄段的人,有时候连小学生也失眠。有的病人失眠长达几十年,痛苦不堪,他们最期望的,就是一次像婴儿一样的睡眠。

失眠借助药物是一个不是办法的办法,因为长期口服安眠药对人的整个精神状态有很大影响,再加上安眠药本身的副作用,不到万不得已,还是不要轻易去吃会产生依赖的镇静药。如果说失眠只是因为环境过于嘈杂,那就想办法换环境。比如多安一层隔音玻璃,但是很多病人常常太懒,总是不去改变自己的居住环境。遇到实在想不通也解决不了的问题,就随它去吧,天要下雨,娘要嫁人,离了你世界照样转,有什么放不开,搁不下的? 明天的烦恼,后天就知道答案了,不用担心。失眠的人大多属于内心不够强大的人,我记得有一篇写文革的文章,一个老师第二天就要被批斗了,他的同事有些因为受不了屈辱自杀了,他也经常被打得鼻青脸肿,但是他还是该吃吃该喝喝,睡觉睡得很香,他终于挺过来了那段艰难时刻,现在还活得好好的。

　　个人健康管理,其实非常简单,从每天的吃,喝,拉,撒,睡开始,这是最基本也是最重要的,如果做得好,你的身体足以支撑起你的多彩生活,如果忽视,3 年,5 年也许没有什么,当有一天身体功能到了极限,就象压倒骆驼的最后一根稻草,你会彻底的垮掉,前期没有任何征兆。既然我们都不想和医生护士打交道,不想进医院,那干嘛要把自己的身体交给医生护士呢? 干嘛要让自己的身体成为各种药物的解毒站呢?干吗要让自己的后半生过的没有品质? 从每一天起床开始,合理安排自己的一日三餐,合理安排自己的日常工作,合理安排自己的睡眠,别以工作忙为借口,别以没有时间做借口,别以年轻身体好做借口,只有身体健康,才是最大的自在。

三十八　骨质增生浅谈

　　骨质增生是针灸科接诊最多的疾病之一。它是人体衰老退化的一种正常表现,我个人认为并不算病,只是因为它压迫了局部组织,血管,神经等会出现一些症状,才有治疗的必要,如果没有症状,就不用去关注它。我们接诊过腰椎骨质增生"搭桥"的老大爷,腰4椎骨刺长达3CM,每个腰椎椎体都有大大小小的骨刺,这和他年轻时长期干重活有关系,但他的症状也不是太明显,只是阴雨天腰部酸痛,做一两周理疗就可以了。人体有四个部位是最容易出现骨质增生的:颈椎,腰椎,膝关节,跟骨,这些部位直接参与人体负重,几十年下来,出现退变是正常的,就象汽车或者机器,用久了就会磨损。在临床实践中,颈椎骨质增生多见于长期伏案工作的人,如教师,IT从业人员,银行职员,会计等;腰椎骨质增生多见于司机,爱负重的农民,重体力劳动者;膝关节骨质增生多见于长期站立的人,如商场营业员,酒店迎宾(在这里给需要长期站立工作的朋友一个小办法,找一个3CM左右的小方块,砖头也行,两只脚互换着搭在小方块上,平时只用一只脚受力,那样即使长期站立膝关节也会比较舒服,减少膝关节负重和退变),还有那些需要长期步行,爱跑步却又不善于保护关节的人;跟骨骨质增生和膝关节骨质增生类似,长期站立,负重,劳累等会出现。对于骨质增生,很多人觉得是一个非常严重的问题,其实并不是这样,当你身体某个部位出现骨质增生了,那说明你这个部位承受着过多的压力。骨质增生是无法消除的,那些贴个膏药就能溶解骨质增生,或者吃点什么中成药就可以消除的,就是一个笑话。除非压迫重要脏器,血管,神经或者压迫脊髓,骨质增生是不需要手术的,有的病人想不就是多长个骨刺出来么? 做手术切了不就得了? 这是完全没有必要的。

骨质增生也不存在根治这一说，因为长出来的骨刺就在那里，并且谁也无法改变人体的衰老与退化。医生的目标，是解除骨刺压迫出现的各种症状，而不是消除骨质增生。以前颈椎骨质增生多见于40岁以上的中老年人，目前的低头族越来越多，也有20多岁就出现颈椎骨质增生的人。当你出现这4个部位的其中某个地方疼痛，关节弹响肿胀，或者行动受限，劳累加重，阴雨天关节发沉等，那么去拍个CT，或者核磁共振就可以确诊。X光片相对来说没有这两个检查全面。发现骨质增生后，如果有相关的症状，适当的休息是必须的，还要减少受累关节的负重，可以采用物理治疗，针灸，外敷，熏洗等。下面以膝关节骨质增生为例，来谈谈我们日常的治疗与保养。

膝关节骨质增生有一个比较明显的症状，那就是上下楼出现膝关节无力，疼痛，或者出现膝关节肿胀，发红，滑膜囊发炎等。还有一个特别需要注意的因素，那就是老年人的体育锻炼。生命在于运动，这话不假，但是我觉得还应该加两个字：生命在于适度运动。现在的老年人锻炼身体的热情非常高，他们常常不顾个人身体的实际情况，盲目的锻炼。我接诊过每天走10公里的病人，出现足部疼痛，膝关节疼痛，一照片，膝关节严重骨质增生，脚趾疲劳性骨折。还有的老年人热衷参加各种舞蹈比赛，我们接诊过关节严重骨质增生，仍然打封闭参加比赛的人。《成都商报》有个报道，有老年人参加暴走成都三环路，发生过猝死事件，我在想，暴走那么远，对于膝关节已经开始退化的老年人来说，无异于雪上加霜，过度的锻炼有害无益，只会加重关节软骨磨损和骨质增生形成，并且，长期过度锻炼对身体免疫力也有不小的影响，中医讲凡事都要有个"度"，"过"和"不及"都不好。我们应该根据自己的身体状况，来寻找最适合自己的锻炼方法。

在这里我要特别提到我爸爸的亲妹妹——我的姑姑。年轻时她特别能干，在铁路系统工作，是单位的劳动标兵，还要象男人一样干重活，退休后，又去参加了老年骑游队，骑着自行车奔波在四川大大小小的风景区，来回几十公里家常便饭，她曾经自豪得给我介绍她丰富多彩的生活，那时候我还在学校读书，没有想到去提醒她要保护自己的膝关节。我也骑自行车，最远的一次骑了80公里，结果是膝关节整整痛了3周，恢复了2个月才好。我姑姑的膝关节骨质增生就是因为年轻时过于劳累，再加上长期骑自行车引起的。刚开始的时候做做针灸理疗，注射玻璃酸钠，症状会缓解，但是到最后，膝关节的软骨已经磨损得差不多了，上下楼困难，即使走平路，也会出现疼痛，最后只能去做膝关节置换手术。

当你的亲人朋友出现膝关节骨质增生了，那请告诉他（她），不要再继续过度的锻炼了,如果继续高强度的锻炼,只会加快骨质增生部位的损害,医学上称为"机械性损伤"。我们最好选择循序渐进,强度适中,适可而止,或者打打太极,做做健身操,少量多次散步,或者戴个护膝,能最大限度得保护膝关节。膝关节是全身关节结构最复杂的,出了问题也是最难康复的。针灸理疗可以改善膝关节骨质增生的症状,建议您去正规医院或者诊所治疗,坚持一段时间后,症状会缓解的。还有一个不容忽视的问题,那就是膝关节半月板的损伤,如果损伤特别严重,针灸效果是不好的,做个核磁共振可以检查出来,我们会建议病人去做手术。玻璃酸钠也是治疗膝关节骨质增生的一个办法,能润滑关节,覆盖软骨表面,减轻关节受力,减轻关节的磨损和保护关节,但是也不能用得太多,一年注射 3——5 次就足够了。但是不建议过多打封闭,因为封闭是激素加麻醉药,虽然可以很快缓解疼痛,但副作用也是很大的,会加重骨质疏松,加重或者诱发糖尿病,高血压,激素类药对身体的其他系统也是有很大副作用的。

还有一个需要注意的问题就是——减肥。膝关节骨质增生的人一般都比较胖,人的骨头就只有那么大,它一旦定型就不会再长粗,举例来说膝关节只能承受 50 公斤力,你长到 80 公斤,它的负担就非常重,长期下去,很容易就出现退变,出现骨质增生。当我告诉那些骨质增生的病人需要减肥时,他们常常很不解得问骨质增生和减肥有什么关系呢? 减肥不仅仅是减轻关节的负担,对你的心肺系统,对你的整个身体都是有好处的。

关于补钙,也是骨质增生(骨质疏松)病人咨询我最多的问题。现在市面上的补钙产品太多了,价格从 10 几元到 200 多的都有。我们需要补钙吗? 最好的补钙方法是什么呢? 我查阅了很多相关的资料,再结合自己的想法总结了以下几点供你参考:

1. 药补不如食补,补钙最好的食物,还是牛奶(现在国外又有一个论点说牛奶会导致各种疾病,这个有待商酌),但是我个人觉得,我一直坚持每天晚上喝牛奶。目前为止我没有出现过关节疼痛不适的症状。豆制品,鱼虾,海带含钙也是比较多的,平时多吃点,食物能补充的,远比药物来得安全。

2. 多晒太阳,因为钙的吸收是需要维生素 D 的,而阳光中的紫外线可以促进生成维生素 D3,可以促进肠道对于钙,磷的吸收。四川人的平均身高比不过北方人,这和四川日照少有关系。

3. 对于市面上的各种补钙产品,可以根据自己的具体情况来选择,加了维生素 D 的耦合钙,是吸收比较好的。碳酸钙相对来说吸收比较困难。也不能超量吃,人体需要的只有那么多,吃多了有引起肾脏结石,高钙血症等风险。

4.女士绝经后,因为雌激素分泌减少,钙丢失更明显,那么更需要补钙,关注自己父母的骨骼吧,让他们不至于在短时间内出现弯腰驼背,让他们不至于深受骨质增生,骨质疏松的疼痛折磨。

骨质增生经过规范治疗缓解后,改变自己的生活习惯和运动习惯,对生活没有影响。出现骨质增生,就是在提醒你,你在这个世界上的时间已经不那么长了,你已经在渐渐衰老和慢慢走向死亡,那么,我们更该珍惜每一个今天,"你的每一个不快乐的今天,都不是你的",因此,要让自己和世间万物,好好相处。

三十九 诗和远方

高晓松曾应邀回清华演讲,但发现现在的大学生对于理想应者寥寥,高晓松在文章中写到:"我妈从小就教育我们,不要被一些所谓的财产困住。所以我跟我妹走遍世界,……,就觉得很幸福。我妈说生活不只是眼前的苟且,还有诗和远方。我和我妹妹深受这教育。谁要觉得你眼前这点儿苟且就是你的人生,那你这一生就完了。生活就是适合远方,能走多远走多远;走不远,一分钱没有,那么就读诗,诗就是你坐在这,它就是远方。越是年长,越能体会我妈的话。我不入流,这不要紧。我每一天开心,这才是重要的。"看到这段话,感触很深,做了那么多年的医生,在某个深夜突然醒来,我的诗和远方在哪里呢?

2010年7月底,我曾经接诊过活得最无羁绊的一个病人,他是一个画家,没有结婚,他最大的愿望就是流浪,常年做画导致颈椎病,颈椎出了问题,就会来诊所针灸。他就租房住在成都三圣花乡的一个小院子里,我去参观过,类似于丽江小院的唯美风格。他只有一只老猫相伴,他的画室小巧精致,没有脏乱,只有清雅。那天是个阳光明媚的下午,他泡了功夫茶请我喝,然后就是有一搭没一搭得聊天。他说他没有一所房子,没有一部车子,银行的存款也不多,但是他给自己买了各种保险,父母也是老师,远在上海,一直为他的流浪耿耿于怀,但是他就坚持要按照自己的想法去生活,他要走遍自己想去的所有地方,在一个地方只住一年,然后又开始迁徙,最后才确定一个自己最爱的地方养老。他曾经深爱过一个女子,但她接受不了他的漂泊不定,只有分手。那天下午,阳光透过树梢撒在他的脸上,怀里抱着老猫,老猫打着呼噜,功夫茶的淡香袅袅浮动,他对生活对人生的态度让我肃然起敬。因为那也是我曾经的梦想:

走遍想去的地方,过自己想要的生活。他让我想起三毛,这个曾经陪伴我度过很多个日夜的知性女子,这个一生"流浪"过 54 个国家,一直坚持自己对世界朴素的喜爱,这个用行云流水般的笔触写过很多人间冷暖的女子,三毛有一本书——《万水千山走遍》,每个人可能都向往这样的自由,但现实往往不能如愿,但我们可以在一个人静下来的时候,读一读三毛,跟随她走遍万水千山。三毛的文字简单,朴素,但字里行间,依然隐藏着一种力量。尽管她离开尘世已经 20 多年,但在某个时刻,我依然会想起,曾经读过她的书,曾经在某个特定的时间地点,想起她曾经说:真正的快乐,不是狂喜,亦不是苦痛,它是细水长流,碧海无波,在芸芸众生里做一个普通的人,享受生命一刹间的喜悦。

英国有一个很出名的歌唱团体叫《OneRepublic》,有一首歌叫:CountingStars(数星星),这首歌的歌词大意也是要我们明白除了挣钱,还有更重要的事情,值得我们去做,比如,仰望天上的星空,去数一数满天的星星,当我们一直忙着数钱,会有心情去数星星吗? 但是我们也不妨从忙碌疲惫的生活中暂时脱离出来,去数数星星,去想想自己的诗和远方。

Lately I've been, I've been losing sleep

最近辗转反侧,夜不能寐

Dreaming 'bout the things that we could be

胡思乱想各种可能

But baby I've been, I've been prayin' hard

但亲爱的,我还是在为它而祈祷着

Said no more counting dollars

不再被金钱所迷惑

We'll be counting stars

让我们一起来数星星吧

高晓松的那句话后来被扩展为:"生活中不仅仅只有房子,车子,还有梦想和远方。"当我日复一日,年复一年的重复医生的生活,在某个疲惫的时刻,不由的想,什么,才是自己真正想要的生活? 到国外旅行,发现那里的人们活得都比较悠闲与自我。路上没有很多豪车,也没有宽阔的马路,没有太多的奢侈品,也没有太多的灯红酒绿,但是,那些质朴无华的休闲装,那些随意挽起的马尾,那些不施粉黛但健康红润的脸庞,那些很少人工雕琢的自然风光,他们的微笑那么自然,他们的神情那么安详。

而我们总是活得很累,大街上,地铁里,超市中,擦肩而过,到处都是表情冷漠,疲惫沉重的脸,到处都是拿着手机的低头族。在我们为了生活苦苦挣扎的时候,在我们为了高企的房价,在为了自己的一个窝放弃自己的爱好,自己的梦想,每天卑微得做着自己并不喜欢的事情,生活除了重负还是重负,我们怎么会有心情去吟风赏月,怎么会想去追求自己生命的意义?

　　一篇报道曾经说:"中国高企的房价已经让年轻人失去了追逐自己梦想的权利。"我出诊的时候,到过很多的家庭,那些几代人蜗居在很小的房子里,还有那些社会底层的人们,为了房子苦苦奋斗,他们,哪有心情顾及自己的梦想与远方? 活得太累,是我在临床上见到很多病人的感受。他们明明就觉得自己的身体出了问题,他们也想过及时治疗,好好休息,但是,他们没有时间,也没有足够的金钱,他们身上压着沉重的担子。媒体不止一次得报道,中青年人猝死的事,还有那些因为长期压抑辛苦导致抑郁自杀的人。"衣食足而礼仪兴",杜甫曾经写过:《茅屋为秋风所破歌》,——安得广厦千万间,大庇天下寒士俱欢颜。这个多少年前的梦想,直到现在依然有很多人没有自己的栖身之所。

　　当我们每天眼睛一睁开,就面临沉重的生活压力,就像那部电视连续剧《蜗居》,每天都要想着怎么才能还清房贷,怎么才能满足自己的衣食住行,因为这些烦恼,长期处于压抑,焦虑,无力的感觉中,我们的身体健康必然受到影响,必然会出现免疫力下降,失眠抑郁等症状,长此以往,我们的身体会逐渐虚弱。当我们不得不面对生活的重负时,我们更要知道我们不仅仅是生存,更重要的,我们要生活。不仅仅是一日三餐,房子车子票子,更重要的,是我们身体的健康与心灵的放松。在短暂的生命旅途中,当我们忙碌失去方向的时候,不防停下自己的脚步,回想一下我们最初的梦想。

　　在一个春节,一个面容平静的流浪汉,望着满天的烟火,手里拿着一个馒头,露出温暖的微笑。这张照片感动了很多人,虽然现在这位流浪汉已经不在人世了,但是在那一刻我相信他是快乐的。直到今天,差不多18年过去了,我都记得那位乳腺癌老婆婆,面对那么艰辛的生活依然面容安详。曾经在微信朋友圈里看到那些生活艰难,在风雨中飘摇奋斗的人们,心生悲悯。他们不应该被忽视,也不应该永远生活在底层而没有向上的机会。曼德勒身陷囹牢数十年,因为执着的信念重获新生。他去世那年我正好在美国纽约,联合国大厦门外就是他的一幅海报——曼德勒纪念日,他穿着金色的衣服,露出温暖的微笑。他是我们每个凡人的榜样。安吉丽娜. 朱莉,根据二战时一位奥运冠军的真实经历拍了一部电影——《坚不可摧》,讲述了一位奥运冠军极其坎坷艰难的一生,在当空军是因为空难在海上漂泊40多天,后来被日军俘虏,在监狱里被殴打,在煤矿里干着随时可能丢命的重活,他一次次面临濒死的边缘,在二战结束后,他没有怨恨,选择了原谅。在你觉得太难过,或者山穷水尽的时候,去看看《肖生克的救赎》,《坚不可摧》,《阿甘正传》等等,再读读名人的传记,不要去读什么成功学,不要去打游戏,把自己淹没在太多的八卦中,把自己宝贵的时间用在泛滥的网络里,被爆炸的信息吞没,但是看看他们曾经在怎样艰辛的处境中依然充满希望,他们即使伤痕累累,也没有忘记快乐歌唱。

诗和远方,就象当初我们最初的那颗驿动的心,当我们被世俗的风雨磨砺太久,失去棱角,失去方向,失去自由的时候,不妨停下来,回望来时路。"不忘初心,方得始终",别忘了自己当初是因为什么坚持走到了这里,你的诗和远方,就是你未来的方向。

四十 象梭罗一样简单生活

梭罗,曾经在瓦尔登湖隐居两年,过着极致简朴的生活依然逍遥自在。他对物质已经到达几乎没有要求的地步:8 个月的伙食,衣服,油还有房屋总计为 61.9975 美元,人民币大约 400 元。他自己在湖边建了一间小木屋,在森林里悠哉悠哉得渡过生命中的美丽时光。

他在《瓦尔登湖》写到:"人可以和动物一样吃简单食物,而依然能保持健康和体力。人类竟然到了这样的境地,他们经常挨饿,不是因为缺少必需品,而是因为缺少奢侈品。目前我还不想把自己的时间花费在挣得昂贵的地毯或其他漂亮家具,或者精美的厨房,或希腊式哥特式的房屋上。在这个世界上,只要我们过简朴明智的生活,养活自己不是件苦事,而是个消遣。我们的聪明仅仅在于目标的精确上。当我们早早起身,轻轻地,平心静气地,吃不吃早餐都行,任凭人群来往,任凭钟声响起,小孩啼哭,决心好好过上一天。我们为什么要屈服,要随波逐流呢?"

对于每天沉浸在病人中的我来说,古镇,庙宇,大海,深山都是我喜欢的地方。我曾经对那种隐居生活心生向往,曾经在读中学的时候,姐姐带我去青城山玩,就住在一个大庙里,早上听着寺庙的钟声醒来,脸上拂过山峦的清风,心旷神怡。但是目前来说我无法像梭罗一样找个湖泊就可以隐居了,我有很多责任必须要担负。不过,我们也可以有他那种心境,有他那种对物质,对多余东西,对奢侈品的蔑视,对沉迷过多欲望无法自拔的抗拒,对世俗界定的成功抱无所谓的态度,我知道这样很难,如果抱定这样的生活,很多人买不了房买不了车,很多人有可能连媳妇都娶不到。可是,我们这一生,需要的到底是什么呢? 我有一个朋友,他说了一句让我很欣赏的话:"这辈子,我就想为自己活一次。"他顶着巨大的压力一心向往自己想要的生活,他是勇敢的,不为世俗与他人的目光生活,就这点而言,他比很多人都要洒脱,跟随自己内心的脚步无怨无悔。

人的欲望是没有穷尽的,人的贪欲也是没有穷尽的,还有些病人把钱看得太重,明明已经可以休息了,但还是起早贪黑,玩命的挣钱。他停不下来,不会给自己休息的时间。有个企业老总,他已经是严重高血压,糖尿病开始注射胰岛素,心脏已经不堪重负了,但还是忙于工作。一个病人是房地产公司的老板,资产上亿,在 2012 年查出冠心病,典型三高,还有痛风,颈椎病,心脏病,感觉他稍微活动一下都会气喘,我给他建议说赶紧把工作应酬停掉,把身体好好养养。他看了我一眼,略带不屑得说:"你有钱不挣啊,我一个项目下来上亿的收入。"我不置可否得笑笑。如果这样下去,他的身体肯定会出严重问题。他浑身上下都是各种名牌,他甚至时不时在我面前撩开手臂上的衬衣,看看时间,顺便展示一下他的手表,见我实在无动于衷,就给我看,"医生,这是江诗丹顿,70 多万呢。"我忍住笑,还是要配合下露出惊讶的表情,哎,您还是不知道您的健康比您的江诗丹顿更重要,一块表并不能给您的健康增加点什么。有个开面馆的病人,他有严重的胃病,颈椎病,腰椎病,根本原因是他成年起早贪黑的干,每天早上 4 点起床,一直干到晚上晚上差不多 10 点,只有下午有点休息时间。他的孩子已经工作了,本该是含怡弄孙,尽享天伦的日子,可是他还是不愿意把面馆转了,我问他为什么,他说我舍不得,我没什么文化只能开面馆,面馆挺挣钱的,现在很多生意不好做,我干了那么多年,有稳定可观的收入,放弃了可惜。他就这样拖着本就摇摇欲坠疲惫不堪的身体,颈椎,腰椎病犯了就过来针灸,终于有一天卧床不起了,一查是胃癌。他居然没有任何保险,就连那种几百块一年的基本保险也没有,可想而知,他挣的钱一场病下来就差不多了。在华西做了手术以后,他在儿子的搀扶下来找我,人已经变形了,虚弱不堪,他对我说:"早知道会这样,我应该早点休息啊,到头来人财两空。"

"多一物,多一累。"有个治疗肘外髁炎的病人对我说:"我住 60 平米的房子时,打扫卫生只需要半个小时,现在我住有屋顶花园的 240 多平米的房子,打扫卫生要 3 个小时才能做完,弄得我腰酸背痛,胳膊肘打封闭,做针灸,吃药,一直痛就没有好过,我老伴去搬花园里的花盆,摔了一跤,把脚踝摔骨折了,我们在房子里住了半年时间,很多时候都是在打扫卫生,还不如以前住小房子轻松。我姐姐买了一套别墅,一年就去住几次,去住一次就是打扫卫生,那边是山区,请钟点工都请不到,这不是没事找罪受么?"曾经我也喜欢奢侈品,喜欢那种虚荣的,物质化的东西,觉得有了那些东西自己的身价就提高了一样。记得自己还是穷光蛋的时候,每次路过成都仁和春天(一线大牌店),都对那里的物品心生向往,觉得那就是我渴望不可及的梦想,当某一天我也可以去消费那么一两件时,我觉得没有兴趣了,大部分的时间还是在普通商店,或者网上买东西。奢侈品,真得那么重要吗? 梭罗说:"大多数的所谓豪华和舒适的生活不仅仅不是必不可少的,反而是人类进步的障碍,对此,有识之士更愿意选择比穷人还要简单和粗陋的生活,简单和单纯的生活有利于消除物质与生命本质之间的隔阂,为了获得圆满无悔的一生,我们必须认清哪些是可有可无的;哪些是必须丢弃的。"

1895 年,居里夫人和皮埃尔.居里家里只有两把椅子,正好一人一把,皮埃尔.居里觉得椅子太少,建议多添几把,居里夫人说:"有椅子是好的,可是,客人坐下就不走了,为了多点时间搞研究,还是算了吧。"诸葛亮在《诫子书》中说:"非淡泊无以明志,非宁静无以致远。"在我们为太多的外界物质困扰,为位子,票子,车子烦恼的时候,我们想过为生活做减法吗? 也许是年龄的关系,也许是看到了太多即使拥有很多物质依然不快乐的人,看过了太多生命的诞生与逝去,才觉得,没有什么东西是比时间,比生命更有价值的,我们真不该用我们宝贵的生命去换取我们并不需要的东西,我们原本可以过得更好,我们原本可以生活得更加幸福与从容,我们完全可以在满足生活必须之后,开始过自己想要的生活,比如,追寻自己最初的梦想,牵着自己爱人的手,去想去的地方,陪孩子长大,陪父母变老,陪最爱的人看日出日落云卷云舒,去帮助别人,去做一些有意义是事情。

照在富人窗台上的阳光和照在穷人窗台上的阳光都是一样的。我曾经去过撒哈拉沙漠,即使在寸草不生的沙漠里,人们的笑容和我在奢侈的酒店里看到的笑容并没有什么区别。那群小朋友就蹲在地上,买着自己手工编织的小东西,他们深邃的大眼睛,清澈透明,从他们眼睛里,我看到那种真正纯净的美。弘一大师(李叔同),曾经是著名音乐家,美术教育家,书法家,戏剧活动家,从日本回国后剃度为僧,他的父亲是津门巨富,过惯锦衣玉食生活的他,即使在吃最普通的萝卜和白菜,也仿佛在享受山珍海味,他觉得什么都好:旧毛巾好,草鞋好,走路好,萝卜好,白菜好,草席好……其实生活赐予我们的每一件物品,都是美的。

在世事茬苒的岁月中,让我们保留一份内心的净土。我们在拼尽全力实现梦想的同时,也不要忘了,我们最初出发的地方,记得来时路,也记得回家的路。在我们疲惫不堪的时候,别忘了给自己一个大大的拥抱,好好的爱自己,告诉自己有些东西是可以不需要的,有些欲望是可以不必满足的,有些物质是不需要用生命去换取的。我记得有年春天,我坐在一个古镇的桃花园里,微风吹过,一树繁花摇曳,落英缤纷,美得不象话,只是这种美转瞬即逝,我们终将独自面对人生的归宿,独自面对自己,过一种简朴真实的生活吧,褪去物质的虚幻面纱,不要被物质的东西蒙蔽了双眼,不要被过度的欲望抛弃生命中更加重要的东西,我们心里,也要藏着一片——瓦尔澄湖。

四十一　我想死在你怀里

　　席琳·迪翁,加拿大天后,我曾因为时间太赶,在拉斯维加斯与她的演唱会擦肩而过。那时候她就在凯撒酒店里开个唱。她的《我心永恒》已成为永远的经典,这首歌现场的几个版本,更加让人震撼,这些都比不上她的人生经历,她在 12 岁时爱上了她的经纪人——38 岁,离过两次婚,有 3 个孩子的雷尼·安杰利,历经各种艰辛有情人终成眷属。26 岁的席琳与 52 岁的雷尼结婚,1999 年雷尼确诊为咽喉癌,她放弃如日中天的事业,放弃光芒四射的明星,做了一个憔悴的家庭主妇,只为陪伴在雷尼身边,2014 年 8 月雷尼病情恶化,只能依靠胃管吃些流食,他曾经对席琳说:“我想死在你怀里。”她答应他:“好的,我会一直在这儿,你会在我的怀里离开。”任何语言与文字,可能都无法描述这对夫妻之间最真挚的爱情。我们每个人都是尘世间匆忙的过客,我们不知道我们会在什么时间离开,当那个时候终于到来,我们是想死在谁的怀里呢?

　　我朋友的父亲,因为腰痛找我,后来查出是结肠癌,经过几个月的治疗病情恶化,在他弥留之际,双手死死抓住两个孩子的手不放,艰难得呼吸着,眼睛满含泪水,挣扎着和生命抗争,他的女儿紧握着他的手:“爸爸,我和弟弟都在你身边,你安心得走吧。”病人嘴角蠕动了两下,一口长气出来,没有了呼吸。渡边淳一说:“唯一能免除对死恐惧的,只有爱。”因为实习时在癌症病房呆了两个月,我曾经面对多次这样的情况,在内心翻腾之际,想着在生命的最后,如果有自己的家人或者至亲的朋友陪在身边,那有多好。我们终其一生所追求的,都比不上弥留之际,一双温暖的手,一个温暖的怀抱。

一对兄弟参加二战,在一次战役中,弟弟不幸身陷雷区,哥哥不听连长劝阻,只身进入雷区,最终人没有救回,自己也炸断一臂,连长怨道:"人救不回,自己手臂也炸没了,值得吗?"哥哥认真的说:"值得!因为弟弟临终前见到我说了句:我就知道你会来。"最近几年,我接诊越来越多的癌症病人,在他们生命的最后,我在想他们最不舍的是什么呢?他们有多少难了的心愿,或者说有多少人还在牵挂着?思恋一个人即是煎熬,也是幸福。特别是当我们坠入爱河,当我们日日夜夜都在想着某个人,天天盼望着与他(她)见面,他(她)的每一个无关紧要的短信,哪怕是一个最简单的问候,都被我们捧为珍宝,我们会辗转反侧,寝食难安,我们会苦思冥想,会因为一件微不足道的事伤心落泪,会为了不经意的一句话,一个眼神黯然神伤,这就是无可救药的爱吧,当它来的时候,我们没有抵挡之力,享受着,也煎熬着。斯坦福大学的心理学家曾经采访过身处爱情中的人:"你愿意为他(她)去死吗?"有20%的人不假思索肯定得说:"我愿意。",他们的眼中闪烁着光芒。到底什么才是最值得我们去追寻的?什么才是影响我们最深的?什么才是最让我们梦寐以求的?其实这辈子能真正理解我们的人很少,没有人会过多得关注我们的事,也没有人会关注我们是否难过,是否在微笑背后掩藏着落寞,是否因为工作生活的重负心力交瘁,每个人活着都挺不容易的,大多少时间我们还是一个人抗。芸芸众生,我们渺小得象一粒细沙,我们总是被人拒绝,被人伤害,被人抛弃,即使再坚强勇敢的人,也有脆弱的时候,我们都需要有朋友,家人,爱人的陪伴。有些人很幸运就遇到了和自己契合的人,但是有时候即使遇到了,奈何你不是某人的菜,只能眼睁睁看着某人离开,心痛的难以呼吸。这就是人生本来的面目,就象《大话西游》,明明深爱着,却只能永别。在那个时候,放眼望去仿佛天地之间只有自己一个人,尽管如此,我们还是要坚信,会有一个人是为你而生的,会有一个人在某个角落里,用同样的心情等候,遇见了,如果彼此都珍惜契合,就好好珍惜。我们的父母,他们是这辈子最爱我们的人,只有他们才能无条件得接受我们,接受我们的各种顽劣与任性,周迅曾经说过一句话:"父母就是用来孝敬的。"但是与他们永别,是避免不了的事情。"你是想去坟上看你的父母,还是想他们在的时候去看他们?"父母在,人生还有来路,父母不在,人生只剩归途,在他们健在的时候,去多陪陪他们,他们和我们,是这辈子最稳定的依靠。

成都商报报道:哈弗大学花了75年,追踪了724个人的一生,罗伯特.瓦尔丁教授是哈佛大学医学院麻省总医院(MGH)的精神科医师,他在此项研究中发现:"我们总是被告诫要投入更多工作,努力奋斗,完成更多,我们似乎觉得生活得更好。"可事实却是,真正的幸福人生无关财富,名望或者拼命工作,关键是:良好亲密的关系让我们更加快乐,更加健康。这项研究对象在青年的时候,相信声望,财富以及事业成就是最重要的,但是随着时间的流逝,发展得最好的是那些把精力投入关系,尤其是家人,朋友和周围人群的人。

在有年春节,和一个朋友聊天,她给我说了一个很不幸的消息,他的同学就在春节时出车祸了,在医院住了几天,因为伤势过重依然没有挽回生命。在本该家庭欢聚的日子,却飞来横祸。多年前一个朋友,也是去旅游,在汶川县的一条公路边,被一辆车撞飞。那条路完全可以用车流稀少形容,可是,偏偏就撞上了,也是没有抢救过来。2008年汶川地震的时候,我住在6楼,感觉整栋楼都摇晃得厉害,屋子里所有的东西"噼里啪啦"得掉在地上,整个楼发出让人恐怖的巨响,我站在房里跑也不是躲也不是,那时候觉得再摇晃几下,整个楼就会塌掉。我的邻居,她的爱人在都江堰办厂,经过6个多小时的艰难等待他回来了,混身都是泥土,抱着自己的妻儿说:"厂房全部塌了,我如果慢一步跑出来,就只有被压死了。"那段时间,我和家人在外面打地铺,或者在车上卷成一团睡觉,有天晚上报道说有较强余震,全家人冒着大雨在小区的空地上搭帐篷,大雨把帐篷里的东西也淋湿了,当我看着明明就近在咫尺的家,却不能回去,想着比起生命来说,其他都是浮云。意外和明天,真的不知道那个会先来,我们都该好好珍惜身边的每一个人,好好珍惜爱自己的家人,爱人,朋友,而不是总去忽略他们的存在。"我们以为幸福刚刚来到,其实我们已经错了,幸福一直在我们身旁。"我们总是倾向于不停得工作,实现一个个目标,总是要去追名逐利,仿佛那才是真正的生活,却忽略了就在身边的,朴素,却绵长的幸福。在生命的长河中,我们会不只一次得面对很多艰难困苦,如果有个人陪在身边,默默得支持着你,那么困难都不是那么可怕的。记得有部连续剧叫《青衣》,女主角原本清高冷傲,因为生活所迫嫁给了她看不起的一个小警察,小警察知道自己配不上她,但是一直默默地支撑她,呵护她。当她失去了舞台,失去了观众,被后来者取而代之的时候,她惆恍回家,悲从心生,抱着小警察痛哭——还好有你啊,还好有你啊。从《青衣》里看到了普通老百姓悲欢离合的命运,我们这些普通小老百姓,需要的,也是那种温暖的幸福。

刘汉,这个资产上亿的富豪,这个可以呼风唤雨的人物,在庭审的时候眼含热泪,说最对不起的,是自己的前妻。在我们青春靓丽,在我们事业有成,在我们志得意满不可一世的时候,我们不会想到有一天自己会一败涂地,失去一切,就象拿破仑也会遭遇滑铁卢,在我们不在风光的时候,当我们风烛残年的时候,有一个人,用他(她)那宽厚的眼神,凝视着我们,伸出双手接纳我们,我们走了一圈,还是回到了原点的,我们失去了整个世界,还好有你,对我不离不弃,那我的一生,就是圆满的,死而无憾的,在某个时刻,我们是不是该想想,谁才会是在自己临终时候愿意牵着的手？谁才是在我们一无所有的时候依然守候的人,在生命的最后,我们想死在谁的怀里呢？

"你在吗?"

"我一直都在。"

四十二　浅谈中老年人的养生与锻炼

在日常门诊工作中,中老年病人占70%。现在生活好了,越来越多的人们开始重视养生和保健,说到养生,个人觉得并没有想象的那么复杂,就是自己爱惜自己,自己和自己的较量。就是你养盆花,也得不时浇水施肥什么的。现在的人太忙,压力又大,又想养生,却又没那么多时间与精力去投入(其实这些都是懒惰的借口),就希望有个什么保健品,营养素,维生素之类的,吃了就能长命百岁。养生其实并不难,难得是一直的坚持,还有必须改掉不好的生活方式,不好的饮食习惯,这恰巧是让很多人难以坚持的。对自己身体好的东西,比如最简单的,每天喝3杯水,我有个病人即使得了肾结石,即使体外震波碎石弄的痛苦不堪,内科医生建议他坐着拖拉机在乡村公路上去颠,经常弄得灰头土脸,但他还是不想坚持喝水,他不口渴就不想喝。我有个病人喝酒很厉害,每天差不多1斤的量,有一次去女儿家吃饭,老爷子高兴了多喝几杯,回来不小心掉进一条7米多深的水沟,还好是冬天,没有水,左侧锁骨粉碎骨折,在医院内固定完了回家,还是吵着要喝酒,老伴把酒罐子藏在床底下,半夜的时候,老爷子挣扎着坐起来,爬进床底,把酒喝了,半年后这个病人死于肝硬化腹水。网上有个QQ签名:"脂肪,我跟你拼了。"过了一个月以后改成:"脂肪,你赢了。"还不说与脂肪战斗,就连一日三餐最起码的饮食,很多朋友也是敷衍了事。总是以工作忙为借口,长此以往胃病如影相随。有些高血压的病人口味重,明明知道过量摄入食盐不利降压,但有些病人会说:"没的盐味,我饭都吃不下去。"有些肠胃不好的病人,他也知道要忌麻辣油炸生冷食物,但他就是忍不住要去吃火锅烧烤,冰淇淋,冰冻啤酒。要不就是没完没了的应酬,酗酒,喝了吐,吐了再喝,有时候胃出血了还是要喝,即使胃是铁打得,也受不了这样的折腾啊。郭台铭的弟弟郭台成,因血癌病逝于北京道培医院,年仅46岁,治疗费高达上百万,但任然挽不回他的生命。有些病人专门跟医生作对,"忌得好,死得早。"挑战医生的耐心,对医生的话充耳不闻,医生和你非亲非故,也拿你没有办法,你自己造的,那你自己去承担后果就行了。

如果不想后半辈子与药品病床为伴,那你在人生的各个阶段,都应该好好爱惜自己的身体。在这里要提醒下自以为身体好的年轻人,生病和年龄大小没有关系,猝死的很多都是青年人。不要以为年轻就可以对身体为所欲为。养生其实很简单,网上去搜一大把,去找找最适合自己的方法。但是有个问题,别去迷信只需要吃点什么东西就可以养生了,就象前几年张悟本的绿豆,任何一种食物或者保健品都无法保证你的身体健康。养生是一个长期过程,从基础的一日三餐定时定量,早睡早起开始。不要总是加班熬夜,个人觉得过度熬夜离猝死就不远了。君不见那么多各个行业的青中年人就是因为熬夜倒在了工作岗位上。还有适当运动也必不可少,别说你没有时间,说没有时间的就是因为懒,工作间隙也可以准备根跳绳,做做拉伸,花不了你多少时间。还有要多吃素少吃肉,口味清淡等等。每年全面体检,有病及时治疗,很多时候我难以理解,有些病人,明明白白知道自己的身体情况,但就是无法克服自己的一些爱好,一些饮食习惯。有些病如果早期及时治疗,是可以痊愈的,比如说临界高血压,通过饮食,通过自己日常生活的注意,适当得吃点降压药,是可以控制的。但有些病人天真的以为,我不关注它,高血压就不存在一样,身体的变化是在你不知不觉中开始的,在你没有任何感觉的时候,有一天就突然脑出血了,你某一天就突然OVER,我们针灸科接的这种病人实在是太多太多了。不要觉得你还可以抗过去,不要觉得身体永远都是可以供你挥霍,供你肆无忌惮的,请在它还没有出问题的时候,保养它,在它已经出问题的时候,呵护它,因为不管它好与不好,都是你的,疼痛,只有你自己知道。

我们也要控制自己的体重,肥胖直接或者间接引起的病有很多种,胖子也不是一口就吃出来的,你自己的体重你可以自己负责,每天少吃一点,多运动一点,体重总会慢慢下降的。第一次去健身房的时候,我惊讶的发现,原来,平时看到身材好的,不管男士女士,都是喜欢运动健身的,当你窝在沙发上刷着朋友圈,健身房却有那么多挥汗如雨的人们,保持适度的身材,是你掌控很多事情的第一步,也是你身体健康必不可少的一大因素。

日常锻炼身体,是好事,但我在工作中,经常会遇到锻炼过度的人,造成不必要的

运动损伤,在这里为中老年人的日常锻炼提点建议:

1. 不要以为锻炼的越多越好,我遇到过每天走 10 多公里的病人,结果是脚部疲劳性骨折,如果你本身就已经是脚底,膝关节骨质增生,已经有退变性骨关节病了,更要注意,锻炼可以多次,但每次都必须控制在适量的活动范围内,要不只能是加重关节退变,到最后关节软骨破坏只能依靠拐杖。有些老年人焕发了第二春,没完没了的参加各种舞蹈比赛,运动会,敲着锣鼓满大街转悠,或者参加骑游队走遍天下,这都是好事情,咱年轻苦了,累了,年龄大了找点事情乐呵乐呵,欢度晚年无可厚非,但请您还是悠着点,您的腰腿已经退化了,韧带已经不能说拉就能拉的了,我经常会接待一些因为跳舞,运动出现问题的老年人,已经痛得腰都直不起了,还要打封闭去参加比赛,这个就完全没有必要了,什么事情都要有个度不是吗? 在您觉得有些累或者说有些承受不起的时候,咱就歇一歇,咱又不是在养家糊口不是? 2011.11.1《成都商报》黄文娟医生——运动过了头,是"拼命",介绍了老年人在日常的锻炼中,不根据自己的实际情况,过量运动,关节负重过多,这样反而造成关节的损害。老年人锻炼过程可以参考这篇报道的提示:练习过程中注意幅度由小到大,循序渐进,避免快速猛烈地动作,跳舞时间不能过长,包括准备活动和休息间隙,感到心律略有加快,出微汗就可以了。另外,过度运动也会加重心脏负担,造成心脏肥厚,导致冠心病,心肌炎甚至引起猝死。媒体上已经多次出现运动中猝死的报道,这些和个人身体素质和运动过量有关系。

2. 不根据自己的具体情况盲目得忌口或者不忌口。做为一名中医师,我觉得根据某些病的具体情况,适当忌口是好的,但有些老年人,不知道是从什么地方听来的,要忌一大堆的东西,有些老年人把鸡蛋,牛奶,瘦肉,鱼等等都忌得差不多了,那你日常的营养又从什么地方来呢? 老年人也是需要营养的啊,咱不大鱼大肉过于肥腻就行。有个病人不知道从什么地方听来的,要求忌一个月的盐,结果可想而知,不到十天,病人就坚持不住了,吃过多的盐对身体没有好处,但盐也是身体必须的。有些信佛的病人瘦成了一根藤,但是还是拒绝吃肉类的东西。还有些老年人饮食过于单一,只吃点肉,不吃蔬菜水果,导致的结果常常是长期便秘,血液粘稠,再加上高血压,糖尿病,进而出现脑血管疾病。这边就有人说了,那电视报道说有个长寿老人抽烟喝酒样样来,不也活得好好的么? 那些毕竟只是少数,我们要看大多数人的情况,我们接诊的病人中,不注意饮食导致的疾病不胜枚举。

3. 讳疾忌医。有些老年人一直觉得自己几十年不吃药,身体会一直好下去,对一些病情的先兆症状重视不够，比如 TIA（短暂脑缺血发作）：舌头，或者手指，脚趾的麻木等等，这往往提示您的大脑会出问题，是脑血管疾病先兆，如果这个时候吃点肠溶阿司匹林（目前还有个说法是这个药可能有一定风险），就可以有效预防。比如心前区的疼痛，手臂的疼痛，这往往是心肌缺血的先兆，最严重的后果，往往是心肌梗死。有些病人往往已经有这个症状了，我会提醒说，你这个是中风先兆，必须注意饮食，控制血压，血糖，血脂，控制情绪，适当运动等等，但很多病人不会当会事，当时答应得好好的，但真要让他改变生活习惯，可能是一件不可能的事。当有一天你的医生告诉你的某个身体零件要出问题了，你可以怀疑，"这个医生就是想挣钱，说得那么吓人，我就不相信有那么严重。"一般有这种想法的往往不得则已，一得就是要命的病，因为身体有很强大的代偿系统，它会在没有完全崩溃之前想尽办法正常运转，当某一天它实在是挺不住了，它就彻底罢工，你也挂了。这就是典型的鸵鸟心态，以为把头埋进沙里了，就什么都可以视而不见，它对你各个器官系统是损害是在你完全不知道的情况下开始的，当损害到一定程度，往往一发不可收拾，完全把希望寄托给医生，我说实话，这实在是不靠谱。

　　人到中年，整个身体机能都会逐渐下降，这是谁都无法避免的，并且，我们都生活在恶劣的空气，食品，环境污染之中，在这样严峻的生存环境之下，我们更应该好好保养自己的身体，健康是支撑我们幸福生活的最重要保证。

四十三　我们都是网中人

在我的病人中,有太多的病人为了钱把自己的健康甚至生命搭进去了。有一些工厂企业公司,为了自己的私利,生产着自己都不吃的食品,污染着环境,水源和空气。他们在挣了钱享受"高品质"生活的时候,等待他的说不定就是一张癌症确诊报告单。我们每一个人都生活在一张大网中,就象盖在《穹顶之下》,你觉得你和其他人没有关系,却不知道,你在害人,别人也在害你。你和世界上的任何人之间只隔着 6 个人,来自网络的"六度分离"理论是这样的:"六度分离"是社会学家在研究社交网络时提出的一个概念。该问题源于社会学家 Stanley Milgram 上世纪 60 年代做的实验:"追踪美国社交网络中的最短路径"。他要求每个参与者设法寄信给一个住在波士顿附近的"目标人物",规定每个参与者只能转发给一个他们认识的人。Milgram 发现完整的链平均长度为 6 个人。也就是说,生活在这个世界上的每个人只需要很少的中间人(平均 6 个)就可以和全世界的任何一个人建立起联系。在你为自己的"聪明才智"暗爽,点着钞票沾沾自喜的时候,背后就是一把明晃晃的刀子。

在 2015 年的春节,我去了台湾,和内地不同的是,台湾的各种庙堂,普通烧香是不用给钱的。他们的香,腊,都放在大堂的一角,自己去取,烧的香也很简单,就是那种最细的香。庙里在显眼处标记着——保护环境。厦门普通烧香也是免费领取的,并且厦门的空气质量相当好,当地政府对环境的保护做得很到位,当地对汽车尾气的限制很多,大街小巷被郁郁葱葱的树木笼罩。回到成都,初 5 是接财神的日子,春节那几天空气质量一直不好,整个成都都是雾蒙蒙的,我查了下全国的污染指数基本都在 200 上下。但是全国仍然有那么多烧高香的人们,蜂拥而至,他们考虑过这个会污染环境吗？以管窥豹，有些朋友为了自己的利益可以不顾及环境，总觉得空气污染和自己没有任何关系，也觉得自己放个鞭炮，烧个高香没有任何影响，但是，积少成多，如果每个人都少烧点香，少放鞭炮，从自身做起，爱护环境，我们的生存环境才会越来越好。我们总觉得可以脱离这个环境，但我们能脱离的了吗？有个去德国考察的团队因为剩了很多菜被一个老婆婆拦住，告诉他们食物也是资源，资源是有限的，你没有权利浪费。从台湾回来以后，我开车的时候少了，进市区最多的选择还是公交和地铁，吃饭空盘等等，从自身做起，尽量爱护资源与环境。

有些人为了挣钱是不择手段的，有次我和表弟一起吃饭，他给我说坚决不要吃那种宽粉条，他的一个朋友就开了一家粉条厂，用的是那种烂皮鞋，还有很多看着作呕的材料，还加了一些说不上名字的化学产品，才能让粉条久煮不烂。有个小伙子去体检，化验尿的时候居然是提示他吸了毒，回忆起来才发现是因为吃了一碗面条，在面条里检出罂粟成分，这就是他尿检阳性的罪魁祸首。老板们在添加这些东西的时候，想过自己也会吃回来么？还有那些排污企业，把大江大河污染得鱼虾绝迹，把中国大好河山整得满目疮痍，甚至沙漠中也排放着污水。这不都是钱害得么？为了挣钱超越了人的底线，并且这个底线一再突破，只有想不到没有做不到，有些人的聪明才智完全用在了歪门邪道上。其实我们都是生活在这个环境当中，别以为你做的坏事，你生产的假冒伪劣，有毒有害食品不会回到你的餐桌，你或者你的亲人也会因为这些得癌症，也会早死甚至猝死，没有人能逃得脱。

国外的水果外观不太好看，有些看上去有点歪瓜裂枣，并且味道比国内的淡，甜度没有国内的甜，但是有那种自然的清香。我曾经和孩子一起参观郫县安德镇无公害农业基地，有位农业专家说得话被做成宣传栏贴在墙上："靠化肥保产量，靠农药保质量，靠激素保漂亮。"也就是说，我们的农产品很多是靠化肥，农药，激素种出来的，可是，这些对身体有害的东西长期吃下去，各种病就会越来越多。我有个朋友是干农场的，他们种的葡萄可以用不同的肥料调出不同的味道。并且从葡萄开花开始，就不断的用各种农药。我去他的农场玩过，在他喷洒农药的时候，那股刺鼻的味道让人很难受。他说没有办法，不用农药根本无法收成。他留了几棵葡萄是给自己吃的，不用农药。就象很多农民会给自己留几分地种菜，自己家里吃一样。可是，你还是无法幸免，你不可能只吃自己种出来的东西吧，你还是得去市场，超市买其他的东西，这就是一张看不见但真实存在的网，我们都在网中，于是各种病就出来了，癌症高发了，每6分钟就有一个人确诊癌症，这都是我们为了钱不息一切代价造成的恶果，它就象漂亮

医患无争

但有毒的罂粟花,带给我们短暂的惊艳,最后却只有死亡。而其他国家,哪怕是马尔代夫那样的弹丸之地,也有严厉的法律保护着环境,泰国制造假药是要被判死刑的,台湾即使路边烧烤,也安装着油烟净化器,他们海边的一个鹅卵石都不准捡走。即使你捡了海关也过不了。澳洲山上修索道几乎不砍一棵树,普吉岛的任何一个东西哪怕是一个贝壳都是要留给子孙后代的,而我们呢? 还不说别人来侵略我们,我们自己都会把自己人给灭了。

还有一张看不见的网——钱。这张网让我们总是深陷其中,难以自拔。钱真的那么重要吗? 是的,没有钱的日子寸步难行,穷人夫妻百事哀,没钱英雄气短三分。可是,我们为什么不能一边把钱挣了,一边还能不损害自己,或者他人的健康? 不损害我们赖以生存的环境? 不损害我们子孙后代的利益。为了钱财不择手段的人们,该醒悟了,你逃不掉,出来混,总是会还的,只是时间早晚而已,你不惜一切代价挣来的钱总是会被消耗殆尽的,这都是你自己种下的苦果。

很多时候,我们总是深陷在名利的大网中难以自拔,我们应该给自己一个期限,什么时候停止。不仅仅是退休,还有日常的工作也是这样。不是说我们就不去奋斗了,只是当我们忙着实现梦想,忙着挣钱的时候,在我们的身体亮起红灯,感到力不从心的时候,我们都该停下来,好好休息,休息其实是让我们可以走得更远。"带病坚持工作"偶尔为之可以,但是长期下去身体必然会崩溃的。我们每个人,都应该有起码的公德心,因为我们是彼此相关的人,呼吸着一样的空气,头顶着同一片蓝天,我们在各个行业工作的时候,能否坚持最起码的职业道德,坚持最起码的底线,以不损害别人的利益为前提,你损害了别人,别人也会用同样的方法损害你,我知道目前来说这样做比较困难,但是我始终觉得,我们不能失去最起码的良知和信仰。

四十四 我眼中的医患纠纷

　　因为接诊的慢性病人占门诊量的绝大多数,所以,我们直接面对医患纠纷的时候很少,我个人觉得,医患矛盾永远存在,医患关系最大的痛点在于病人的期望与医疗的局限。当我父母得了重病住进华西医院,我也是眼巴巴得盼着华西的医生护士能尽快妙手回春。每个病人,生了病都急切得希望医生能药到病除,但很多时候,常常事与愿违,花了钱,花了时间精力,病情没有好转,反而加重了,甚至人财两空。再加上人生病了大多脾气不好,容易着急上火,再加上本身的各种压力,矛盾就容易升级到拳脚相向,甚至动刀动枪,并且,攻击医生护士的成本不高,最近几年国家才把医闹上升到追究刑责,一线医生护士,就成了医闹,医患矛盾的最直接受害者。虽然这和我平时的工作并无多大关系,但是,每次我看到医患纠纷,医生护士被打甚至被杀,心里总是难以平静,因为我也身在医疗行业,我总觉得我不应该袖手旁观,当我的同行身处险境,如果我们总是事不关己,隔岸观火,说不定哪一天同样的事情就会发生在我们自己身上,那么我们又能从什么地方得到支持和帮助呢?

　　纪小龙,主任医师、教授、博士生导师,全军解剖学组织胚胎专业委员会委员、全国抗癌协会淋巴瘤委员会委员、全国全军及北京市医疗事故鉴定委员会专家,他是做病理研究的。说到病理学,在国外叫 doctor's doctor,就是"医生的医生"。他说医生永远是无奈的,因为有三分之一的病医生无能为力,有三分之一的病是病人自己好的,医学只解决三分之一的病人,我个人觉得就是在这三分之一的病人中,也会存在多种原因导致病人和家属希望落空,因此,预防疾病永远比治疗疾病更重要。

　　我经历过一次医疗纠纷,是发生在 2008 年 3 月,那是一个尾椎摔伤病人,拍了 X

光片，排除了骨折，当时病人症状也比较轻微，只是骶尾椎有点疼痛，这种情况在针灸科临床病人中很常见，我们给她治疗了3次后病人好转了，我们已经告知她最近不要去运动，或者做事情。过了几天，他的丈夫，一大早就跑来，气势汹汹得骂："我老婆现在在床上痛得不能起床了，就是在你们这里治疗的，你们要负责，要赔我至少2万块钱，还有我的误工费，我老婆的营养费！"我一听就纳闷了，一个尾椎损伤不至于出现那么严重的后果，我马上查阅她的相关记录，也没有什么特别之处，怎么可能在已经明显好转的情况下痛得不能起床？并且腰椎尾椎没有骨折，脊髓损伤的可能性也排除了，内科检查也没有什么阳性体征，我马上明白最大的可能是病人负重或者干农活了，但是他一口咬定，就是我们的治疗出了问题，要不就是药品副作用导致的。当时他扯开了嗓门嚷嚷，街坊邻居都跑过来看怎么回事。我想解释，但是他根本就不听我的解释，还挥舞着拳头准备动手。我看他脸色苍白，精神憔悴，我知道肯定有问题，我说："你必须给你爱人打电话，我要问清楚她的具体情况，至于她是不是因为在我们这里治疗了就出现那么严重的情况，不管你怎么说，我都不会相信，你也别想我平白无故赔偿你，绝不可能！"他见我态度很坚决，稍微缓和了下来，打通她爱人的电话，又是一通嚷嚷，我说："我必须亲自问她。"他把电话给我，一问，我就明白是怎么回事情了。原来，这个男人的母亲就在这两天去世了，她爱人病情加重，完全是因为料理后事过度疲劳造成的，跟我们的治疗与用药没有任何关系，并且，他的儿子因为和人打架，现在仍然被关在派出所里，两件急事加在一起，家里已经没有钱了，连生活都困难，他才出此下策想来讹我们一笔。看着他濒临崩溃的灰色脸庞，我知道这个男人已经承受不起了。我把他叫到一边，再次耐心给他解释她爱人的病情是怎么回事，也顺便开导了一下他，最后，他平静下来，什么也没有说，走了。是不是觉得有点无厘头？但是这就是发生在我诊所的事情。

2008年12月，我们附近的内科诊所也是出了一个事情，一个本来已经很衰竭的癌症病人，华西已经告知他的家属医院已经无力回天了，就让病人回家自己休养。给病人开了一种大概是支持营养的针剂。病人家属找到那家内科诊所，要求医生给他输液，并且，这个内科医生和那个病人家属认识，算是一般朋友。内科医生觉得很为难，就说你这个病人已经很严重了，我怕万一在输液的时候出问题。那个家属拍着胸脯说，我爸已经这样了，即使死了也不会找你麻烦的。那个内科医生碍于情面就开始给他做治疗，在第四天，病人死了，这下家属不依不饶，一口咬定就是内科医生治疗出了问题，然后跑到诊所又哭又闹，张口就要诊所赔20万，内科医生百口难辨，让他去医疗鉴定，走法律途径家属也不干，最后还是赔了一点钱，你说内科医生冤不冤？我个人建议，同行们，有些忙千万别去帮，特别是已经很衰竭的病人，千万别听朋友或者亲戚的"你死马当活马医，死了也不会找你的。"不找才怪，一旦病人去世了翻脸比翻书还快。就别想着还有什么情谊或者说脸面了。

既然在目前医患关系严峻的情况下当医生，总会遇到医患纠纷，只是有些科室风险大，有些科室风险小而已。我曾经在外科实习过，也多多少少见过急诊科发生的事（我曾经带我妈妈去看急诊，亲眼见到一个中年护士被病人家属推到在地），还有在号称为"哑科"的儿科实习过，那几个科室才是医患纠纷的重灾区。中医针灸相对来说风险要小的多。那个尾椎损伤的病人家属，让我明白发生医疗纠纷后要去寻找病人情绪激动的原因，他之所以要来讹一笔，是因为事业受挫，家庭不和，还是因为被人欺负了没有地方发泄？有些病人觉得药品本身就有副作用，或者说我自己的感觉我自己知道，我说我心脏不好，或者说我哪里病情加重了，医生又不知道，闹闹就有钱挣，又不用担什么风险，有什么不好呢？再加上我们医生护士本来就不太受人待见，医院就是个谁都不愿意进来的地方，大家可能多多少少都受过医生护士的冷漠，如果发生医疗纠纷，大家很容易就想到，是不是医生护士用药出问题了，或者是不是没有医德，是不是因为技术不好。我曾经随机问了100多个病人和家属："你们觉得病人在医院如果死了，医院需不需要承担责任呢？"让我惊讶的是，有差不多50%人说医院应该赔钱，有30%的病人说可能是因为医生技术不好，即使不赔钱，起码也要道个歉嘛。只有不到20%的病人说医生只能医生，不能医死，生老病死自然规律，虽然不能以偏概全，但是我觉得，从点可以看出，病人给予医生护士莫大的期望，当他们失望甚至绝望的时候，他们把更多的责任推给了医生护士，更倾向于医疗技术或者药品有问题，他们觉得赔偿道歉是一件很正常的事情。

从医20多年，我深切得感受到，在面对很多疾病时，医生是束手无策的。有句古语："学医三年，自谓天下无不治之症；行医三年，方知天下无可用之方。"我曾经听过很多专家教授的课，即使修炼成专家教授级别的医生，也会遇到很多无能为力的病人。有很多病没有找到病因，没有好的治疗办法，甚至诊断都非常困难。医学是自然科学里最难的门类，直到现在我们依然还不能完全了解我们的身体，那些细菌，病毒，SARS，AIDS，MSA，肿瘤，流感等等，都是未解之谜，当我接诊一个又一个疑难杂症，接诊一个又一个癌症晚期病人，面对病人和家属殷切的目光，常常产生很深的挫败感，因为我知道医生护士只能眼睁睁看着病人一步步走向衰竭，走向死亡，我们没有挽救的办法。网上有张图片让我看了心酸，一个急诊科医生去车祸现场抢救一个病人，病人死了，医生跑到一边，弯下腰，低着头抹眼泪。我也曾经为信任我的病人去世黯然神伤。

希波克拉底医疗圈有一篇报道，复旦大学儿科医院，一妇女张某带着骨折女儿去急诊室看病，当时已经有患儿在就诊，值班医生郑某请这位妇女先去挂号，此时该女子突然情绪失控，伸手抓伤医生的脸，但医生还是本着救死扶伤的天职，为女孩处理，110来处理的时候，郑医生验伤为："多处软组织损伤"，但这个结论不够对其进行行政处罚，更为恶劣的是，张某拒绝向郑医生道歉。医生连最起码的尊重都得不到，哪里还有安全感可言？有些病人觉得医院就是一个保险箱，只要把病人送进医院，就万事大吉，就不应该死亡。这是多么让人无语的逻辑？生老病死是自然的规律，目前还没有可以长生不老的人，医生和患者无冤无仇，我曾经也是病人或者做为病人家属和各级医院的医生护士打交道，大部分医生护士都是有医德的，都希望病人好，希望病人康复，但是有时候是无力回天的，目前还有很多疾病是没有办法可以治疗的，或者最多只能是延续病人的生命而已，病人和医生，能不能互相理解，互相尊重，互相体谅呢？澳大利亚关于袭击医生护士的宣传照：如果你觉得袭击医生护士是一件正确的事，那么我们将让你在监狱呆18年重新思考这个问题。这就是澳大利亚法律对医生护士最坚强的依靠。

现在很多人总是容易烦躁和愤怒，原因有很多，社会上的种种恶劣，受到不公正的待遇，高企的房价，污染的环境，有些人们生活艰辛，因此有些人把一线医生护士当成了出气筒，并且这个出气筒还能赔钱给自己，付出的代价又那么少，殊不知我们每个人都是社会性的，在我们选择冷眼旁观，幸灾乐祸，甚至煽风点火的时候，优秀的医生护士们一波波的辞职脱离苦海，我知道的很多医院的优秀医生护士已经改行了，如果我是急诊科，儿科，外科的医生，我可能也会考虑转行。有个朋友的哥哥是医生，因为经常看到哥哥的不容易，他这样说："我和他挣同样的钱，但是哥哥的付出要多得多，值夜班多得多，风险大得多，说不定某一天被砍一刀，太不值得了。"有个笑话，医学生开同学会，其他同学工作了，他还在学习，其他同学事业有成，他还在学习，其他同学儿子会打酱油了，他还在学习，又一次开同学会，医生没有来，一问，被病人砍死了，同学们感叹："多好的一个人啊。"这就是发生在我们身边的事情，这就是目前医生护士的执业环境，我们每一个人都有可能生病，就像环境污染没有人能躲过一样，医患关系恶化有一天会影响我们的切身利益，那才是真正的自食其果，那才是真正的悲哀。

四十五　医生被砍以后

让人痛心的是,恶性伤医事件越来越多。现在的人,包括我自己,有时候觉得活得不快乐。我们经济上去了,我们物质丰裕了,我们可以吃香喝辣了,但是总觉得生活中缺失了什么。我读过冉云飞的一篇文章叫《普遍的不安笼罩着中国》,文章说:"最近中国出现第三次移民潮,6月10日,官方的《环球》杂志与新浪网联合进行调查,截止11月19时,7000余名受调查中有移民意向的高达88.2%,就连一部《建国伟业》里的演员,也大部分是外国国籍。是什么原因让他们愿意背井离乡?复旦大学很多医生一毕业,就到新加坡当医生去了。他们,也许没有那种内心最踏实的安全感。

北京同仁医院发生了一起医生被砍事件,这种事件也只是恶性袭医事件的冰山一角:9月19日上午,北京同仁医院耳鼻喉科门诊的医生自发组织为同事徐文医生祈福并捐款。就在4天前,曾经在这里就医的王宝洺举刀砍向了徐文。徐文双前臂、头额部、后颈部、左下肢、背部等多处被砍,致肌腱断裂和颅骨、尺骨、胫骨骨折,并大量失血。如今王宝洺已被警方拘捕。其妻龚女士告诉中国青年报记者,砍人肯定不该,但拖了三年的医疗官司,一度让王宝洺"看不见希望",从一个"好好先生",变成了残疾,陷入抑郁。凶手是一个喉癌患者,癌症大家都知道,能真正痊愈的有,但是很少,凶手可能觉得他得病了花了钱做了手术了,就应该回归到正常的生活,他可能没有想到喉癌并不是可以根治的病,会有后遗症和并发症,或者有生命危险。她的同事说:"我是在第一时间赶赴了现场,她倒在血泊中,左臂上举着,死命护着她的脑袋,左上臂的肌肉、肌腱、骨头全都露着,这是她最后倒在地上的姿势,她唯一能反抗的力量,满地是血,到处都是……太惨了。"

来看看关于医生被砍网友们是怎么评论的:

1.楼主提出了一个骂医生的话题,但你的理由却很不能让人信服,一个人骂可能是他的问题,如果都在骂,达到了千夫指,那是否该骂呢?

2.医疗是垄断,医德的丧失殆尽,难道不是大家所共同感觉到的吗? 你提出了看病,就是所谓的服务,但其价格和获取财富的手段却令人发指,以前病人发烧,一针安痛定解决问题,几元钱的事情。现在呢? 却必须输液,那针是绝对不给你打的,其实输液也就是将安痛定针剂打入输液剂里,还是那一针药,却要几百甚至上千元。解放前没有医疗保险,百姓还是能够看得起病的,现在呢? 过度医疗是卫生部都承认的,这不该骂吗? 这和你所说的花8毛钱看要花十万才能看的病是否意义相同?

3.医生收红包已成了顽疾,弄到百姓都会有不送就会害怕医生会往死里治的担忧,这是丧尽天良,绝不是骂几句就能结束惩罚的,但医生认为收红包很无所谓。

4.其实大家不是在骂医生,大家没有骂以前的医生,没有骂解放前的大夫,没有骂国外的医生,骂的是中国大陆医疗体制下孽生出的丧尽天良的医生,这不是因为他们看了病就可以享受免骂权的,当你用一元钱买了两颗香菜的时候,你不骂?

每当我看媒体关于医疗事故的报道,都会看看网友们是怎么评论的,遗憾的是,负面评论占了三分之二,还有各种恶毒的话攻击医生护士,我在想,到底是什么原因让他们可以说出那样不负责任的话,当医生护士看到这些评论时,他们的内心会觉得委屈和受伤,他们就会逐渐萌生退意。因为本来是高尚的职业,现在却成了得不到理解支持,得不到尊重的职业,谁愿意继续干这费力不讨好的工作呢?

一位医生同行在事情的发生后写到:目前这个就医环境,你说医生收红包也好,其他也好,(但是我有一句话搁在这里,谁觉得医生赚的多,不管是红的,黑的,咱俩可以换一换工作,你能坚持半年,你可以对我评头论足,大学五年,硕士三年,博士三年,都没有任何收入,还要交学费,毕业在把你当成两年廉价劳动力,每月只有2000的工资,每天早7:00到晚7:00,每周上1到两个夜班,没有下夜班这一说,没有周末,没有假期)还有现在的资讯媒体片面报道,一有事,全是负面报道,正面的却都不说,因为需要白衣天使的时候已经过去了,所以白眼狼又回来了。要想富,告大夫,这句话不是空穴来风;现在的医生都已经怕了,面对患者的时候第一时间想到的是自保,不出事,再次是患者(一朝遭蛇咬,十年怕井绳,接诊1000个患者,有一个这样的就足以让人心寒),能做的检查都要查,不是为了赚钱,而是为了留下证据,防止患者反咬一口。

毕竟患者为了看病已经倾家荡产,负债已经使他们变成了高危人群。

　　每天早上我会打开百度新闻,隔不了多久,就会有医疗纠纷或者恶性袭医事件发生。来看看2015年6月发生的恶性袭医事件:上午8点过,福建省立医院五官科李主任被病人砍断手臂数条肌肉。2015年5月28日到6月7日十天内,我国连续发生了九起袭医事件,与此同时,十天内有两亿人次患者正在接受治疗(以2014年统计数据估计),五十三名医护人员为了诊治首列输入性中东呼吸综合症,冒着被感染的危险,轮班救护,照顾,看护着病人。更不用说那些抗击非典的时候死去的医生护士们了,那些被感染的,直到现在依然被病痛折磨,他们已经被世人遗忘了。医患纠纷,违法成本太低,出现了职业医闹,他们已经是医患关系恶化的毒瘤。医疗本来就是个高风险的职业,有很多目前都无法解决的问题。

　　我曾经遇到过一例差点就说不清楚的病人:一个33岁的女士提着颈椎核磁共振的片子来找我看病。我看了诊断明确,症状也是典型椎动脉型颈椎病,开始给她做针灸。在治疗差不多快结束的时候,我听见她大喊了一声,忙过去看怎么了,她完全就昏迷了,呼吸也停止了。赶紧紧急抢救,诊所条件有限,拨打120准备立即转入上级医院.他丈夫立马急了,质问我是不是针灸出什么问题了,你把她哪个穴位扎错了?我说怎么可能呢。过了差不多2分钟,她突然就哭出来了。我忙询问以前出现过这样的情况没有,她说从来没有过,我的第一反应是她颅内有肿瘤,让她马上去做CT,她去做了,下午打电话给我说没有问题,我还是觉得不放心,让她去华西做增强CT,过了几天结果出来了,颅内有个鸽子蛋那么大的肿瘤。我的同行就没有那么好的运气了,他也是针灸医生,针灸时病人突发休克,但是没有抢救过来,病人死了,尸体解剖跟他针灸没有一点关系,是因为他的脑血管畸形导致的,就像脑袋里装了一个炸弹,随时可能爆炸丢命,那天就是碰巧针灸以后出问题了,可是病人家属不干啊,闹得乌烟瘴气,天天找他,结果还是赔偿了不少钱。

　　冤吗?真是觉得冤。遇到这样的情况,我们即使有百张嘴也说不清楚。现在很多人都有这样的想法,只要病人死在医院了,就想找个理由闹闹,因为闹就会有钱赚。"大闹大解决,小闹小解决,不闹不解决。"还有比这更轻松的事情吗?由此职业医闹应运而生,医生护士备受屈辱。导致的结果是这样的:

　　高考招生,医科类院校意外断档。

　　北京协和医学院计划广东招10名理科生,但批次投档只有4人;广州中医药大学招理科生1808人,只投出674人,招文科576人,只投出140人,断档2/3;南方医科大学文科计划招 200 人,实际投档 50 人,断档 3/4。高考结束,各地录取分数线陆续公布,医科大学彻底悲催了,协和医科大学在广东招 5 人只有 1 个上线,分数是 568 分,也就是一本投档线,而清华是 666 分。羊城晚报报道,广东中医院计划招 1807 人,投档人数只有 485 人,降分在所难免。而一些医学院校的过线人数居然为 0。

附:医师资格证考试的人呈递减趋势。湖北省 2010 年报名人数为 39810 人,2011 年为 31432 人,2012 年为 28732 人,2013 年为 27141 人。2013 年比 2010 年减少约三成。并且,儿科医生因为风险大,发生医疗纠纷太多,就连三甲医院的儿科医生也严重缺乏,有些医院甚至把儿科门诊停掉了。也是因为急诊科医生的缺乏,国家卫计委已经开始降低急诊医生的门槛,也就是说,最关系我们生命的急诊科医生,急救水平以后会下降,以后老百姓别想有最优秀的人才当医生给他们看病了。这就是打骂医生付出的代价。现在有些人可以看病上百度,买药上淘宝,貌似可以不需要医生护士了,以后我们还是善自珍重,自求多福吧。

四十六　看病难背后的故事

在走出国门以前,我以为那些发达国家的人们生活水平会比国内高一个档次,他们的医疗费,他们的各种福利是很好的。直到我看见华盛顿的街头,寒冷的冬天,一个个流浪汉拖着个包裹,步履蹒跚得走在冬天的寒风里。在洛杉矶的市政广场,好几个流浪汉裹着脏兮兮的毯子躺在地上。我曾经以为美国人人都是有医疗保险的,事实是有3000多万的美国人没有医疗保险,因为昂贵医疗费破产的人士不少,甚至包括美国副总统——拜登,他准备买掉自己的房子为儿子治病。在澳大利亚的诊所,一次普通诊疗费用就是500多人民币。我们在抱怨看病贵看病难得时候,来看看其他国家的人们是怎么看病的,以下是来自网络的内容:

1. 英国,重感冒发烧,去医院预约,告诉我下个礼拜才能见着医生,建议我去药房买药,腰疼,打电话给医生,建议买点止痛药,这要是在国内分分钟被患者家属削成肉泥,所以不要以为所有的医生都是理所当然任劳任怨,不信你到资本主义国家来试试。

2. 西班牙,口眼歪斜去看急诊,看急诊查了一个小时开了一盒药,告知再不行一周后约家庭医生,一周后家庭医生告知:需要约神经科医生。一个月以后,医生才来信约去检查。

3. 比利时,咳嗽了一个月,到门口诊所预约,告知5天后来,然后再过了几个5天依然只是开点止咳药,拒绝为病人照X光片,导致的结果是回国显示肺部有一个肺炎或类似于肺结核的钙化点。

4. 美国,咳嗽了两个月,学校的医生没有办法了转给一个专科医生,1个半月后才见着医生,医生也说不知道怎么治。回国后挂了个专家号,等了半小时看上医生了,开药吃了一周好了。而专科医生看了 10 分钟的账单是 400 美元(2000 多人民币),还有几张 200 美元的账单。

5. 澳大利亚墨尔本,一个老太太预约核磁共振的时间是在 2 个月以后。

6. 法国,一个网友眼睁睁得看一个满脸血的小女孩排了一个小时急诊。

我的妈妈,因为腹痛在凌晨 1 点挂了华西的急诊,拍在她前面的有 6 个病人,看着她痛苦的样子我不得不打断那个年轻男医生,请求他和其他病人让我妈妈先看,好在其他病人通情达理,医生及时诊断了以后开始做治疗。华西急诊科人满为患,连坐的地方都没有,只能将就在门口对付了,输完液已经是第二天早上 5 点。当时医生初步诊断为"胆结石",第 2 天住进了内科病房。既然她在华西我就放心了,回去继续上班,我姐姐留下来照顾她。第 3 天早上,我姐姐心急火燎得打电话,说我妈妈休克了,我当时非常意外,以她进华西的精神状态看,也不至于休克吧?我赶到华西时她已经住进重症监护室了,诊断明确了——重症胰腺炎。然后就是 30 多天的煎熬,后来还是康复出院了。华西是西南地区,或者说全国都有名的医院,我妈妈是一个普通老百姓,在 3 天时间内接受了几个教授的会诊,接受了中西医结合最佳治疗方案,才能保住她的生命,我想起在澳大利亚旅游时当地人告诉我,看医生是要预约的,等候时间一般都在一个月左右,我妈妈要是处在那样的就医环境里,她可能就没有那么幸运了。

有些人觉得家里有医生多好啊,近水楼台先得月,可是实际情况是,医生大都顾不上自己的家人。成都商报有个小调查,医生家庭常常孩子生病了都顾不上,说得最多的一句话:"你这个没有什么问题,过几天就好了。"有个医生的孩子在医院住院,每天都在愁医药费,自己还是得打起精神处理病人。在我父亲尿毒症病重的时候,经常住院,我还是要努力让自己平复痛苦的心情面对病人。我有很多同行朋友,他们有时候也感觉力不从心。职业倦怠(burnout)在 1974 年由 F reudenberger 提出,他认为职业倦怠最容易在助人行业中出现情绪耗竭的症状。教师,医护人员是职业倦怠的高发群体,这类助人的职业当助人者将个体内部的资源耗尽而无补充的时,就会引起职业倦怠。我去华西,成都市第一人民医院,天府新区人民医院等等医院,面带笑容的医生护士比较少,有很多医生护士都是疲惫且漠然的。每天处理那么多病人,早就累趴下了。

"医生,不管你用什么方法,今天必须把咳嗽给我止住。"

"你咳嗽一个多月了,去查个胸片吧?"

"我才不得去呢,照片会杀伤细胞,好伤身体哦。"

"医生,我两只脚杆肿了10多年,你看是怎么回事?县医院让我去查血,我不去,早死晚死都是死,早死还早翻身。"

"你不去查血我就不知道你的身体情况。"

"你就随便开点药给我吃嘛,我相信你的技术。"

"这个咋个能随便呢?还是先诊断清楚才能开药。"

"那算球了,点大个事情,弄得那么复杂。"

骂骂咧咧得拂袖而去。

"你看,你的病需要这样……你平时要注意……"

"我为什么要注意呢"

"是这样的,你如果不注意病情会加重的……"

"你的要求太多了,我办不到,我就是不干。"

"你真的要重视你的病,不然的话……"

"医生,我懂你的意思,但是我还是不行。"

你又能把我怎么样呢?

急死医生不偿命的节奏啊,差点给作揖下跪的节奏了,遇到这样的病人,我们的心里万马奔腾,只有回家倒在沙发上锤心口,长期下去,医生先得累死。每天都要提起最旺盛的精力面对病人,每天我们都要尽量放开自己的疲惫去处理病人,像我这样的老医生有时候也会有精疲力尽感觉,刚开始上班的同学是这样的:一个叫UYTRE369369在丁香园网站发帖:到急诊科三个月了,感觉好害怕,怕来急重病人,救不过来怎么办?出120到现场,车祸现场很惨,回来后要失眠好久,感觉好累啊??导致现在严重失眠,有过来的兄弟指点下经验否?看来在医疗行业,大家过得都不轻松啊。

同样的话,我们要重复成千上万遍,要去说服一个倔强的病人很难很难,病人随时都可能会有药物反映,过敏反映,还有那些说不清楚的各种突发状况。每天的弦都是绷得紧紧的。下来班以后就像被掏空了一样,不想多说一句话。朋友聚会就怕被咨询,往往一咨询就收不了口了,说得口干舌燥,喉咙冒烟。但还是必须要强颜欢笑,不厌其烦。我们实在不想说关于医疗方面的问题了,给我们一点点私人的空间。不接触病人,不讨论病情,不想医院的事情,该有多好?

在我们总是抱怨看病难得时候,就会发现在中国看病并不是很困难,而这些都是因为医生护士加班加点,牺牲个人休息时间,牺牲自己的家庭甚至孩子。有个小朋友,因为自己的父亲是医生,早出晚归,有时间就呼呼大睡,写了一篇文章:"我爸爸是一个外科医生,外科医生很少有休息的时候,经常加班,每天回家都是无精打采的样子,妈妈很不高兴。爸爸很爱睡懒觉,叫也叫不醒,一上班又精神抖擞了,连狗都讨厌他,我要怎样才能让他明白他是我的爸爸而不是那些病人的爸爸。"这篇文章戳中了很多医护人员的泪点。当我们为病人全心付出的时候,而我们的家人却在背后默默的支持我们,我们却没有那么多时间关心我们的亲人。一位来自外地的父亲,为了见在北京大学人民医院急诊工作的儿子,只好挂了个号,和儿子见了个面。父亲对儿子说:"儿子,我没有不舒服,就是想让你歇一会儿,喝口水。"我也想到了我的父亲,在刚开始工作的那几年里,我回家的时间屈指可数,直到他查出了尿毒症,我才放下一些工作,尽量陪着他走完人生最艰难的那一段路……

而病人们是怎么对待医生护士们的呢?有个网友是这样写的:"既然尊称你们为白衣天使,就应该让病人体会上帝一样的感觉。"不禁哑然失笑。态度不好,稍有怠慢医生护士会挨打挨骂,输液没有一针见血会挨打挨骂,很多无法治愈的病治不好也会挨打挨骂甚至被砍。我们也是普通老百姓,一线医生护士们也不能拼爹,历经数不清的学习与考试,才可以穿上这身"白大褂",才可以战战兢兢得给病人诊断与治疗,牺牲家人,牺牲自己的身体健康,为了病人心力交瘁,大多数病人在挂号的当天就可以得到医生的治疗,即使专家级别的三甲医院医生,也可以预约较短时间就可以看病,CT,核磁共振的预约时间也不长,在这背后,是医生护士打着点滴给病人诊断,是抱着被家人遗弃的孩子写病历,是累到甚至猝死在手术台上,是千千万万个医师护士的辛勤付出。

四十七　人要为自己的快乐负责

　　这句话是力克·胡哲说的,澳大利亚一个出生就没有四肢的男人,虽然曾经三次尝试自杀,但他却开创了各种创意行善,以激励他人为生命目标,足迹遍布五大洲25个国家,举办1500场次的演讲,全球有6亿人听说了他的勇气人生,他取得会计和财经规划双学位,写书,出版DVD,为他量身打造的电影《蝴蝶马戏团》在2009年获"门柱影片计划"最大奖。

　　我在工作中见到了太多身处困境,依然坦然自信,微笑的人们。我在想,是什么支持着他们乐观生活？在经过怎么样的艰辛与泪水以后,才对生活妥协,然后接受这本就让人难以忍受的一切。那些身患绝症,或者残疾,或者被生活伤害的体无完肤的人们,当我们为了今天该穿什么鞋子烦恼的时候,还有人根本就没有脚。我也有很多的癌症晚期病人,他们曾经是我的病人,不幸得了癌症,在生命的最后时刻,想起来求助我,在他们日渐疲惫衰弱的脸上,我看到那么多对生命的渴望,以及对过往的岁月那么多的依恋。有些病人到生命的最后一刻都是那么坚强快乐的,有个老大爷更逗,有天他在昏迷了以后住院抢救了过来,又跑来针灸,笑着对我说:"我昨天差点就死翘翘啦,医生又把我救回来了。我觉得没啥,即使死了18年之后又是一条好汉!"真是个乐观开朗的老头。

　　其实能真正陪伴自己的人,只有自己。人应该为自己的快乐负责,为自己的健康负责,长期的压抑,悲伤,纠结会严重损害你的身心健康,你会因此得上很多严重的疾病,我们不能伤心又伤身,不能总是沉迷在困苦中难以自拔,学会忘记,学会坚强,学会调侃,学会幽默,学会看淡一切,即使身处泥泞,也要面向阳光。

褚时健74岁种下橙子树苗,7年挂果,84岁把橙子买向全国,但对普通人来说,这些励志故事毕竟很遥远,那么,我们就应该好好想想这一生要怎么要去过。说大家都会说,到了自己身上,难免会纠结,难过,荒废时光。怎么活,都是活啊,以我20年的临床经历,我觉着吧,任何人的活法都有他的道理,每个人追求的不一样,有的人向往平凡稳定的生活,不喜欢折腾,有的人喜欢轰轰烈烈,尽情折腾,把一辈子过得上天入地,这些,只要是自己正在喜欢的,都是最好的生活。生命是无常的,我们不知道那一天就会离开这个世界,在死神突然降临的时候,我们不要有遗憾。我听到过太多临死的病人说还有好多事情没有去做,好多经历没有去体验,好多地方没有去过,到那时候,已经没有再来一次的机会了。人无非就是内心和外在,内心的平和稳定,外在的权,财,色等等,人不能没有欲望,也不能有太大的欲望,欲望太少那人过得未免也太寡淡了,欲望太多,结果往往是被毁在欲望里,搭上自己一条命。

生活就是一种只存在当下的状态,我和大部分普通人一样,都是微不足道的一粒沙子,明白了这个道理,就不会为了未可知的明天,已经无法挽回的昨天劳心费神了。我们从最初的地点出发,在生命的末尾,总是会回到原点的。我们曾经摈弃的人,事,还有故乡,我们有一天总会回去的。因此,不管你是成功还是失败,不管你现在是顺境还是逆境,你的生命与身体此刻是和你在一起的,那么,就没有什么是不可以忍受和不可以克服超越的。只是要永远记得对自己好一点,对自己的身体好一点,不要伤害它,不要嫌弃它,不要为了追求其实并不重要的东西不珍惜它,那么,在生命的各个节点,你都是可以活得不那么辛苦,或者说不那么痛苦,生命可以很短,君不见黄泉路上无老少;生命也可以很长,有120岁的,也有80岁依然可以走上T台的模特,生命的精彩与年龄无关,但是,身体必须是健康的。网上有个故事:一位朋友的太太刚去世不久,他在整理太太的遗物的时候,发现一条漂亮的围巾,那是他们去旅游的时候买回来的,他太太一直珍藏,舍不得戴。结果围巾依然全新,人已不在。我们有很多这样的例子,大家总是在等,等明天,等以后,等将来。有些人或者事是等不起的,我们或许错过了一次旅行,错过了与一个好朋友的见面,错过了孩子的毕业典礼,错过了父母的生日,错过了给自己一个休息的机会……人的一生很快就过去了,我们非得要等到我们走不动的时候才去旅行吗?非得要等到自己没了心气的时候,才想着圆自己的一个梦想?非得要等到父母离世,才明白树欲静而风不止,子欲养而亲不在?

我明白这个道理还是因为我爸爸得了尿毒症。有一天下午,我陪着他在华西的血液透析室透析,他睡着了,看着他苍白的脸,瘦骨嶙峋的手臂,他曾经是那么健壮啊,那个可以挑 100 多斤的担子也可以健步如飞,可以起早贪黑在田间地头劳作,可以在烈日下,在暴雨中坚持劳作的汉子,一下就病倒了。他用他一辈子的辛劳,拉扯着儿女长大,本该享福的时候,就突然病倒了。透析完我扶着他坐在轮椅上,他的手紧紧抓住我,他个子比我还高,我能感觉到他身上没有力气。我背过身,心里一阵酸楚。推着他走在华西的走廊上,我觉得我的生活是要做一些改变了。我唯一的遗憾就是只带他去过一次海南,我奶奶坐自行车都会晕,我爸恰好就遗传了她的这个"优点",平时即使坐上 10 公里汽车也会吐。那年我正好有个假,想着带他出去玩玩,软磨硬泡忽悠他出门了。到海南的第一站,他脸色煞白得骂我:"就把我留在这里吧,我哪里都不去了。你要把我折腾死啊。"万幸的是,那几天他还是支撑过来了,回成都是川航的两个空姐搀扶着走下飞机的。然后就在床上躺了 2 天。但是从那以后,他坐什么都不晕了,我的想可能就是"以毒攻毒",已经彻底把他的眩晕打败了。未来有多远? 我们还能活多久? 我们的爸爸妈妈还有多少的时间可以守望着我们,眼巴巴得期盼着我们能回家? 有些事情是不能等的,有些事可以重来,但有些事永远都无法回到那个时刻。所以,我们拥有的只有现在,只有此刻我们可以表达爱,只有此刻我们可以牵着父母的手,陪着他们散散步,陪着他们拉拉家常说说话。

人到中年,在经历了曾经的浮躁以后,心境逐渐变得安详。越来越多的向往平静的生活。泡吧,熬夜,烧烤,火锅,KTV 等等,已经提不起兴趣了。反而更喜欢去乡间田野,去垂钓,去山水间漫步。我的老家,那个风景如画的小山村,已经被兴隆湖代替,我连回家的路都找不到了。还好姐姐老家还有几亩地,没有被如火如荼的建设征用,一个鱼塘,几间小屋,一处凉亭,一处掩映在葱郁树木中的小楼,几亩菜地。没事的时候就去那里摘摘菜,钓钓鱼,在小路上走走,觉得心旷神怡。原本是像逃一样离开农村,现在又想回到那里,经历了太多以后,才发现,内心最本真的,却是那一亩田园。年轻是要去闯荡的,去拼搏的,在人到中年,看过了灯红酒绿,吃过了山珍海味,经历了世态炎凉之后,才发现,最深厚的幸福原来就在身边。"浓肥辛甘非真味,真味只是淡,神奇卓异非至人,至人只是常"老子很早的时候就说:"无色令人目盲,五音令人耳聋,五味令人口爽。有时候我们需要的只是一杯矿泉水,烈酒琼浆,有时候需要的只是清粥小菜,而不是满汉全席。但是我们常常忘记了审视自己内心真正想要的东西,总是屈从于他人和世俗的目光,不停得追逐名利,追逐原本并不是自己真正想要的生活。搜狐董事局主席兼首席执行官张朝阳,在一年多的"闭关"后接受《杨澜访谈录》专访时,首次披露内心的精神危机:"我什么都有,但居然这么痛苦。"这就不难理解为什么那么多的成功人士抑郁,甚至自杀。迷失了方向,失去了自己。

　　原本弃之如敝履的东西,现在看来,却是那么的珍贵。曾经梦寐以求的生活高度,到达了之后,才发现那就是一片高处不胜寒的荒芜之地,甚至只能听到自己的声音,内心充满的不是喜悦而是彻骨的孤独与寒冷。人真是个矛盾的东西,当得到一件东西以后,新鲜劲过了以后,人就开始倦怠了,那么就不停的去爬去攀登去成功,什么时候是个尽头呢?非要等到诊断书上的各种指标异常?非要等到癌症了才明白自己真正需要的是什么?我已经是40不惑的中年大叔,仍然参不透世间的种种。就象一个网友所说,我明白了很多道理,但仍然过不好这一生。而我呢?一个中年掉头发的医生,一个看到医闹同行被打骂依然义愤填膺的医生,我的原点在哪里呢?幸运的是,我依然可以找到自己。不管世间怎么变幻,我依然是那个质朴无华的普通人。谦谦君子,温润如玉,这是我的目标,当我逐渐老去,我希望我带给病人的笑容依然温暖如初。我们唯一能真正把握的,就是当下,此刻,我们只是时间长河里转眼即逝的沧海一粟,只是在此刻,我们活着,那么要对自己的快乐负责,那么,就好好活着吧。

四十八　周晓辉医生自杀身亡

2015 年 3 月 31 日晚,四川省人民医院肝胆外科主任周晓辉自杀身亡,据他的同事介绍,导致他自杀的原因有可能是一位 60 多岁的龙姓女患者,2014 年 6 月入院手术一直住院,9 个多月一直未出院。周晓辉的故事是一个东郭先生和狼的故事:9 个多月前他收治了一个不该收治的病人,这个病人在其他医院做了 3 次手术了,周主任可怜她就把他收下,并给做了手术,术后愈合不理想,出现了并发症,像那种做过多次手术的病人,出现那样的并发症是很正常的事,可是病人家属不理解,很刁蛮,经常打骂医护人员,还打伤过几个值班医生,医院也出面解决过几次。9 个多月,270 多个日日夜夜,周主任都要忍受……想想真是寒心啊,遇到这样的情况,再坚强的人,也无法承受蛮不讲理的病人带给自己的压力,再加上她已经患癌的妻子和 90 多岁的老母亲,压力过大,他自杀了。

周晓辉生前的多位同事说,周主任为人低调,善良,他经常给手下的医生说不要乱给病人开药,增加病人负担。我是在 4 月 1 日早上看到这个消息的,很痛心,尽管我和他素不相识,我只是在省医院实习过两个月,但是我能深切体会他在那么多个日日夜夜经受的煎熬,他是同事,领导,朋友眼里公认的好人,他对多年患病的妻子不离不弃,为什么这样好的一个人,会因为不是他的错而承担责任?四川省人民医院的官方声明说他的死与医疗纠纷无关。但是他同事的微信上写得清清楚楚,他的死和医疗纠纷有很大的关系,这是压垮他的最后一根稻草。华西的一位医生写了一篇《无题的标题,以此悼念周晓辉医生》在文中写到:"愤怒"两字已无法形容在得知据说后面的心情。这如果换成他们,即使要自杀,也要在自杀之前,先以数百万的赔付诱惑约上那无理取闹的家属,用手术刀结束他们的性命后,奔赴医院办公楼,自杀成仁……有这种心情不只我一人,早上等电梯的时候,一群外科医生在一阵叹息之后,咬牙切齿地说,他在无穷尽的压力与无奈之中,选择的是自我毁灭,而不是毁灭他人……在本该由一个集体出面解决的医患纠纷,却让他一个人独自面对,逼得他像一个个体户一样卖车卖房去自行赔付! 这不是笑话,而是确已发生的逼死人的现实。

一个好医生就这样自杀了,他所面临的困境与纠结,因为我也在医疗行业当中,感同身受。我在朋友圈了发了这样的信息,除了几个朋友跟帖以外,包括很多的同行,没有发表意见和看法。这让我想起鲁迅先生,有些同行习惯了做看客,已经觉得周医生的事情与自己相隔太远,但是只要我们处在医疗系统中,连我们自己都对这样的事漠不关心,都不为周晓辉鸣不平,这种事情说不定哪天就会发生在我们自己身上。我的微信朋友圈里周晓辉的相片是永远不会删除的,就象那位同行说得一样:我是一位医务工作者,仅以黑丝带,纪念逝去的医生朋友,再渺小如你我,声音淹没,总还可以有态度!!!

患者的家属要求很简单:把我妈妈的病治好。听着这个要求不过份啊,我就这个简单的要求,可是,有些病医生也没有办法。病人家属觉得我花了钱了就应该有效果,医生治不好就是医生的责任,我找你扯皮是天经地义的事情,你把医生当成了药到病除的神仙,问 10 个人,可能有 7 个人都会说,医生的本职工作就是给病人治病,医生就应该给病人治疗好,这是一个谬误,把医生的能力想到天上去了,医生就变成了观音菩萨,变成了上帝,当我们去庙里烧香拜佛,在教堂祷告的时候,希望自己祈求的事情可以成真,但是我们心知肚明这只是一个美好的愿望,如果没有实现,我们不至于把庙砸了吧? 而医生如果没有实现把病治好的愿望,医生就会被打被砸被杀,甚至被逼无奈自杀。有个图是这样的,当一个病人身患绝症,他的家属有两条路,一条路,是去花钱烧香拜佛或者求大神,一条路,是在医院找医生治疗。如果,病人的病治好了,选择第一条路的人会说,这庙真灵验,如果病人在医院治好了,也是花了钱,他会说这医院的医生太黑了,花那么多钱。如果病人死了,求大神的人会想,菩萨都没办法了,生死有命;在医院死了,那就找医生赔偿。这就是目前普遍存在的病人心理,医生要怎么做,才能让病人满意呢?

我无法理解那份官方声明中回避的问题,他的死与医疗纠纷无关。他的同事说周晓辉为了赔偿甚至要卖掉自己的房子。为什么周晓辉会抛下 90 岁的高堂老母,身患癌症的妻子? 他没有依靠,尽管他也是三甲医院的专家,被患者打骂没有做人的尊严,他心太善,把自已拖入绝境。即使自己死了仍然不被理解。一条鲜活的生命就这样没了,那些在周主任面前献花的同事,那些在网上论坛为他祭奠的朋友,那些义愤填膺却无能为力的同行们,我们还能做点什么,让悲剧不再重演? 让我们的工作环境稍微正常一点,对医闹我们不再牺牲自己委曲求全? 如果我们不去争取自己的权利,不去争取我们的职业尊严,谁会来体恤我们?

2010 年 12 月 15 日,重庆市一家医院两位医生先后自杀身亡。一位是学科带头人,一位是 40 多岁的女医生。他们的同行在惋惜的同时,都在说医生太累了,除了日常工作繁重以外,还要经常值夜班,为了晋升职称还要写论文,为了工作创新要不断学习学习学习……有个医生朋友写到:"我们被医院当奴隶使用,被病人当华佗要求。"一语道破医生护士的心酸。医生是自杀率最高的群体之一,美国一位心理学家 Josh Foster 研究发现,导致医生自杀的原因之一,就是因为长期承受过大的身心压力。医生比一般人的工作时间更长,常常会耗尽自己的精力,因为过于繁重的工作,他们无法顾及自己的家人,无法陪伴自己的孩子,甚至很少参加可以减压的社会活动,容易出现职业倦怠和身心枯竭。但是,当医生护士出现精神压力和抑郁时,他们更多的回避有效治疗,因为别人会觉得医生都是身体精神健康的人,医生们可能就不会寻求针对预防抑郁和自杀倾向的治疗,不被人理解的社会孤立,更容易获得有效自杀药物,却又不接受治疗,这些,就是导致医生自杀率高的原因。我的同行们,当我们出现了那些问题,我们真的应该尽快给自己重生的机会,给自己减压,给自己一个身心放松的休息,去积极寻求治疗,那么,医生护士自杀的事情才不至于一再发生,我们不能因为帮助病人,而耗尽自己。

有个医生说得好:"你死了医院找个人代替你是分分钟的事,而我们的家人和孩子如果没有了我们,那就是天塌下来了。"我们是不是应该积极预防身心枯竭和抑郁呢? 我们的同行是不是可以开展互助呢? 医院是不是应该有医生护士的心理干预支持呢? 我们是不是应该放下不值钱的面子,放弃坚强健康的外壳,当无力前行时去寻找他人,寻找心理医生的帮助呢? 我看过 TED 一个心理学博士的演讲,他说我们总是更多的关注身体健康,而忽视了心理健康,我们总是一遍遍的回忆那些不愉快的经历,就象拿着刀一遍遍得扎自己一样,他说我们不能总是沉浸在孤独感中,那是可以致命的情绪损害,医生护士比普通人可能更多承受失败,孤独,不被理解,长期压抑,身心俱疲依然要强打精神,长期的孤独感会使早逝的可能性提高 14%,而抑郁导致自杀的可能性更大,我的同行们,当你发现你的同事,或者你的医生护士朋友出现抑郁的症状时,请向他们伸出你的手,说不定你是在挽救他们的生命。

　　医院,医生,护士,注定不是生活上的必须品,我们只会在最艰难的时刻想起他们,总是在自己最痛苦情绪最坏的时候去见他们,他们就象是一个垃圾站,我们把所有的垃圾扔给他们以后,我们的身心轻松了,我们从新回到多彩的生活,我们甚至不会为了他们的付出有那么一丝感动,有那么一丝尊重,当我们被冷落时我们只会愤怒,只会一遍遍得抨击,谩骂,伤害,一线医生护士也是普通老百姓,他们曾经是学校的精英,学霸,但是现在呢? 过着担惊受怕,寝食难安的生活,当发生非典了,车祸抢救了,地震灾难了,埃博拉病毒了,H7N9 了,人们才会想起医生护士了,才觉得医生护士是白衣天使,平时医生护士受到的欺负,蒙受的委屈,被骂被打了调解下就可以了,就在周晓辉事件还没有平息的时候,安徽某医生因不堪病人多次辱骂用电线勒死病人,阆中市人民医院职工集体抗议,晋中市第三人民医院外科病房被花圈,水晶棺包围……

四十九　医生的夜班与猝死

　　"要是夜里能睡觉就好了。"这是我一个外科朋友的微信签名。这个朋友还在熬资历，每天做不完的手术，写不完的各种文书记录，还要应付各种考试。刚上班挺精神一小伙，半年后就有点弯腰驼背，聚会的时候，他也一副无精打采，呵欠连天的样子，一问，又值了好几个夜班。他也快成了那个"连狗都讨厌的外科医生"，记得有一天我和他坐电梯，就那么1分多钟时间，他也靠在电梯上眯着眼睛打了一个盹。现在他也经常吵吵着要辞职不干了。我值夜班的经历还是在实习的时候，我印象最深的就是在肿瘤科实习，而我们实习生最怕的，就是收住院病人。因为一收住院病人，病历，首次病程记录等等就必须尽快完成，熬通宵写病历是家常便饭，如果再加上夜里病人有突发状况，必须得跟着代习老师处理病人，然后做相关记录，要睡觉？是想都不能想的事情。我那段时间也是最难受的，我属于"中午不睡下午崩溃"的人，我能在上课的时候用手撑着脑袋眯那么几分钟然后又精神了，因此得一外号——"睡仙"，我同桌只要看到我双手撑头，就明白我马上要睡那么几分钟，包括老师也从来没有发现我的这个小九九。值夜班睡眠不足简直是要我命的事情，我已经到了看到枕头就想扑上去了，当时一个病人失眠烦恼的很，我心里想，我如果能象您一样躺着，分分钟就可以睡着。

　　夜班，是医生护士都要经历的过程，也是最艰难的过程。学医的人都知道睡眠对人体的重要性，长期睡眠不足的人免疫力下降，可能导致抑郁症，加速衰老，记忆力下降，并且容易引发工作失误和事故，甚至增加死亡风险，英国的一个科研机构研究了20多年的睡眠模式，那些睡眠时间从7小时减少到5小时，患疾病致死的风险增加一倍,患心脑血管疾病几率增加一倍。而最严重的会诱发猝死。来看看网络的报道,医生护士发生猝死的情况触目惊心。湖南人民医院副主任医师夏立丰,2015年11月4日做手术时突发"脑干出血",年仅43岁不幸离世;哈尔滨一位32岁的女医生,在昏迷前口齿不清得叮嘱自己的姑姑:"给主任打个电话,我今晚不能值夜班了。"2015年11月30日,山东泰山医学院42岁的蔡国栋医生猝死在手术台旁;12月5日,上海龙华医院消化科主任医师柳文,不幸离世;1月11日,南方医科大学附属南方医院脊柱外科主任鲁凯,突发脑出血去世,年仅47岁;3月2日,西安交通大学第一附属医院闫润栀猝死,年仅28岁;4月1日,湖南安化一位32岁女医生值夜班时猝死;7月8日,中日友好医院宋朝伟凌晨值班时去世,年仅32岁;8月1日,赤壁市人民医院骨科医生聂海洋过于劳累引发脑干出血猝死,年仅45岁……很震撼是吗?医生本来是最懂怎么保护自己身体健康的,但是因为长期的夜班,长期的过度劳累,长期的生物钟紊乱,长期连续值班,有的医生甚至一口气值48小时班,就是铁打的身体,也会承受不起,同行们,看到这些正当壮年的医生护士们猝死在工作岗位上,我们能不引以为戒吗?

我的脑海里,总是浮现出外科朋友靠在电梯上,松垮着身体,眯着眼睛疲惫不堪的样子。我也看到过手术室里,东倒西歪,流着口水,完全不顾形象的医生护士们酣然入梦,但是一个电话,或者来了一个急诊病人,马上又开足马力强打精神干活。即便如此,仍然有病人或者家属为了很小的事找医生护士麻烦,有个女医生实在忍不住当场痛哭,她已经值了24小时班,还要被不讲理的病人责骂。当万家团聚的春节,我们都在朋友圈里晒各种美食,各种风景,各种家人,各种自拍的时候,而医生护士朋友圈里晒得却是喝了两罐咖啡还在熬着值班;除夕新入院6个,初一入5个,初二白天入5个;有个妇产科的医生从早上8:00忙到凌晨5:30,新入院6人,剖宫产手术6人,分娩3人……在刚上班的时候,我在春节除夕,初一,初二值了3天班,好吧,吃坏肚子的,放鞭炮把手伤了的,感冒发烧的,爬山脚扭的,吃鱼被鱼刺卡喉咙的,从早上开始一直到下午下班陆陆续续来病人,我从中医科医生一下变身为全科医生,处理不了的赶紧转入上级医院,还遇到两个酒醉的人,一个躺在诊断室就不走了,一个死活不承认自己醉了,东到西歪,骂骂咧咧,真是要抓狂了。这是我唯一的一次春节值班的经历,自从那次以后,我再也不想在大假值班了。值夜班的时候也有,但我收的住院病人一般都是腰椎颈椎病,夜里发生突发状况的时候很少,只有一次一个颈椎病人突发昏迷,把我和值班护士吓个半死,紧急转院,第二天确诊,脑出血,幸亏转院及时。原因居然是他的朋友过来看他，知道他爱喝点酒，两个男人就着一包花生米就喝得呼尔嘿哟，这个病人本来就有高血压，那天我在值班室没有看到他喝酒，如果看到肯定会阻止他，这下好了突发脑出血。还好抢救过来了，如果没有抢救过来，不知道会费不少口水。自从自己做诊所，我把接诊时间调整到下午 8:00 下班，从此与夜班擦肩而过，我终于熬过来了。只是，看到我的朋友，或者那些在医院依然值着夜班，并且总是无法休息的同行，他们实在是太累了，因为我经历过那些难熬的不眠之夜，经历过那些担惊受怕，经历过强打精神即使再累依然要挺住的无奈。只是真的希望病人们，当你们看到深夜那些忙碌的身影，看到那些灯光下苍白的脸，看到那些熬红的眼睛和熊猫眼，能不能给他们一些理解和支持？能不能给他们一句温暖的眼神，能不能不要那么挑剔，不要总是觉得自己花了钱就应该享受全方位的服务？医生护士同样是孩子的父母，同样是自己父母的心头肉，同样会生病甚至猝死，他们背负的压力与责任，如果你不是医生，永远不会感同身受，请记得理解爱护他们，他们也是人，而不是不知疲倦的神。

那么，已经处在崩溃边缘的同行们，我们该用什么样的方法避免走入猝死的悲剧？我们该用什么方式让自己即使辛苦工作依然保持健康呢？我记得我最艰难的时候，是 2006 年，我父亲的身体每况愈下，经常长期住院，再加上生活本身也不太顺利，各种压力接而连三得扑面而来，那段时间我常常难以入睡，白天精神有些恍惚，有些支持不下去的感觉。一次去理发，理发师惊讶得告诉我，我的后脑勺有一大片白头发，以前是没有的，他说你最近怎么了，头发会白那么多？我自己知道那是为啥，失眠，焦虑，压力导致的呗。我知道这样下去绝对不行，我会因为这个生病的。在对自己的生活做了一次全面的梳理以后，我决定开始新的生活，即使我背负沉重的生活重负，依然要乐观坚强。在把父亲安顿好以后，我带着家人去云南旅游，在泸沽湖，在丽江，在面对高山大川，在面对远方日月同辉的震撼风景时，我的心从来没有那么的开阔与宁静，我突然之间醒悟了，我只是天地间一颗微不足道的沙子，我这一生会非常短暂，为什么我还要烦恼呢？为什么我还放不开呢？回成都的时候，我放下了心里所有的包袱与压力，我终于明白什么才是我生命中最重要的东西，我会尽力去承担我必须承担的责任，但我也不会辜负自己的生活。从那次云南之旅开始，我开始每年给自己确定一些目的地，每年开始放下一切旅行，有时关注途牛旅游网的特价，有时候捡漏的话会有非常惊喜的低价格，也花不了几个钱。在旅行中，我重新找到了自己生命的价值。我的同行们，当你心力交瘁无法支撑的时候，真该给自己放一个小小的假，

医患无争

别硬抗,别把自己所有的精力放在工作上,别没完没了的值夜班,没有尽头得掏空自己……那些英年早逝的同行,是我们的前车之鉴,心理学家表示,减轻工作生活压力可以去找朋友倾诉,可以去旅游,可以听音乐,可以去各种娱乐,可以帮助别人,可以读书,可以忘记不好的经历,可以去运动等等。

我们虽然是医生,扪心自问,我们花了多少心思在自己的身体健康上? 我们总是用各种忙而忽悠自己,用各种熬夜加班损害自己的健康,别说自己身不由己,有时候我们也可以做出选择,是继续不停得透支,还是在某个时刻停下来休息? 休息,是为了走得更远,我们一直在辛苦耕耘,不要忘了在深夜给自己一个大大的拥抱,告诉自己,从今天开始,要好好的爱惜自己。但愿,以后的新闻里,医生护士猝死的报道越来越少,但愿我们都能像钟南山院士一样,即使 80 岁高龄依然拥有强健的体魄,拥有一颗永不言老,勇敢的心。

五十　医患关系的网络推手

很多年前，我曾经也是一个愤青，看待问题会情绪化，不那么客观冷静，年龄大了，经历多了，出去旅行多了，心态逐渐变得平和。在热门的网络事件，我们表面看到的，往往并不是真相，而事情背后的原因常常出乎我们意料，尽管如此，仍然有那么多朋友会写出一些偏激的回帖，会口诛笔伐那些并非真实的事，用键盘发泄自己的不满，愤怒，憎恨。这并不是说我们就不关注那些热点事件了，只是我们在关注的时候，能不能换一个角度，从客观冷静出发，可以想想这个事件是真实的吗？我写下的这些评论，如果当事人看到，会不会给别人造成心理的创伤？我们每个人，都没有自己想象的那么坚强，我们会不自觉得受到别人言论的影响，当负面，恶毒，让人无法辩驳的言论扑面而来，我们会觉得被这个世界抛弃。如果不小心成了网络热点人物，他们的生活将备受困扰，有些人从此一蹶不振，这就是目前广泛存在的网络暴力与网络欺凌。

西安凤城医院手足显微外科的医生，用了 8 个小时艰难的手术，保住了一个病人差点就截肢的腿，并且他们的手术室即将搬迁，大家提议拍照纪念一下，就是这张照片引起轩然大波，有些媒体在没有经过采访核实的情况下，各种媒体报道，该事件成为各大新闻网站的头条，单条评论量达到 100 万以上，并且大部分都是负面的，迫于舆论压力，医院选择从重处罚当事医生，一位分管院长免职，主任流着眼泪诉说着自己的委屈。而与此鲜明对比的，国外很多医生，特别是经过艰难手术保住病人生命的外科医生，晒一下自己的工作成果，就象我自己接诊很少见的病例，一张 10 多年难以遇到的 CT 片想分享一下一样，我个人觉得并没有什么不妥，但是就是这样一张普通的相片,给当事医生带来恶评如潮。虽然后来舆论逆转了,可是,对他们的伤害能轻易消除吗?当事医生非常不理解的对记者说:"前年,医院为一位整个肩胛带离断的留守儿童成功进行手术,经查在儿童身上成功进行此类手术的,在国内尚属首次,找了10多家媒体,却没有人愿意来报道呢?到底媒体喜欢什么样的新闻呢?"媒体的朋友可能更喜欢报道医生负面的新闻,那样的点击率才会高,才会引发激烈的网络风波。我也不知道有些网友的出发点是什么,翻看一下评论,往往也让人费解。在网络里,我们可以是完全不同的人,现实生活中我们会顾及很多东西,会收起自己的棱角,会做个基本正常的人,网络就不同了,我们会萌发出人性最本质的丑恶一面。因为那些热门事件是发生在我们不知道的地方,当事人和我们遥不可及,我们习惯做一个观众,我们能在闲暇时,喝着咖啡或茶,悠闲自得得观赏那些事情,写下一些激烈的言语并且为自己的文采沾沾自喜。医生被砍,被打骂的新闻事件,看一下评论就知道,有那么多幸灾乐祸的声音,有那么多负面的,那么多激烈的评论写在网络上,我经常去关注这些医患热点事件,各种奇葩评论层出不穷,只是,看到这些评论,我的心凉透了。

面对负面评论,只有极少数的同行会奋起反击,但是依然无法扭转医生护士被曲解的局面。一个儿科专家——裴洪岗,在写给领导的辞职信里写着:儿科工作量大,辛苦,医患纠纷高发,风险大,还更穷,曾经我也和很多儿科医生一样,曾经抱怨过现状,我也为频发的伤医事件维权呐喊,后来意识到医患矛盾不仅仅是医患哪一方面的问题,更多是体制问题,体制不会因为抱怨而改变,知道抱怨没有意义,面对无力改变的现状,只有两条路可选:要么忍,要么滚。"另外一位内科专家在辞职信中写到:本人百感交集,心情难平,现今任何一个,一直一线工作的二十年左右的临床医务人员,都是在复杂尖锐的环境之中成长起来的,经历过的风风雨雨也不是简单语言就能够阐明。一步一个脚印,无数白天黑夜的抢救,日以继夜的手术和各类文书,解释工作,经历近二十年来所有的培训,考核,考试,才走到今天的岗位(主任医师),过去的二十四年,本人已为之付出全部努力,无数的感激,也有无数的职责和威胁……"。当一个医生要成为主任医师,成为专家,我想只有真正处在医疗行业的人才知道其中的各种努力与辛苦,他们是整个医生梯队中经验技术学问最顶尖的人,他们是最优秀的人才,如果这样的人越来越少,当某一天我们生病了,还能指望谁呢?

医患矛盾的焦点,大部分集中在医疗事故上。医疗事故不仅仅只发生在中国,即使美国等发达国家医疗事故也是时有发生的。以下信息来自百度:美国国内医疗统计显示:1999 年报告,每年医疗事故导致死亡 90000 例;2009 年报告,25% 的住院患者经受过可以避免的医疗差错;2007 年估计,每年有一百五十万例次的药物不良反应原本可以避免;只有 6% 的药物不良反应得到确认、上报。这种情况的发生原因:

1. 犯错误是人性的一部分,不可能完全根除,只能尽最大可能的避免;

2. 医务工作者劳动强度大,忙中容易出错。对症处理的办法是国内的卫生管理部门需要加强管理,加大医疗投入。

3. 美国人都知道:医生在诊疗过程中可能出差错,可能性为 20%。在美国急诊室 50% 的过度检查、30% 的漏诊属于"合理"范畴。

据调查,发生医疗事故风险最大的科室为:1. 外科;2. 急诊科;3. 骨科;4. 儿科;5. 内科(肿瘤科)。我的妈妈 80 岁高龄在成都医学院附属医院做胆结石手术,本来估计的手术时间是 3 个小时,但是 6 个小时才基本完成,我在手术室外如坐针毡,直到晚上 8 点过手术才结束,万幸的是手术很成功。在路过医生办公室,几盘菜,一盘米饭,放在一个角落里,看到已经冷冰冰的饭菜不禁对外科医生深表敬佩。不管医生护士怎样负责,也不管医生护士怎么全力以赴得工作,总是会出现无法意料的情况,也没有一个医生护士敢说:"我这辈子不会有医疗事故发生。"但是病人要求的就是:"常在河边走,不准你湿鞋。"有时候即使不是医生护士的错误,也要求他们赔偿,或者添油加醋放到网络上,引发舆论的围观,谴责和非议。而我们很多的人,常常不分青红皂白发表着不负责任的言论,深深伤害本就心灰意冷的医生护士们的心。

我有时在想原本和谐的医患关系,到现在怎么会发展到刀枪相向的地步? 媒体的口诛笔伐,有些人的隔岸观火,身上的白大褂带给我们的不是光荣而是耻辱,我们被打被骂以后只能选择隐忍痛苦,甚至被逼无奈上街?? 我不会一辈子当医生,我会提前退休,但在我退休之前,我为什么不能发出一点点微弱的声音,一点点微光? 王朔是这样说得:说中国人是猪,感情上不能接受,可他妈的很多事一直都在验证中国人是猪的这一事实。不侵犯到自己的利益,就光知道埋头赚钱,谁死都跟自己个儿没关系,一旦伤害到自己了,马上惨叫,叫得简直哭天抢地,然后一个大白馒头扔过去,立马又焉了,别人喊得时候,丫依然埋头吃喝。话糙理不糙,我觉得有这种心态的人有相当多,就拿柴静的《穹顶之下》来说,本来空气污染是有目共睹的事实,可是仍然有很多人在视频里挑各种刺,欲加其罪,何患无辞? 梭罗说:"挑剔的人即使生在天堂,也会找到毛病。"可以批评,可以发表自己的不同看法,但是,我们不能涉及隐私和人身攻击。还有一些朋友在网络上只会逮谁骂谁,看谁都不顺眼,把谩骂当成自己的标签,抨击所有看到的一切不管是真的,假的,善的还是恶的。除了谩骂抨击以外,我们能有些建设性的意见吗? 就像我写的这些文字一样,我想可能有些人寥寥看几眼以后就会嗤之以鼻,对此只有一笑置之。

凤凰卫视闾丘露薇从深圳飞北京,飞机晚点 5 个小时,下飞机时没有廊桥,暴雨如注,所有乘客都淋成了落汤鸡,于是她连续发了几条反映机场管理存在的问题,引起了很多网友的回应,第二天,首都机场公布了改进措施,她感慨:"你不说,不会有改变。社会的文明进步不是等来的,它需要每一个公民的积极参与和勇于担当。放弃表达自己意见的权利,都去做不闻不问,逆来顺受的老好人,只会让周围的环境变得越来越糟。"

在 2013 年的冬天,我站在纽约联合国大楼的门外,看着栏杆上挂着一幅海报,那个用温暖目光注视着我的老人——曼德拉,这个一生坎坷,深陷牢狱数十年依然没有放弃希望的老人,他说得话依然在我眼前浮现:

> 如果天空是黑暗的,那就摸黑生存;
>
> 如果发出声音是危险的,那就保持沉默;
>
> 如果自觉无力发光的,那就蜷伏于墙角。
>
> 但不要习惯了黑暗就为黑暗辩护;
>
> 不要为自己的苟且而得意;
>
> 不要嘲讽那些比自己更勇敢热情的人们。
>
> 我们可以卑微如尘土,不可扭曲如蛆虫。

五十一　我有一个梦想

　　《我有一个梦想》(I have a dream)是马丁·路德·金于1963年8月28日在华盛顿林肯纪念堂发表的著名演讲,我曾经站在林肯纪念堂的门口,望着远处的纪念碑和白宫,萧瑟的寒风吹过脸庞,想起这位美国民权领袖,为了争取黑人的平等权利,他数次被人威胁,数十次被监禁,三次入狱,三次被行刺,被暗杀时年仅39岁,他是1964年诺贝尔和平奖获得者,他被评为影响美国100位人物的第8名。当我看到他的演讲视频,为他激情澎湃的语言所震撼。我想我们每个人都可以拥有自己的梦想,可以很大,也可以很小,就象马云说得:"人总要有梦想吧,万一实现了呢?"

　　我也有一个梦想,让医生护士不再受到伤害,让医患关系逐渐和谐,让医生和患者成为朋友! 可能会有人嘲笑我,您想笑就笑吧,因为这个梦想有点大,我一个小医生可能有点HOLD不住,但是,我也可以表达我自己的心愿吧? 虽然目前这只是一个梦想,但是,在梦想实现以前,我们可以做什么呢? 我是一名中医针灸医生,相对来说我在工作中面临的突发紧急情况比外科,急诊科,肿瘤科等科室要少得多,但是我同样无法只做一个看客,当那些医生护士被打被杀,周晓辉主任自杀等等事件,让我无法置身事外。一个巴掌拍不响,当我们医生护士在委屈,伤心的时候,想过没有,我们也不能把所有的责任推给病人,体制和社会,我们如何从自身做起,让医患关系有一些改善? 在提到这个的时候,我爱人有些懊恼得说:"其实有时候医生护士态度实在太差,今天我去医院看病,没有遇到一个让我心情舒服的医生护士,有些说话顶顶冲冲的,要不然根本就不让我说话,多说一句我的病情就直接打断我,喊我不要说,让我想骂人。"网上有位病人去北京的一家医院看病,他最后和医生吵得天翻地覆,差点动手,他非常气愤得说:"这个医生说得话让我觉得自己没有尊严,话里带刺,还不准我反驳,真受不了啊!"我也曾经作为病人家属找过医生看病,有几个医生非常淡漠,他的脸上没有一丝表情,让我感觉冷得象冰一样。这种态度,医患之间的信任怎么建立呢?遇到那样的医生,我一般都会重新再找个医生,感觉他就没有把心思用在病人身上。有些医生虽然话不多,但是他说话的态度和语气没有那种居高临下,吃不完要不完的感觉。有个网友说:"我去看病,那个接待我的医生,从头到尾,都没有把眼睛从面前的英语书上抬起来过。每个病人都觉得自己的病是需要被医生重视的,都希望得到医生的耐心讲解。在美国日本,每个医生的日接诊人数一般在 20 个左右,所以有更多的时间给病人提供更好的服务。而目前的情况下,国内医生接诊量远不止这个数。工作量那么大,有些医生护士连喝口水,上个厕所的时间都没有。我在三甲医院实习的时候给我的带习老师开处方,每天写得手软(那时候还没有电脑处方)。但是转念一想,比我们忙,比我们累,比我们更不被理解的工作也不少,我们不能总以这个为借口,不好好接诊病人吧?当一个人把生命都托付给你的时候,你有什么理由不认真面对?我很欣赏成都已故儿科专家王静安对病人的态度,我跟他两周,没有看过他黑过一次脸,每天都是笑呵呵的,一个半百老人,他的身体状况并不比年轻人好,他也要接诊那么多的病人,就没有看到过他发过脾气。即使面对比较刁难的病人,他也可以三言两语就把病人逗得笑呵呵的,这当然和他修炼了那么多年有关系。每天早上当我穿着这身白大褂的时候,我就告诉自己,要把自己生活中面临的所有压力,困难,暂时放下来,好好得接待病人,好好得给他们建议,让他们觉得到我们这里来看病,最起码不会受到漠视和冷淡,我觉得每一个生命都是弥足珍贵,值得我敬畏的,不管他是谁。

美国纽约东北部的撒拉纳克湖畔,镌刻着西方一位医生特鲁多的名言:"有时,去治愈;常常,去帮助;总是,去安慰"。这也是我们每个医生都要记住的一句话。我们应该有自己的职业操守,我们最起码要给病人一个温暖的眼神和不夹枪带棒的话语,我觉得这是一个医生护士最起码的素质和道德修养。有些同行可能觉得是病人自己来找我的,我有种高高在上的优越感,但是要得公道,打个颠倒,当你某一天生病了,求助医生的时候,你也希望面对的不是一张冷若冰霜,轻蔑不屑的脸。我带我的家人看病的时候,总有一两个医生护士是微笑的,让我们觉得很温暖,还有一个我至今无语的三甲医院教授:"你这个病没有救了,只能血透维持生命。"这句话是直接对我 70 多岁已经很虚弱的老父亲说的,当时我也有骂那个教授的冲动,脾气急的可能就打起来了。医患关系目前的紧张状态我们医生护士本身也有责任。本身就身处困境,心灰意冷的病人,医生的冷言冷语只会在伤口上撒盐,我们最起码要给病人一个微笑和温暖的眼神,一句亲切的话,那些不抱希望的患者,用另外一种语气说或者告知病人的家属,不要觉得老子是教授,是专家就高高在上,那当某一天被骂被打的时候,扪心自问,我们是不是同样态度恶劣,拿江湖上的话说就是——"自己讨打,欠揍。"其实将心比己,当你用心对待病人和家属,他们是会感觉到的,他们常常会用加倍的感谢来回报你。我有个深切的体会,那些要求特别多,那些话特别多的病人,当和他们建立起信任,他们往往是医生一辈子的追随者,他们会用各种各样的方式,来报答对你的感激,尽管你所付出的,只是微小的一部分。我记得成都市第一人民医院有个女医生,我带我父亲去找他看病,当时要查血,我就想顺便再做个肿瘤筛查,她微笑着说:"就目前你爸爸的情况看,没有太大必要做这个检查,而且这个价格比较贵,你的经济条件可以接受吗?"我说可以接受,她才给我开了单子,找过她三次看病,每次她都会不经意露出温暖的微笑,让我和我的父亲都觉得很舒服,她对病人的态度也是我学习的榜样。

有些同行责任心不强,上班不认真仔细,抱着混口饭吃的态度当医生,我觉得如果不是真心喜欢这个行业,那还是趁早转行,比医生能挣钱的工作多了去了。没必要固守在自己不喜欢的工作一辈子,如果你不用心很容易出差错,而我们不小心出纰漏的直接后果可能就是一条人命,或者给病人造成无法挽回的损害。就在离我不远的一家医院,发生过一次医疗事故,一个病人切除左肾,而做手术时把病人的右肾切除了。同样的医疗事故也发生在美国,一位美国医生把病人的下肢截错了。这些低级错误如果用心,完全可以避免。我的同班同学有当院长的,有当镇长的,有在检察院工作的,有从事药品销售的,我知道的其他医院的辞职的医生,有卖健康保险的,有创业做老板的等等,他们也干得风生水起,并不比医生差。

对我来说,医生这个职业恰恰是我最喜欢的职业。我一个干外科的朋友略带嘲讽得对我说:"你那个是养老科室,当然舒服了,没什么技术含量。"我忍住笑对他说:"以后颈椎出问题了,别想来找我针灸,中医是没有你外科的高大上,但是我比你轻松的多,你们手术后的病人不也有很多找我们中医收尾么?"外科朋友哈哈大笑:"说错了说错了,我颈椎还指望你给我针灸呢。"我能从医生这个职业当中,找到最深的成就感,我觉得这是最适合是干的工作,我一直告诉自己,我有责任让来找我的每一个人最细致最好的治疗,即使我的治疗对有些病人没有效果,但是我也应该给病人更好的建议,推荐他们给他们更好的医生和医院,对那些癌症病人,我总是给他们希望,我觉得这是最重要的,就像我们的誓词一样。责任心和同情心必不可少。当然我也有做得不好的地方,我也有工作中的小失误,我也有实在忍不住发火的时候,但是我总是要克制自己,总是严格要求自己不在工作中带有私人情绪。我总是在想,如何最大限度得减少或者说尽量不发生低级失误,我们诊所也总是在逐步完善工作流程,因为我们面对的是活生生的人,如果我们的疏忽大意让病人受苦受累甚至死亡,我们良心也过不去啊。我一直给自己说,如果我是一名病人,我希望我面对怎样的医生?站在病人的角度想想,己所不欲,勿施于人。

医生这个职业,注定会比其他工作背负更多的责任和压力。我特别欣赏那些,每天紧张工作,依然不忘记微笑的老师们。带我实习的外科老师,他是一个抽烟非常厉害的人,有一天我问他:"老师,你自己就是医生,为什么要抽那么多烟?你不也经常接肺癌病人么?"老师看了我一眼:"还不是工作压力大啊,干外科太累了,抽烟只是调节一下而已,一天到晚累得要命,一天到晚神经都绷着呢,抽烟可以暂时放松一下。"那天上手术时,我和他站了6个多小时,他的胃突然痛起来了,但是,他还是坚持把手术做完,他的脸上,衣服上全是汗水,我扶着他,看着他如此辛苦,外科这碗饭还是真不好吃。第二天,他又象什么都没有发生一样,脸色苍白得继续站在手术台上,我真有点担心某一天他会倒在手术台上。

医患关系紧张,是多方面的原因,社会,体制,病人等等因素,但是,我们医生护士,也有责任,也应该从自身的角度,来反思一下,是不是因为我们无心的冷漠,一闪而过的厌烦,轻蔑的话语,冷得象冰一样的脸,让原本就失去信心的病人看不到希望?

中国外科学奠基人裘法祖:德不近佛者不可为医,才不近仙者不可为医,这个要求概况了当一名好医生好护士的极致追求,品德像佛一样心怀恻隐,普度众生,技术像神仙一样药到病除,妙手回春,当我们穿上白大褂的时候,请记住我们并不是普通人,让我们为每一个病人带去温暖和希望吧。

五十二　医患无争

医患矛盾,医疗意外,医疗事故在世界范围内也是高发和普遍存在的。因为不管医生护士们怎么努力,也无法完全避免医疗意外和事故,因为不犯错误的人是不存在的。我在网络上查到这些内容:在 80 年代的美国,曾经爆发数次"医疗纠纷危机",针对医疗纠纷高发,美国出台一系列法律法规和制度改革。日本,美国,澳大利亚,新西兰等等国家,都有专门的调解机构,也有相关的保险制度。在美国,每一个医生,麻醉师,护士等医务人员都要买各自的保险,他们的保险包括了医疗事故的赔偿,越是风险大的科室,医生买的医疗责任险金额就越高,他们的保险费用有的达到年收入的10% 左右,同时,医院也要买保险,一旦出现纠纷,保险公司会在医患之间充当中立的第三方,这就降低了医患暴力的概率。当医疗意外发生时,医院,医生,对病人最开始都会试图用沟通解决问题,一旦谈不好,就双方找律师告上法庭。我觉得,美剧里有一句非常牛逼的台词:"我给我的律师打电话。"如果某一天国内的医生出了医疗事故,也可以对病人说:"我给我的律师和保险公司打电话,他们会和你谈这个问题,保险公司会给你赔偿的。"那真是一件好事,那样患者和家属也不会找医院和医生扯皮,这不仅仅可以保护患者的合法权益,同时也保护了医务人员的合法权益,这降低了医患之间的直接冲突。

医疗意外保险,我个人觉得这是缓解目前紧张医患关系可以借鉴的办法之一。国外处理医疗事故的办法一方面亡羊补牢,永不嫌迟,一方面吸取教训,改进系统,不再发生同样的错误。我觉得就像交强险一样,每个病人,或者住院病人缴纳一定数额的医疗事故保险费,也可以由政府来承担,就象我国现在基本全面覆盖的养老和医疗保险一样。医疗事故相对于整个医疗行业来说，毕竟是少数，就象交通事故毕竟是少数一样。中国人口基数那么大，医生，医院，患者，政府，都来分担一点医疗意外保险费。如果在老百姓的心里形成了，医疗出了问题，马上去给保险公司打电话，让保险公司出面来解决问题，即使遇到严重医疗事故也可以给病人赔偿，那么，医生护士也没有那么大的风险，病人也不至于打医生骂医生杀医生，这个只是我的个人想法。具体操作难度有多大还不得而知。2015 年 4 月 15 日的百度头条，国家在为警察买保险，现在医生象警察一样，都成了高风险的职业了，如果有医疗意外保险，医患关系水火不容的局面有可能得到改善吧？

我们再来看看其他国家的医疗纠纷处理办法，以下资料来自网络：

日本：日本医师学会专门设置："患者安全确保对策室"，督促医院制定科学管理措施，避免医疗事故发生。还设置"医事纷争处理委员会"，站在第三者的角度协调解决医疗纠纷问题，这样更易被患者接受。

俄罗斯：采取"法律优先"方式，如果患者认定自己的健康和生命受到伤害，他们可以直接向相关医院，医院上级领导部门，当地司法机关和医保机构提出索赔要求，众所周知，法律具有强制性，俄罗斯此举在让民众拿起法律武器维权的同时，也客观保护了医院，减少了"医闹"发生。

印度：和我国的医闹事件有很多相似之处，难道说是因为都是发展中国家？每年发生的医护人员遭遇攻击的事件有数千起，无奈之下只有请身强力壮，看上去足够有威慑力的保镖站岗，但是医闹也没有因此减少。

亲爱的病人们，你们想过没有，这个病并不是医生护士让你得的，有些病一旦确诊就属于无法治疗或者说只能缓解的。医生护士能理解你从健康人到生病所经历的艰难过程，但是医生护士不是神仙，我们有时候也没有办法。现在社会充斥着金钱至上，总觉得什么事情都可以用钱去摆平，但是健康和生命除外。不管你是普通百姓还是富可敌国的土豪，或者呼风唤雨的领导，在疾病和死亡面前人人平等。你不能把所有的责任推给医生，只有你才能真正对自己的健康负责，医生不是你随叫随到的保姆。我曾经接诊过一个糖尿病患者，他从来不会把医生放在眼里，医生的话就当是放屁而已，坚决不忌口，抽烟酗酒，稀饭糕点糖果等等敞开了吃，结果导致下肢坏疽，整个脚背腐烂了，来找我的时候我一看肯定不是我能治的啊，让他去上级医院，可是他却去找那个经常给他接诊的内科医生大吵大闹，要医生对他负责，谩骂医生没有给他开治愈糖尿病的药。还有些病人把自己在社会上遇到的不公，在生活上遇到的不顺迁怒给医生,医生护士成了"软柿子"。说起就是泪啊,当我苦口婆心的劝说严重颈椎病人放弃麻将和电脑游戏时,他们根本就不听我的,好不容易治疗有效了,几场麻将下来又回到"解放前"。怪我没有把他们"治断根"是常有的事。医生和病人其实是一条战线的战友,我们的共同敌人是疾病,当你提高嗓门大喊大叫,当你挥拳相向,甚至白刀子进红刀子出,你忽略了一个最重要的问题,你伤害的是你的朋友。你要明白生命是有限的,疾病有时候是无法治愈的,并非是医生护士不愿意给你治疗或者说我们给你的药物有问题,这是目前医学的局限。当你满怀希望来医院的时候,你也应该明白你不是面对上帝或者是菩萨,我们会无法满足你治愈疾病的希望,请你也要理解。

媒体的朋友们,当看到那些让人们义愤填膺的医疗纠纷报道时,你们做为"无冕之王",有没有想过,你们有时候的行为也为目前紧张的医患关系推波助澜。我很小的时候,我的邻居对家里的老人态度恶劣,不赡养老人,我的妈妈曾经教育我:"屋檐水,点点滴",意思就是我们每个人做事都不要不计后果,你今天做得事某一天就会回应到你身上。我妈妈是文盲,写不好自己的名字,但是她为人处事的态度深得街坊邻居的敬重。当你写下你的文稿,当你用手轻轻一点——"发表"的时候,你想过看了这篇报道会引起什么样的后果吗?那些充满火药味的报道点击率是很高,你也可能因此得到褒奖,因此名利双收,但是你伤害了很多医生护士的心,让目前紧张的医患关系火上浇油。你可能觉得你是一个局外人,坐山观虎斗,这一切事情的发生都是与你无关的,但是因为你的报道好医生和护士会越来越少,愿意当医生的人也会越来越少,当某一天你生病的时候,为你服务的优秀医生也会越来越少,你的利益也会间接受到损害,并且这种损害是无声无息,一点点累积的。没有一个人可以拍着胸口说我这辈子不得病,当你报道医患纠纷时,能不能听听一线医生护士的声音?能不能先做一点调查?能不能客观的报道?在事实没有清楚之前不要把责任全部认定给医生护士?在网络中掀起一场骂战?不管什么事情都是有两面性的,不同的人站在不同角度看到的情况完全不一样。我看过一篇文章,一个叫李千的医生在火车上救人结果被患者家属告上法庭,陪了好几万,后来我在网络上多方查找,结果证实这件事情是杜撰的。还有很多不实的报道,有些添油加醋的报道,有些完全是泄愤的谩骂似的报道,每次当我看到这些,都会对自己的工作产生怀疑,难道说我们医生护士已经沦落到无可救药的地步了?可是,我所接触的医生护士,并没有想象的那么不堪,媒体的朋友们,请站在客观公正平和的立场上,来报道一起医疗纠纷吧。

医患关系最重要的幕后力量来了——政府。我们的主管部门，监管医生护士的日常工作，带领着医生护士们写论文，评职称，考各种试，继续教育，规培，挣学分等等。在 2012 年，公安部和卫生部联合出台了一个《关于维护医疗机构秩序的通告》，挂在每家医疗机构显眼的位置，但是因为医闹违法成本太低，医院很多时候也希望息事宁人，导致的结果就是医闹越来越多，"小闹小得，大闹大得，不闹不得"，现在医闹已经成为了普遍现象，已经成为有明确的分工的群体，每个参与医闹的人每天发 50 元，100 元，恶性袭医事件层出不穷。2010 年 8 月，世界著名医学杂志《柳叶刀》发表文章《中国医生：威胁下的生存》称："中国医生经常成为令人惊悚的暴力的受害者"，"医院已经成为战场，因此在中国当医生便是从事一种危险的职业"。在我看到这篇文章的时候，秦皇岛一家医院 7 位护士 6 死 1 伤。澳大利亚政府的宣传海报写着："如果你认为攻击医生和护士是正确的，那我们将给你 18 年的时间（在监狱里）重新思考一下这个问题。"如果这条标语也挂在中国医生的诊断室里，那么，那些不计后果的医闹，是不是会少一些呢？这就是一个国家政策的力量。我们的主管部门，能不能像澳大利亚政府一样，切实保护医生护士？成为医生护士身后坚强的后盾？3 年前我们的执业地点是严格控制的，只能在执业地点执业，现在主治医师可以多点执业了，但也面临很多的障碍。我们被严格管理，不能让我们出事，出了事就是各种处罚，但我们是人不是神，医生护士谁敢保证自己这辈子不出医疗事故啊？有些医院医生护士的工作强度太大了，既要他们完成那么多工作，又要他们有好情绪好心情保持微笑，真是太艰难了，但是医生护士待遇怎么样呢？网络上好几位刚毕业的医生护士在抱怨，没有考证之前，是廉价劳动力，给的工资甚至连基本的生活都无法维持。好医生是熬出来的，好不容易熬成了主任医师，说不定一刀就被病人捅死了，够悲催的吧？2016 年 3 月 7 日钟南山院士在答记者问时说："政府应该承担起公立医院的运行责任，使公立医院恢复公益性。"钟南山还晒出了他调研多家医院的医护人员平均工资，年均收入为 6.9 万元，相当与当地收入的 1.12 倍，英国是社会平均收入的 3.5 倍，美国是 5 倍，钟南山从医 56 年，带了 900 多个呼吸科医生，近 2 万名学生，绝大多数学生学医的目的都是救死扶伤，医生也渴望拥有阳光收入和社会尊严。

他在 2016 年两会中说："我对医疗改革不太满意，政府投入依然不够，"投入不够导致的结果是本来应该由国家承担的责任，却转嫁给了一线医生护士，他们承受着本不该他们承受的压力，他们处在社会矛盾的风口浪尖，一方面被严格管束，一方面又要承担最繁忙的工作，还有医闹被打骂的风险，他们本是应该让人尊重，让人敬佩的，可是却让他们又流血又流泪？让人欣慰的是，医疗改革已经在逐步完善，有媒体报道说将来的某一天有可能实现免费医疗，那医患关系很多深层次的原因都将化解，医生护士们也不在背负本不该他们承担的重负，让我们拭目以待吧。一部电视连续剧《青年医生》，传播着医患关系和谐的正能量，这部电视剧里描绘了医患关系最美的蓝图。医生为患者着想，为患者提供无微不至的服务，甚至为了却白血病患者死前最后的心愿，客串了一把丈夫的角色，而病人总是那么的通情达理，抢救不过来也没有对医生大打出手，也没有用刀捅的，没有医生护士伤亡。如果在将来的某一天，中国的医患关系可以到这个程度，我们医生护士才真正拥有职业尊严。

医生护士作为一个国家最重要的群体之一，在国家发生危难时，在地震，在病毒蔓延，在传染病爆发，在车祸现场，在生死攸关的紧急时刻，在战场，在乡村，在各个角落，哪里不需要医生护士呢？你的生老病死，你的每一次康复，是谁在为你的健康保驾护航？我们每一个人，都可能成为病人，包括医生自己在内，让我们多一份理解和尊重，多一份信任与关怀，当我们需要那身白大褂的时候，心里才可以真正的踏实。医患无争，这是我，作为一个工作20年的普通医生，最大的心愿，我相信，在不久的将来，我们的法律法规会越来越完善，我们的社会会越来越进步，我们的生活会越来越好，医生护士，永远是你生命中最重要的朋友和伙伴，他们永远是你健康，生命的守护神！

病人似金，医生似水，病人的生命在医生眼里贵如千金；医生似水，身为医生，当以上善若水之精神，有利于病人的健康与生命，当你需要医生护士的时候，我们会一直陪在你身边——

"别怕，有我们在。"